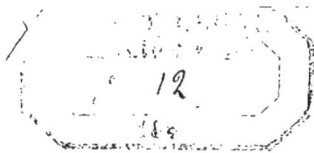

HYGIÈNE

des

LYCÉES, COLLÉGES,

& DES INSTITUTIONS DE JEUNES GENS,

composée

D'APRÈS LES DOCUMENTS LES PLUS AUTORISÉS,
CONFORMÉMENT A L'ARRÊTÉ MINISTÉRIEL DU 15 FÉVRIER 1864
SUR LES COMMISSIONS D'HYGIÈNE,
ET AUX INSTRUCTIONS ET CIRCULAIRES RELATIVES A CET ARRÊTÉ,

Par **Romuald GAILLARD**,

Officier d'Académie,
Économe au Lycée impérial de Vesoul.

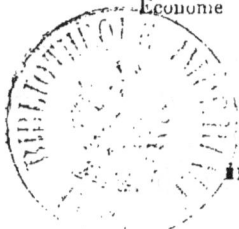

INTRODUCTION.

Première partie :

BATIMENTS ET MOBILIER.

Deuxième Partie :

VÊTEMENTS ET PROPRETÉ DES ÉLÈVES.

VESOUL,

TYPOGRAPHIE DE A. SUCHAUX.

1868.

dont se compose le corps dans l'état le plus favorable pour remplir ces fonctions, comme le dit Thouvenel, « avec liberté, activité et harmonie. »

Nous étions alors bien éloigné de penser que, dans moins de trois ans, un Ministre initiateur, reprenant le problème de l'éducation par sa base, y placerait l'hygiène comme fondement. Un arrêté du 15 février 1864, en instituant des Commissions d'hygiène pour les lycées, a été la mesure la plus importante qui pût être prise en faveur de l'éducation nationale. Nous reproduisons cet arrêté comme programme en tête de notre travail, pour lequel nous avons mis à contribution les ouvrages les plus compétents.

En présence de l'activité apportée de toutes parts à assurer le bien-être à tous les degrés de l'échelle sociale, nous avons pensé que la publication de ce travail, composé pour notre instruction personnelle, ne serait pas sans quelque utilité : c'est pourquoi nous en faisons paraître aujourd'hui les deux premières parties.

R. GAILLARD.

Vesoul, le 29 mai 1868.

HYGIÈNE

des

LYCÉES, COLLÉGES

& INSTITUTIONS DE JEUNES GENS.

INTRODUCTION.

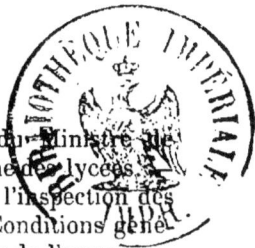

Sommaire. — 1° Arrêté, circulaire, instruction, etc., du Ministre de l'instruction publique relatifs aux commissions d'hygiène des lycées. — 2° Questionnaire de M. le docteur Vernois, chargé de l'inspection des lycées. — 3° Définition et utilité de l'hygiène. — 4° Conditions générales d'hygiène des lycées, colléges, etc. — 5° Divisions de l'ouvrage.

I. — Arrêté ministériel créant des commissions d'hygiène pour les lycées (15 février 1864).

Le Ministre secrétaire d'Etat au département de l'instruction publique, vu les arrêtés des 31 mars et 7 novembre 1853,

ARRÊTE :

Art. 1er. Il est institué près le Ministère de l'instruction publique une commission centrale chargée de donner son avis sur toutes les questions d'alimentation, d'habillement, d'hygiène, de gymnastique, etc. concernant les lycées de l'Empire.

Art. 2. De plus, il sera institué au siége de chaque Académie une commission d'hygiène chargée d'étudier les mêmes questions au point de vue des nécessités spéciales, des besoins et des convenances des divers lycées situés dans le ressort.

Les membres de ces commissions, composées de cinq membres au moins et de sept au plus, seront nommés par le Ministre, sur la proposition du recteur.

Art. 3. La commission administrative des lycées de Paris, indépendamment de ses attributions ordinaires, remplira, pour le ressort de l'Académie de Paris, les fonctions dévolues par le présent arrêté aux commissions instituées dans chaque Académie (1).

V. DURUY.

Circulaire aux recteurs concernant la commission centrale d'hygiène instituée le 15 février (20 février 1864).

Monsieur le recteur, j'ai l'honneur de vous adresser ampliation d'un arrêté du 15 février 1864, par lequel j'ai institué près le Ministère de l'instruction publique une commission centrale d'hygiène chargée de donner son avis sur toutes les questions d'alimentation, d'habillement, d'hygiène, de gymnastique concernant les lycées de l'Empire.

Le bien-être et la santé des enfants que les familles confient aux établissements de l'Etat ont été, à toutes les époques, l'objet de la sollicitude de l'administration universitaire ; mais peut-être, dans les sages prescriptions qui ont été successivement adoptées, n'a-t-on pas suffisamment tenu compte de la variété des besoins selon les localités et le climat. J'ai pensé que toutes ces questions devaient être préalablement étudiées sur place et par des hommes spéciaux. J'ai donc décidé, par l'article 2 de mon arrêté, qu'il sera institué, au siége de chaque Académie, une commission d'hygiène chargée d'étudier les mêmes questions que la commission centrale, au point de vue des nécessités spéciales, des besoins et des convenances des divers lycées situés dans le ressort.

La commission de l'Académie d........, dont vous aurez la présidence, sera composée, selon que vous l'aurez jugé nécessaire, de cinq membres au moins et de sept membres au plus Vous voudrez bien m'adresser, dans le plus bref délai, vos propositions à cet égard, et vous jugerez sans doute convenable autant que nécessaire de faire entrer dans cette commission un ou deux membres du Bureau d'administration du lycée établi au chef-lieu d'Académie.

(1) L'article 4 et dernier, que nous supprimons, nomme neuf membres pour composer la commission centrale d'hygiène.

Un des premiers soins de la commission centrale sera de préparer le programme des questions qui seront soumises à l'examen des commissions académiques. Je vous enverrai une instruction à ce sujet (1), pour que vous puissiez en saisir, dès la première réunion, la commission des lycées de votre ressort académique.

Recevez, etc.

V. DURUY.

Instruction du Ministre de l'instruction publique aux recteurs, relative à la nourriture, à l'habillement, à la gymnastique, aux récréations, à l'hygiène, à l'installation et à l'appropriation des locaux dans les lycées impériaux (10 mai 1864).

Monsieur le recteur, vous avez reçu, avec ma circulaire du 20 février dernier, l'arrêté du 15 du même mois, qui institue une commission centrale d'hygiène pour les lycées de l'Empire. Les commissions académiques seront bientôt constituées sous votre présidence, et appelées à donner leur avis sur les diverses questions que je compte leur soumettre, en même temps que sur celles dont l'examen serait suggéré par la connaissance spéciale des localités. Il a été beaucoup fait sous ce rapport, depuis quelques années, pour répondre aux vœux des familles ; j'appelle cependant votre attention sur les améliorations que pourrait encore exiger le régime des lycées de votre ressort en tout ce qui concerne la *nourriture*, *l'habillement*, la *gymnastique*, les *récréations*, *l'hygiène*, *l'installation* et *l'appropriation des locaux*.

Je ne chercherai pas à traiter dans cette lettre toutes les questions que soulève un sujet si multiple ; je me bornerai à indiquer les points principaux, me réservant de revenir ultérieurement sur chacun d'eux, et de vous adresser une série de questions pour diriger vos recherches et vos efforts.

De la nourriture. — Une commission, composée d'hommes éminents dans la science et de praticiens habiles, a examiné, le 29 avril 1853, sous le rapport théorique et pratique, cette question, qui préoccupe à si juste titre les mères de famille. Elle a constaté

(1) Voir cette instruction à la présente page.

la nécessité d'une *alimentation réparatrice* pour les enfants soumis à la double fatigue de la croissance et d'un travail sédentaire prolongé. Les résultats de l'alimentation insuffisante sont d'autant plus dangereux qu'ils ne s'aperçoivent pas d'abord ; mais ils laissent dans la constitution des traces indélébiles, dont l'enfant, devenu homme, souffre toute sa vie.

Je vous engage à étudier de nouveau le travail consciencieux et habile de cette commission. Les principes qu'elle a posés ont été suivis d'un arrêté qui les a mis en pratique. Toutefois, malgré l'amélioration incontestable qui a été accomplie, il semble que dans les détails et les moyens d'exécution tout n'a pas été prévu, et qu'il reste encore à faire. Des observations nouvelles m'ont été adressées par des recteurs et par plusieurs proviseurs. La commission administrative des lycées de Paris a fait de cette question l'objet d'un travail important et de propositions que j'ai mises à l'étude et en expérience. Elles portent principalement sur *la portion de viande* attribuée aux grands élèves, qui est, par repas où ne se trouve qu'un seul plat de viande, de *70* grammes de viande cuite, désossée et dégraissée, tandis que celle des maîtres-répétiteurs est de *100* grammes. On a trouvé qu'il y avait une bien grande différence entre l'une et l'autre. Il y aurait donc lieu d'examiner s'il ne conviendrait pas de faire une quatrième catégorie pour les élèves de rhétorique, de philosophie et de mathématiques spéciales, et de porter le chiffre marqué ci-dessus à *80* grammes.

Du reste il est essentiel de bien établir que ce n'est pas le classement scolaire, mais l'âge et le développement physique qui doivent servir à déterminer les parts de viande. C'est une distinction qui semble gênante et qu'on fait rarement, mais qu'il importe d'observer. Il y a nécessité de rechercher les moyens de concilier à cet égard les exigences de la discipline avec les besoins des élèves.

En outre, lorsqu'on a posé les règles générales qui régissent cette matière, on n'a pas tenu compte des différences forcées que le climat produit dans l'alimentation. La nourriture ne peut être la même, ni pour la quantité ni pour le choix des mets, dans le Nord et dans le Midi. Il faut donc étudier les modifications à la règle générale qu'il pourrait y avoir lieu d'autoriser en raison des localités.

On sert généralement aux élèves la même quantité d'*abondance* pendant l'hiver que pendant l'été. Pourtant les besoins ne sont pas les mêmes dans les deux saisons, et la nature des boissons varie suivant les zones régionales. On peut même, pour les grandes chaleurs, préparer des boissons hygiéniques presque sans frais.

La commission avait reconnu que le *bouilli* étant une viande peu nutritive, il était nécessaire que, les jours où il est servi aux élèves, on y ajoutât un deuxième plat de viande ; mais elle ne s'est pas expliquée sur la composition du menu. Le règlement du 1er septembre 1853 a décidé qu'on augmenterait d'un tiers les quantités réglementaires, et que le total qui en résulterait serait partagé entre les deux plats de viande, ce qui donne :

Pour les petits élèves, 66 grammes ou 33 grammes par plat ;

Pour les moyens, 80 grammes ou 40 par plat ;

Pour les grands, 93 grammes ou 46,50 par plat.

En demandant deux plats de viande, la commission avait en vue d'améliorer l'ordinaire ; c'est le contraire qui est arrivé : avec 66, 80 ou 93 grammes de viande, dont la moitié consiste en bouilli, le dîner des élèves est, en effet, moins substantiel qu'avec 50, 60 ou 70 grammes de rôti et de légumes à discrétion. Je sais que dans beaucoup d'établissements on garnit le second plat de légumes ; mais cette pratique, que je crois indispensable, n'est pas générale.

La commission, qui ne trouvait aucun détail indigne d'elle lorsqu'il s'agissait de la santé des élèves, a beaucoup insisté pour qu'on ne servît que des *rôtis cuits à la broche* et non au four. Elle considérait les premiers comme plus nutritifs que les seconds. Cependant l'usage du *rôti cuit au four* a prévalu presque partout. Il serait facile, au moyen d'un appareil très-simple et de foyers superposés, d'avoir des rôtis à la broche. Les hôpitaux de Londres offrent de bons modèles pour les *foyers à gaz*. Mais il est juste d'ajouter que de savants hygiénistes ont moins mauvaise opinion que la commission de 1853 du *bœuf bouilli*, et n'établissent pas une différence notable entre les qualités nutritives des deux espèces de rôtis.

Habillement. — Des observations nombreuses m'ont été adressées sur ce service. Les règlements en vigueur paraissent réclamer des modifications.

Les *époques de renouvellement* ont été signalées comme trop éloignées. Serait-il nécessaire de les rapprocher? Comment devraient-elles être fixées?

Les règlements n'admettent encore pour l'uniforme aucune différence entre les lycées du Nord et ceux du Midi. Il conviendrait de rechercher quelles seraient les modifications qu'il pourrait y avoir lieu d'autoriser dans les lycées de votre ressort, en tenant compte du climat et des habitudes locales.

L'usage du *ceinturon* a été abandonné dans un certain nombre de lycées, où l'on a adopté une tunique pouvant se fermer ou s'ouvrir à volonté. N'y aurait-il pas lieu de généraliser cet usage, et quels changements entraînerait-il dans l'uniforme? L'expérience a démontré que la *tunique* est gênante pour de très-jeunes enfants; elle comprime leurs mouvements et est trop chaude en été. On l'a quelquefois remplacée par une *blouse* à l'intérieur et par une *veste* pour les jours de sortie. Cette innovation est-elle pratiquée dans votre Académie, et y aurait-il lieu de l'y introduire? Quelle serait son influence sur la dépense d'habillement?

Les *bas* ne pourraient-ils être remplacés par des *chaussettes*, ce qui amènerait la suppression des *jarretières*, que souvent l'élève perd ou oublie, et dont la compression n'est pas sans inconvénient?

Les soins particuliers que réclament les enfants du petit collége ne motiveraient-ils pas l'adoption, pour l'été, de *chapeaux de paille;* pour l'hiver, de *bas de laine*, et, dans toutes les saisons, d'une *chaussure* mieux appropriée à leur âge, ainsi que cela a lieu dans plusieurs établissements?

L'usage, durant l'hiver, d'un *par-dessus* a été réclamé dans beaucoup de lycées. Il paraît en effet contraire aux règles de l'hygiène que les enfants n'aient point un vêtement qu'ils mettent en sortant et qu'ils ôtent en entrant. Quelles seraient les mesures à prendre à ce sujet?

La composition actuelle des trousseaux n'exigerait-elle pas quelques modifications?

Gymnastique. — Nul ne conteste l'heureuse influence que la *gymnastique* exerce sur le développement des forces physiques. Chez les anciens, les exercices du corps étaient en honneur et tenaient une grande place dans les habitudes de la vie. La gymnastique a été introduite avec succès dans nos régiments. On ne peut douter de son utilité, de sa nécessité même dans nos lycées, où elle contre-balancerait les inconvénients qui résultent pour la santé d'un travail sédentaire et d'une tension d'esprit presque constante.

Mais, pour produire les heureux effets qu'on peut en espérer, la gymnastique doit être sérieusement organisée. Il faut un local couvert; autrement les exercices seraient fréquemment interrompus l'hiver, et c'est pendant la mauvaise saison qu'ils sont le plus utiles. Il faut de nombreux appareils et un maître habile qui sache mêler l'enseignement en commun à l'enseignement individuel, comme en Suisse, en Allemagne et dans nos régiments. Il faut enfin une périodicité suffisante, une durée convenable, et l'appropriation intelligente des exercices aux différents âges.

Toutes ces conditions sont-elles remplies dans les lycées de votre ressort? Il est d'un haut intérêt d'apporter à ce service toutes les améliorations dont il serait susceptible.

La *natation*, l'*équitation*, l'*escrime*, etc., sont naturellement comprises dans les exercices gymnastiques.

Récréations. — Les récréations sont-elles assez nombreuses et convenablement réparties?

En de certaines maisons, j'ai trouvé des élèves retenus quatre heures de suite dans la même salle. C'est aussi mauvais pour l'esprit que pour le corps. La récréation n'est point pour le maître vigilant un moment de loisir et d'abandon. Il doit chercher à en tirer parti pour la santé des enfants, ne pas permettre qu'ils la passent à se promener en causant ou assis sur des bancs, mais les amener à la remplir par des exercices un peu vifs, qui mettent en mouvement tous leurs muscles et fassent entrer largement l'air dans leurs poumons. J'ai vu des proviseurs s'ingénier à imaginer des jeux, en fournir même les moyens, et le travail n'en allait pas plus mal; sans compter que l'affection des élèves pour leur chef en était plus grande.

Nos enfants ont une journée de travail plus longue que l'ouvrier adulte; c'est le contraire de ce qui devrait exister.

Je vous recommande tout particulièrement cette question des récréations, à laquelle se rattache celle des punitions, qui privent si souvent les enfants d'air et de soleil. Répétez sans relâche aux professeurs que le meilleur maître est celui qui obtient du travail de ses élèves non par des pensums, mais par l'autorité morale.

Soins de propreté. — Rien de ce qui concerne les soins physiques ne doit être négligé; car il importe de donner à l'enfant ces habitudes de propreté que l'homme conservera, et ce respect de la personne extérieure qui mène au respect de l'homme intérieur. J'appelle votre attention sur cette partie du service. Veillez à ce que l'eau pour leur usage soit abondante et bien employée, avec les appareils les mieux appropriés à cet usage.

Le service des *bains de pieds* et des *bains entiers* est-il bien organisé?

Régime intérieur. — Les enfants ont besoin d'un *sommeil* réparateur. Ce qu'on leur en donne est-il suffisant? On se lève généralement à cinq heures et demie l'hiver, et à cinq heures l'été. On se couche entre huit heures et demie et neuf heures. Ici encore l'âge devrait établir des différences Dans quelques lycées, on a autorisé une étude après le souper pour les élèves de seconde, rhétorique et philosophie. Il en résulte que la durée du sommeil, qui est de huit heures à huit heures et demie pour la plupart des élèves, n'est pour ces derniers que de sept heures à sept heures et demie, ce qui est trop peu.

L'étude du soir, qui succède immédiatement au souper, à un moment où le besoin de repos se fait sentir, est-elle conforme à une bonne hygiène, et produit-elle des résultats suffisants pour compenser ce surcroît de fatigue? Dans tous les cas, cette étude ne saurait être que volontaire et exceptionnelle. Une journée de seize heures bien remplie doit suffire à toutes les nécessités. Faites, au besoin, les devoirs plus courts; ils n'en seront pas moins profitables.

Bien que *l'éclairage* des salles d'étude ait été fort amélioré depuis plusieurs années, il laisse encore à désirer sous le rapport de la quantité de lumière, et surtout en ce qui concerne sa distribution. Dans une étude, il y a presque toujours deux ou trois places dans l'ombre. C'est un point à recommander.

Les *réfectoires* les mieux entretenus ont souvent une odeur nauséabonde; cela s'explique par les particules animales qui flottent dans l'air, se déposent sur les murs ou sur le sol. Il serait nécessaire de laver les parois et le carrelage à l'eau tiède deux fois par semaine Pour cela il est indispensable que les murs soient peints à l'huile.

Un sable trop fin retient l'humidité dans les *cours;* un sable trop gros peut être dangereux en cas de chute; trop mouvant, il est gênant pour la course et peut occasionner des entorses. Il y a des précautions à prendre. On doit veiller à ce que les eaux pluviales aient un écoulement facile et complet. Des plantations bien ménagées dans les cours seront un ornement, un abri dans les grandes chaleurs, et contribueront à la bonne hygiène de l'établissement.

On comprend combien il est désirable d'avoir des locaux multipliés, pour qu'une salle qui vient de servir de *classe* ou d'*étude* ne soit jamais occupée immédiatement après pour des conférences ou d'autres services réunissant les élèves en nombre.

MM. les proviseurs veilleront, de concert avec les économes, à ce que les locaux soient visités plusieurs fois par jour, afin de s'assurer de la propreté, des soins hygiéniques qui y sont observés; ils auront soin particulièrement de faire placer, l'hiver, un thermomètre dans les classes et études, sous l'œil du maître et à sa portée, pour qu'il ne laisse pas la température s'élever trop haut.

Ventilation. — Chauffage. — L'enfant vit d'air autant que de nourriture: une bonne ventilation est donc une des premières nécessités auxquelles il faille pourvoir dans l'installation matérielle des lycées.

Que de fois ne suis-je pas entré l'hiver dans des salles hermétiquement fermées, où l'on ne respirait qu'un air méphitique ! C'est là une cause de maladies redoutables, ou un empoisonnement à petites doses qui atrophie le corps lorsqu'il ne le tue pas.

On évalue à douze mètres cubes au moins, par heure et par personne, l'air neuf qu'il faut introduire dans une pièce pour maintenir la santé dans ses conditions normales.

Mais, en faisant entrer de l'air pur, il faut faire sortir l'air vicié. Un des meilleurs moyens d'y parvenir est de combiner le chauffage avec la ventilation. Aucun des systèmes de ventilation connus ne semble pouvoir être utilement employé pour le service des lycées (1); ils paraissent surtout trop compliqués et trop dispendieux pour nos maisons. Il nous faudrait des appareils simples, exigeant peu de réparations, et avec lesquels on n'eût à craindre ni accident ni interruption de service. L'expérience a démontré qu'un calorifère général coûtait fort cher et ne fonctionnait pas d'une manière satisfaisante. En effet, quand les surfaces de chauffage ont une trop grande portée, la chaleur s'affaiblit rapidement, et, pour la faire arriver à une certaine distance, il faut trop chauffer les locaux voisins du calorifère.

Il y a donc à chercher une combinaison plus économique et plus simple.

Pour les salles d'étude, pendant l'hiver, des poêles à double enveloppe ont d'abord paru assurer le chauffage et la ventilation. C'est une question à reprendre pour examiner quels sont les appareils de ce genre les mieux confectionnés, et étudier la place et les dimensions qu'il faudrait donner à l'orifice de sortie de l'air vicié.

Ces mêmes appareils pourraient, au moyen d'un foyer particulier, être employés à la ventilation d'été.

---

(1) Je citerai le système de M. L. Duvoir-Leblanc : chauffage par circulation de l'eau et ventilation par appel ; le système de MM. Thomas et Laurens : circulation de vapeur et ventilation mécanique par pulsion ; le système du docteur Van-Hecke : chauffage au moyen de calorifères à air chaud et ventilation mécanique par pulsion ; le système de MM. Grouvelle et Chevalier : chauffage par circulation de vapeur avec poêles à eau, combiné avec une ventilation par aspiration de l'air vicié dans une cheminée d'appel, etc.

Un système nouveau de cheminée d'appel méritera d'être étudié.

Je ne saurais trop vous recommander d'assurer la ventilation nocturne des dortoirs. Les élèves y font un séjour de plus de huit heures, et quelle que soit la capacité des salles, si on n'a pas établi une ventilation suffisante, l'air ne tarde pas à s'y vicier; au bout de quelques heures, les conditions normales ont subi une altération annoncée par l'odeur désagréable qui se répand dans les dortoirs vers le milieu de la nuit.

Les lampes dites Péclet sont en usage dans plusieurs lycées pour établir cette ventilation nocturne. Elles ont produit de bons effets ; mais peut-être convient-il de leur préférer deux cheminées pratiquées aux extrémités des dortoirs, s'ils sont vastes, et une seule dans les dortoirs ordinaires.

On s'est quelquefois servi avec succès d'une lampe placée au bas d'une gaîne ou tuyau communiquant avec le dehors et faisant office de cheminée d'appel pour évacuer l'air vicié, tandis que l'air froid arrive par un orifice situé dans le parquet. La place respective des deux orifices d'entrée et de sortie doit être combinée avec soin, de manière à éviter la formation de courants d'air froid passant dans la direction des lits des élèves.

Enfin, sans avoir un calorifère général, on pourrait avoir plusieurs calorifères très-simples, spéciaux pour un ou deux dortoirs, dans lesquels ils introduiraient l'air pur, qui serait alors chauffé, ce qui serait un grand avantage. Les frais d'établissement et d'entretien de ces calorifères ne sembleraient pas devoir être considérables.

Quant à l'infirmerie, elle pourrait être chauffée et ventilée par un calorifère particulier.

Les réfectoires ne sont habités que pendant des instants très-courts, et on a, entre les repas, le temps de les ventiler. Il paraîtrait suffisant de placer des poêles d'un bon modèle.

Mais il ne faut pas oublier que les appareils les plus ingénieux ne dispensent pas l'administration d'un lycée du soin de renouveler l'air dans les locaux fréquentés par les élèves, en faisant ouvrir les fenêtres dès que l'étude ou la classe a cessé.

Assainissement des latrines. — L'assainissement des latrines a une grande importance. Partout ce service laisse beaucoup
à désirer.

C'est par une propreté très-grande et par des observations faites
à propos qu'on obtiendra que les élèves respectent les locaux qui
sont à leur usage. Il est essentiel que les cabinets soient réduits
aux dimensions strictement nécessaires, qu'ils soient revêtus de
faïence ou d'ardoise jusqu'à une hauteur convenable, et qu'on ménage dans le haut un espace vide pour la circulation de l'air.

Le système généralement adopté est celui des latrines à la turque.
Il a l'inconvénient de laisser les fosses ouvertes, et il y aurait une
amélioration véritable à trouver le moyen d'arrêter les émanations
par une fermeture mobile. Peut-être arrivera-t-on à combiner cette
fermeture avec la ventilation même, ainsi qu'on l'a déjà essayé, ou
avec le poids de l'eau, que le plus simple mouvement y ferait
descendre.

Doit-on avoir des fosses permanentes, ou n'est-il pas préférable
d'avoir des fosses mobiles qui permettent d'enlever la matière pour
ainsi dire jour par jour?

Je suis porté à croire qu'en mettant un certain luxe d'installation
et de propreté dans ce local, on habituera, avec de la vigilance,
les enfants à le respecter.

Mobilier. — Le mobilier doit être simple et commode. Là où
les classes manquent encore de tables pour écrire, il faut en établir, car il est fâcheux d'obliger les enfants à écrire sur leurs
genoux, dans des positions forcées et gênantes qui peuvent nuire
à leur développement physique.

Bâtiments et installation matérielle. — L'architecture
spéciale des lycées n'a pas encore été déterminée. Jusqu'ici on a
distribué les locaux qu'exigent les différents services autour des
cours, de manière à faciliter la surveillance et les communications.

Au point de vue de l'hygiène, ce système a des inconvénients
graves. Une cour entourée de bâtiments de quatre côtés ne peut
être complètement saine; le soleil n'y pénètre qu'en été, et le renouvellement de l'air s'y fait difficilement. Elle est triste, souvent

humide, et peut exercer sur la santé, même sur le caractère des enfants, une influence fâcheuse.

L'aspect des lycées devrait être simple et gai. Je voudrais, et cela est facile dans la plupart des villes de province, des bâtiments peu élevés, des cours spacieuses ouvertes du côté du soleil, abritées d'arbres, entourées de jardins, avec beaucoup de fleurs, que les élèves s'habitueront bien vite à respecter. La demeure des enfants doit être riante, et il faut leur montrer les belles choses du bon Dieu dans les œuvres de la nature comme dans celles de l'esprit humain.

Pour faciliter la circulation de l'air et prévenir les maladies épidémiques que provoquent les grandes agglomérations, il convient que les bâtiments ne soient pas contigus. Mieux vaudrait des pavillons isolés que relieraient entre eux des galeries couvertes, supportées par des colonnettes en fonte. Tel est le système adopté récemment dans plusieurs établissements publics. L'architecture des gares de chemins de fer offrirait des modèles utiles pour nos préaux couverts.

Les classes devraient être au rez-de-chaussée ; on mettrait les études au premier étage, où elles seraient dans les meilleures conditions de jour et d'assainissement ; au-dessus des études on placerait les dortoirs, qui seraient eux-mêmes surmontés de combles dont on tirerait parti pour les services accessoires.

Telles sont, monsieur le recteur, les questions que je signale à votre plus sérieuse attention, sans parler de celles que fera naître pour vous l'étude attentive des besoins particuliers à votre Académie. Elles sont d'une importance qui va plus loin et plus haut qu'on ne serait disposé d'abord à le penser. Le milieu dans lequel la vie se développe, c'est-à-dire l'ensemble des influences extérieures, exerce à la longue sur le corps une action assez grande pour le modeler ou le déformer, comme pour accroître ou diminuer la durée de l'existence. Une partie de notre population laborieuse s'atrophie dans l'usine, et nombre de villes ouvrières ne peuvent fournir le contingent que la loi leur demande pour la conscription. Il est temps de réagir, par tous les moyens, contre cette dégradation de l'espèce et d'y faire échapper nos élèves.

Le Ministre de l'instruction publique, qui a mission de veiller au meilleur et plus large développement de l'esprit et du cœur des enfants, doit veiller avec la même sollicitude à leur développement physique. Tous passent ou bientôt passeront par l'école, le collège ou le lycée. Une bonne hygiène établie dans ces maisons ménagera mieux la force qui réside pour l'avenir du pays dans nos jeunes générations, et laissera moins de recrues à l'hôpital, moins d'invalides précoces à l'Administration, moins de non-valeurs à la société, moins aussi de douleurs prématurées aux familles.

Recevez, etc.

V. DURUY.

Lettre du Ministre de l'instruction publique concernant les attributions des commissions d'hygiène (31 octobre 1864).

Monsieur le recteur, vous m'informez que vous n'avez pas cru jusqu'ici devoir convoquer la commission d'hygiène de votre ressort académique, et que vous attendez à cet égard des instructions particulières. Dans votre opinion, la commission centrale aurait à remplir un double rôle : 1° préparer les questions sur lesquelles les commissions académiques auraient à délibérer ; 2° examiner les délibérations de ces commissions et ne proposer telle décision que de raison. Vous ajoutez que vous n'avez pas pensé qu'il y eût lieu pour vous de prendre partiellement ou en bloc les points traités dans mon instruction du 10 mai dernier, par la crainte de la diversité qui pourrait en résulter pour les travaux de la commission centrale, si l'on s'occupait de la nourriture dans un lycée de l'Est, tandis que dans un lycée du Midi on s'occuperait des bâtiments, et dans un lycée du Nord des récréations.

L'arrêté du 15 février détermine d'une manière précise le rôle de la commission centrale et celui des commissions académiques. Ces dernières sont chargées d'examiner, au point de vue des nécessités spéciales et des convenances locales, les questions qui intéressent la santé et le bien-être des élèves. Il importe, en effet, que les besoins des élèves, qui varient suivant les localités et les climats, soient étudiés sur place et par des hommes spéciaux. C'est à MM. les recteurs à prendre l'initiative et à faire appel aux lumières des commissions académiques toutes les fois qu'ils le croiront utile, et à ces commissions à fournir à la commission centrale tous les renseignements et tous les éléments d'appréciation dont elle peut avoir besoin pour me soumettre des propositions.

Il n'est pas nécessaire de coordonner entre eux les travaux des commissions académiques. Là où apparaît un besoin, une amélioration à accomplir, une réforme à réaliser, la commission académique signale le mal et indique le remède ; la commission centrale examine ensuite et prépare une solution. D'un autre côté, la commission centrale élabore tout ce qui est d'application générale, et provoque, s'il y a lieu, des études sur des questions d'ensemble.

Ma circulaire du 10 mai n'avait pas d'autre but que d'ouvrir la voie en faisant ressortir les points principaux sur lesquels doivent se porter les investigations des commissions académiques ; mais elle n'entrave en rien leur action et l'initiative des recteurs.

Recevez, etc.

V. DURUY.

II. — **Questionnaire de M. Vernois, docteur-médecin chargé de l'inspection hygiénique des lycées** (juin 1867).

Topographie du lycée. — En quel point de la ville ? — Dans un fond ; sur une hauteur ? — Près d'un cours d'eau ? — Près d'un hôpital ? — D'une caserne ? — De fabriques ou d'industries diverses ? — Nature et disposition du sol et du sous-sol ; nature du sol des cours. — Y a-t-il des jardins ? — Des arbres ? — Exposition des bâtiments. — Elévation, disposition et appropriation générale et spéciale des bâtiments — Nature des matériaux de construction (pierres, briques, fer). — Nombre des études, des classes. — Nombre de mètres cubes pour chaque élève. — Population moyenne de chaque classe et de chaque dortoir. — Quelques détails sur les conditions météorologiques. — Degré de latitude. — Température moyenne en été, en hiver. — Pays sec ou humide, — de plaine, — de montagne, — boisé, — maré-

cageux, — sujet aux fièvres d'accès, — au charbon, etc. etc. —
Plan réduit. — Photographie à vol d'oiseau.

Service de l'infirmerie. — Nombre de lits. — Nombre
de mètres cubes pour chaque lit. — Disposition des salles et des
dépendances. — Salle de la pharmacie. — Cuisine. — Office.
— Salle de travail des convalescents. — Rapports des salles de
malades avec les lieux d'aisances. — Exposition de l'infirmerie. —
Cabinet de consultation du médecin. — Objets de pansement. —
Médicaments. — Le service des salles et de la pharmacie est-il
fait par des Sœurs? — Les médicaments sont-ils pris chez un pharmacien de la ville? — Relevé statistique du nombre et de la nature
des maladies (médicales observées jusqu'à ce jour, — selon les
saisons et les âges (résumer ces renseignements dans un tableau
général). — Y a-t-il eu des épidémies? — Lesquelles et à quelle
époque? — Nombre d'élèves et d'employés atteints. — Accidents
chirurgicaux : leur nature, — leur gravité, — leur fréquence. —
Le médecin ou le chirurgien couche-t-il dans l'établissement? —
Fait-il la visite tous les jours? — Y a-t-il un dentiste? — Combien
de fois vient-il par an? — Mode d'éclairage de l'infirmerie. — Mode
de chauffage. — Salle de bains. — Vaccin. — Revaccinations.

Service des bains. — Y a-t-il des bains dans l'établissement?
— Combien de baignoires? — Conduit-on les enfants aux bains
de la ville? — Combien donne-t-on de bains par mois? —
Pendant l'été conduit-on les enfants aux bains de rivière? —
Donne-t-on des bains de pieds? — Y a t-il quelques appareils
d'hydrothérapie? — Pourrait-on en établir?

Service de la gymnastique. — Y a-t-il une gymnastique
organisée? — Quel système? — Y a-t-il un professeur? — Y a-t-il
une gymnastique couverte? — Combien donne-t-on de leçons par
semaine? — Combien de temps dure la leçon? — Y a-t-il une
salle d'escrime? — Un jeu de paume? — Un jeu d'arc? — Leçons
de natation.

Service du chauffage. — Mode particulier (calorifère à air
chaud, à eau chaude, poêles, cheminées). — Se sert-on de bois
ou de charbon de terre? — Les classes, les études, les dortoirs,

les réfectoires, sont-ils chauffés? — Par quel mode? — Y a-t-il des thermomètres dans les classes, etc.?

Service de l'éclairage. — Quel est le mode adopté (le gaz, l'huile végétale, l'huile minérale)? — Emploie-t-on des réflecteurs? — A quelle distance des tables de travail sont-ils placés? — Quel est le mode spécial d'éclairage des dortoirs et des classes de dessin?

Service de l'aération et de la ventilation. — Quel système dans les études et les classes, — dans les dortoirs, — les réfectoires, — les cuisines, — les garde-manger, — la panneterie, — les cabinets d'aisances?

Service des eaux. — Eaux destinées aux besoins alimentaires (boisson, préparation des aliments). — Leur nature (composition chimique). — Leur origine (rivière, source, pluie, citerne). — Leur température moyenne. — Leur mode de distribution. — La nature des conduits dans lesquels ces eaux circulent. — Nature des vases ou réservoirs dans lesquels elles peuvent être conservées. — Terrains qu'elles traversent avant d'arriver au lycée. — Eaux destinées au lavage, — à l'arrosage. — Mode de distribution. — Leur abondance. — Leur mode d'écoulement final. — Canniveaux souterrains, — ruisseaux à ciel ouvert. — Egoûts. — Mode de désinfection de ces divers conduits. — Eaux de cuisine.

Service de l'alimentation. — Analyse (moyenne) de la composition habituelle du pain, — des viandes, — du vin, — des autres boissons. — Dire leur nature et les quantités de leur usage journalier. — Composition de l'abondance. — Composition des menus ordinaires. — Nombre de repas. — Appréciation des quantités de viande consommées chaque jour par élève, selon les âges. — Heures des repas. — Nature des boissons supplémentaires en été.

Service de la lingerie et de la garde-robe. — Disposition intérieure de la lingerie (armoires fermées, rayons à jour et aérés). — Exposition de la lingerie. — Nombre de pièces emmagasinées. — Pièces composant le trousseau. — Mode d'aération de la lingerie. — Mode de chauffage. — Etat hygrométrique du linge.

— Garde-robe. — Battage des habits et pantalons de réserve. — Aération des salles de dépôts (souliers, coiffures, habits). — Vêtements d'hiver et d'été.

Service du blanchissage. — Le blanchissage se fait-il dans l'établissement, — ou à l'extérieur, — et dans quelles conditions? — Mode de blanchissage employé. — Combien par semaine donne-t-on de pièces à blanchir (élèves et employés) : draps, — serviettes, — mouchoirs, etc. etc.? — Si le blanchissage a lieu en ville ou à la campagne, est-il surveillé? — Le linge de l'infirmerie est-il mêlé au linge des élèves non malades? — A l'infirmerie met-on à part le linge des malades qui ont été atteints d'affections contagieuses? — Y a-t-il une salle de désinfection de ce linge avant qu'il soit livré au blanchissage? — Comment s'opère le visitage et le raccommodage du linge? — Pourrait-on dans l'établissement construire une buanderie? — Y a-t-il du terrain et de l'eau?

Service des lieux d'aisances. — Disposition des cabinets à l'extérieur et à l'intérieur. — Mode de siége. — Mode d'aération. — Fosses mobiles ou fixes. — Emploie-t-on des désinfectants? — Lesquels? — Mode de vidange. — Mode de construction des urinoirs. — Ecoulement des urines. — Mode de distribution des eaux de lavage. — Leur écoulement. — Revêtement des murs intérieurs des cabinets. — Mode de lavage. — Rapport des cabinets d'aisances avec les classes, — les études, — les dortoirs. — Mode de clôture des cabinets. — Y a-t-il des puisards, — étanches ou non?

Service du laboratoire de physique et de chimie. — Aération. — Ecoulement et neutralisation des eaux de travail. — Armoires pour tenir sous clé les substances toxiques, inflammables ou explosibles.

Renseignements généraux. — Combien d'heures de travail, — de récréation, — de sommeil par jour? — de promenade par semaine? — Y a-t-il des promenoirs couverts, etc. etc. (1)?

_____

(1) Adresser ces renseignements à M. le docteur Vernois, à Paris, rue d'Isly, 13.

III. — Définition et utilité de l'hygiène.

« La santé, dit Thouvenel, est cet état de bien-être que nous éprouvons lorsque nos organes, dont l'ensemble forme notre corps, se trouvent en état d'exécuter leurs fonctions avec liberté, activité et harmonie. »

La santé est le bien le plus précieux pour l'homme ; c'est un bien dont la possession ne s'apprécie pas et dont la perte seule se mesure.

Par suite d'observations faites depuis longtemps et que chacun de nous peut renouveler en soi, on a reconnu que beaucoup de choses sont nuisibles à la santé, que beaucoup d'autres lui sont utiles ou indifférentes ; aussi les premiers législateurs ont-ils puisé dans ces observations les sages préceptes à l'aide desquels ils gouvernaient les hommes. C'est ainsi qu'on trouve dans les lois de Moïse les règles les mieux entendues pour la conservation de la santé du peuple auquel elles étaient destinées.

*Choisir convenablement entre les choses utiles à la santé et celles qui peuvent lui être nuisibles constitue ce qu'on appelle l'*HYGIÈNE. Cette science fait partie essentielle de la médecine. C'est la seule des parties de la médecine qui soit à la portée de tous et qui convienne à chacun. Son étude offre non-seulement un attrait de satisfaction et de curiosité, mais encore un véritable intérêt joint à l'utilité la plus grande.

De la définition de l'hygiène résulte son utilité. « Comprenez-vous, dit le docteur Tessereau, de quelle utilité doit être pour tout homme l'étude d'une science qui lui apprend quels sont ses véritables besoins, qui lui indique les moyens de régler ces besoins, les satisfactions qu'il doit leur donner pour conserver sa santé, et, par suite, se préserver des maladies dont il a tant de peine à se débarrasser ?

« Aussi, continue le même docteur, sommes-nous étonné que, dans un siècle où l'on s'occupe beaucoup de l'éducation à donner à la jeunesse, on n'ait pas encore songé à établir un grand nombre de chaires d'hygiène dans les collèges, afin d'habituer de bonne heure les enfants et les jeunes gens à éviter les causes si diverses et si multipliées des maladies, et à connaître ce qui peut empêcher leur plus grand développement. Que de jeunes gens, en effet, s'ils étaient pénétrés des notions les plus simples, des règles les plus naturelles de l'hygiène, ne périraient point victimes de leur ignorance ! Le pays a pourtant un grand intérêt à ce que les jeunes gens ne contractent pas de bonne heure ces maladies qui les empêcheront de remplir leurs devoirs envers la patrie, soit en les enlevant par une mort prématurée, soit en les laissant infirmes. »

Les principes de cette science sont donc pour tout le monde d'une utilité incontestable ; ils sont pour beaucoup de professions, pour tous les instituteurs de la jeunesse, d'une nécessité qu'on peut dire rigoureuse.

Les instituteurs, en effet, ont à fixer le régime de leurs élèves, à les soumettre au joug d'une discipline raisonnée, à les familiariser avec des exercices et des études dont le but doit être de donner un degré suffisant de développement aux facultés utiles, de réfréner les mauvaises, de réveiller ou de modérer, selon le cas, l'énergie de certains organes, afin de prévenir les mauvais penchants, les vices de caractère, etc.

La nécessité de cette science, surtout pour ceux qui s'occupent de l'éducation de la jeunesse, n'a point échappé aux principaux médecins hygiénistes de notre époque. Les docteurs Pavet de Courteille, médecin du collège Saint-Louis, et Simon, de Metz, ont fait paraître en 1827 deux ouvrages, l'un sur l'*Hygiène des Collèges*, l'autre sur l'*Hygiène appliquée à l'éducation*. En 1846, le docteur Pointe, alors médecin du collège royal de Lyon, a publié une *Hygiène des Collèges*. Il y a dix ans, le docteur A. Becquerel, professeur à la Faculté de médecine de Paris, dans son *Traité élémentaire d'Hygiène privée et publique*, énumérait les principales conditions hygiéniques relatives aux lycées, collèges et maisons d'éducation. En 1862, M. Ambroise Tardieu, autre professeur à la Faculté de médecine de Paris, a renouvelé, dans la deuxième édition de son excellent *Dictionnaire d'Hygiène publique et de salubrité*, les

conditions générales d'hygiène relatives aux lycées déjà publiées en
1854. Comme elles sont tout un programme d'hygiène que nous
espérons développer, nous les transcrivons ici en entier.

IV. — Conditions générales d'hygiène des lycées, etc.

« La *disposition* et *l'administration* des lycées intéressent au plus
haut degré l'hygiène publique ; on comprend, en effet, combien
doivent être importantes, pour les santés individuelles, pour la
force et la beauté de l'espèce, les règles de l'hygiène pendant la
jeunesse A cette période de la vie se développent à la fois les qualités morales, l'intelligence et les forces physiques, et les
infractions aux lois naturelles de l'hygiène laissent de profondes
atteintes dans le cours de l'existence. C'est pourquoi les lycées
doivent être soumis sans cesse, d'une façon toute spéciale, à une
surveillance pleine de sollicitude, plus encore que tous les établissements où les hommes se réunissent pour vivre et travailler en
commun.

« Un père qui place son enfant dans un lycée n'a pas seulement
à s'enquérir des moyens d'instruction offerts par cet établissement ;
son attention doit se porter sur des points non moins essentiels,
la salubrité de la maison dans laquelle son fils va passer huit ou
neuf années de sa vie.

« D'habiles professeurs et un excellent système d'études ne
suffisent point pour constituer un bon lycée ; les détails de la vie
matérielle doivent y être aussi bien entendus que ceux de la vie
intellectuelle.

« L'organisation physique des enfants ne doit point être sacrifiée
au développement de l'esprit. L'éducation du corps doit être faite
au même degré que celle de l'intelligence, afin de donner en même
temps la santé et l'instruction. Si tout est donné au travail intellec-
tuel, celui-ci a lieu aux dépens des forces physiques ; l'enfant ne
tarde pas à devenir pâle, chétif et valétudinaire. Aussi le meilleur
système d'éducation est celui qui établit un juste équilibre dans
l'action des facultés intellectuelles et des facultés physiques. Le

moyen principal d'obtenir ce résultat consiste dans l'emploi rai-sonné des heures de travail, de récréation et de repos. La gymnas-tique, convenablement mesurée aux forces des enfants, appliquée avec plus de suite et d'importance qu'on ne le fait généralement, est un correctif de la plus haute valeur contre l'action énervante des travaux continus de l'esprit. En même temps cet exercice a le grand avantage de développer le système musculaire en régularisant la plupart des fonctions.

« Il faut examiner dans un lycée la situation, les qualités de l'air, celles de l'eau, la disposition des salles d'étude, des classes, des réfectoires, des cours, des dortoirs et des latrines ; l'alimentation, sous le rapport de la qualité et du nombre des repas ; le nombre des heures données aux études, à la récréation et au sommeil, enfin l'organisation des mesures de propreté.

« D'autres considérations d'un ordre moral ont beaucoup d'in-fluence sur l'avenir des enfants, notamment la *continuité* de la sur-veillance. On sait, en effet, que dans tous les lieux où ils sont réunis en grand nombre, quel que soit leur sexe, les enfants ne doivent jamais être seuls ni le jour ni la nuit. Il faut auprès d'eux un sur-veillant intelligent, non-seulement dans les salles d'étude et au réfectoire, mais encore dans les cours et dans les dortoirs.

« Lorsque dans un lycée la population est très-nombreuse, on doit la répartir en quartiers, selon la différence des âges et des études ; cette mesure est capitale au point de vue de la morale et de l'hy-giène : les enfants de sept à huit ans n'ont pas les mêmes habitudes, les mêmes jeux et les mêmes tendances, bonnes ou mauvaises, que les jeunes gens de seize à vingt ans. Cette sage division doit être exécutée rigoureusement en maintenant la séparation absolue entre les quartiers différents, surtout entre ceux qui renferment les âges extrêmes.

« Les lycées doivent être construits sur des points élevés, afin d'avoir toute la quantité possible d'air pur et d'insolation si néces-saire à la jeunesse. Les bâtiments devront être exposés au levant, les murs d'enceinte n'étant point dominés par des édifices ou de grands arbres qui pourraient intercepter les rayons solaires et faire naître de l'humidité sur quelques points. Les établissements devront posséder en quantité suffisante de l'eau pure et salubre pour les besoins de la propreté des élèves et toutes les nécessités du service d'une salle de bains, où ils doivent se rendre périodiquement. » (TARDIEU.)

M. A. Becquerel, dont nous avons déjà parlé, résume ainsi, sous forme de propositions, les principales conditions hygiéniques relatives aux maisons d'éducation à internat :

« 1° Les pensionnats doivent être placés au milieu de cours ou de jardins suffisamment aérés.

« 2° Les salles d'étude doivent être vastes, bien chauffées en hiver, et les enfants ne doivent pas y être accumulés en trop grand nombre.

« 3° Les conditions sont encore plus nécessaires pour les dortoirs.

« 4° Les enfants des différents âges doivent être séparés dans des cours spéciales, et tout contact entre les uns et les autres doit être formellement interdit.

« 5° Enfin une nourriture saine, azotée en partie et facilement assimilable, est de rigueur. »

A ces conditions physiques et matérielles M. A. Becquerel joint les conditions morales et intellectuelles suivantes :

« 1° Capacité et moralité des chefs et des maîtres d'étude.

« 2° Heures de repas, de travail, de récréation établies de manière à ce qu'elles se succèdent chaque jour avec régularité.

« 3° Surveillance sévère des enfants pour qu'ils ne contractent pas de mauvaises habitudes. »

Divisions de l'ouvrage.

Nous rattacherons les conditions hygiéniques qui concernent les maisons d'éducation et que nous nous proposons de développer, aux quatre divisions suivantes, qui formeront pour ainsi dire autant de parties distinctes de notre ouvrage :

Première partie. Bâtiments et mobilier : considérations générales, salubrité des bâtiments, propreté, aération et ventilation, désinfection, chauffage et éclairage.

Deuxième partie. Vêtements et propreté des élèves.

Troisième partie. Alimentation et régime alimentaire.

Quatrième partie. Régime intérieur : travail, exercices, récréations, repos, etc.

Cinquième partie. Service médical.

BATIMENTS ET MOBILIER.

CHAPITRE Ier.

Considérations générales sur les bâtiments et leurs dépendances.

SOMMAIRE. — Bâtiments en général. — Emplacement des bâtiments. — Nature du sol. — Exposition. — Etendue du terrain. — Division des locaux. — Aspect général des bâtiments, — leur forme, — leur épaisseur. — Matériaux à employer. — Communications intérieures. — Couloirs et corridors. — Escaliers. — Portes. — Fenêtres. — Toits. — Combles. — Quelques observations générales sur la ventilation, le chauffage, l'éclairage, les conduites d'eaux et l'écoulement des eaux pluviales et ménagères.

Des bâtiments en général. — « L'habitation, dans les sociétés civilisées, dit M. le docteur M. Vernois, est le lieu qui sert d'abri soit à l'homme seul, soit à l'homme en famille, soit à l'homme, d'une manière accidentelle ou permanente, associé à un plus ou moins grand nombre de ses semblables :

« 1° A l'état de santé (crèches, salles d'asile, écoles, colléges, lycées, pensions, couvents, etc. etc.);

« 2° A l'état de maladie (hôpitaux, hospices, infirmeries, etc. etc.).

« L'habitation doit protéger efficacement l'homme contre les variations et les intempéries de l'atmosphère, selon les pays, selon les usages, selon les saisons. Elle doit sauvegarder la santé, et s'opposer, par sa bonne disposition, à tout ce qui peut engendrer, entretenir ou communiquer des germes de maladie. »

Nous allons indiquer dans ce chapitre les préceptes généraux relatifs à l'érection des colléges.

Emplacement des bâtiments. — La première question que soulève l'hygiène des écoles est celle de l'emplacement qu'on doit choisir pour la construction des bâtiments. On sait qu'un des premiers besoins d'une maison d'éducation est l'air, l'espace et le soleil; on recherchera donc, avant tout, un terrain d'une étendue suffisante, bien exposé, autant que possible au sud ou à l'est, exempt d'humidité, et dans des conditions complètes de salubrité.

« Ces conditions, le docteur L. Guillaume les trouve dans un emplacement bien dégagé, de manière que la lumière puisse arriver sans obstacle

aux bâtiments, et que l'atmosphère d'alentour subisse l'influence bienfaisante de la chaleur du soleil ; on évitera, ajoute-t-il, à tout prix, le
voisinage des rues étroites et malsaines, ou de maisons trop rapprochées.
On ne tolérera pas près des bâtiments l'existence de grands arbres qui
intercepteraient la lumière et communiqueraient à l'édifice l'humidité
de l'atmosphère ; un autre voisinage également à éviter, plutôt dans
l'intérêt des leçons que dans celui de l'hygiène elle-même, est celui des
rues animées par les bruits de l'industrie. »

Si l'on n'avait qu'à tenir un compte absolu des seules prescriptions
de l'hygiène, la meilleure situation d'une maison d'éducation serait sans
aucun doute hors des villes, à la campagne, où n'existent point toutes
les causes de maladie et de dépopulation que l'on rencontre surtout
dans les grands centres, dans les cités populeuses et manufacturières.

Outre la salubrité, on trouverait hors des grandes villes le silence et
le calme si nécessaires aux travaux de l'esprit et aux opérations de l'intelligence. A la campagne, il est vrai, les lycées ne pourraient recevoir
que des pensionnaires ; mais c'est par là précisément que ces établissements approcheraient le plus de la perfection désirable. Le moral ne
pourrait qu'y gagner ; il marcherait de pair avec la santé, qui demande
à être soignée, surtout pendant la période d'accroissement, alors que la
constitution des enfants prend pour ainsi dire une forme définitive que
plus tard il ne sera peut-être plus permis de modifier avec avantage.

La campagne serait donc le lieu où l'on devrait toujours bâtir les
lycées ; mais il est des besoins que ces établissements doivent satisfaire
s'ils veulent répondre le plus possible à leur destination : c'est surtout en
mettant les bienfaits de l'éducation et de l'instruction à la portée du plus
grand nombre. Aussi sont-ils tous ou presque tous, de nos jours, érigés
dans les villes et même dans les centres les plus populeux.

Hâtons-nous de dire que l'on n'a point à s'effrayer des dangers auxquels une telle nécessité paraît exposer les lycées au point de vue de
l'hygiène. On remarquera d'abord que la plupart des villes où se
trouvent des lycées et des collèges sont loin d'avoir une agglomération
de population assez considérable pour justifier les craintes, si on en avait.
Bien plus, à ne considérer que les plus grandes villes, celles où la
mortalité est la plus grande, les dangers qu'on pourrait craindre peuvent
être facilement conjurés.

« En effet, dit le docteur Pointe, les principales causes de dépopulation et d'abâtardissement sont toutes de nature à pouvoir être détruites
par les soins de l'Administration, dans un établissement bien organisé,
où les règles de l'hygiène sont observées. »

D'ailleurs cet ouvrage démontre surabondamment, par les règlements
administratifs qu'il renferme, combien a toujours été grande et surtout
combien est grande aujourd'hui la sollicitude de l'Administration supérieure pour assurer aux élèves des lycées principalement tout le bien-
être possible.

« On doit trouver dans nos lycées, dit le Ministre, les meilleures conditions d'hygiène, de salubrité, d'aération et d'installation des services; il faut que chacune des dispositions intérieures fournisse, en quelque sorte, la preuve des soins vigilants de l'Administration pour le bien-être des élèves, et que dans l'ensemble il règne une simplicité convenable qui n'exclut pas un certain agrément.

« J'attache beaucoup d'importance à l'accomplissement des améliorations dont les bâtiments des lycées sont encore susceptibles. Je désire donc, monsieur le recteur, que vous vous occupiez, de concert avec MM. les proviseurs, d'un travail faisant connaître, pour tous les lycées de votre ressort académique, l'état actuel des bâtiments et du matériel, et les améliorations que vous jugeriez utile d'y apporter. » (Circulaire du 21 juin 1860.)

Ainsi les lycées peuvent très-bien être établis dans les villes, même les plus populeuses. C'est d'ailleurs, sous bien des rapports que nous ne pourrions tous énumérer, leur place la plus convenable : ils s'y trouvent en effet à la portée de toutes les ressources qu'on ne peut rencontrer que dans les villes, telles que musées, collections scientifiques et autres; plus rapprochés des parents des élèves, ils pourront maintenir dans leur intégrité les affections de famille qu'affaiblit quelquefois l'éloignement.

Après ces considérations générales sur la situation des lycées, nous passons aux considérations particulières de sol, d'exposition, de construction, de dispositions intérieures, etc. etc., qui sont propres à assurer à ces établissements les conditions d'hygiène et de salubrité les plus importantes dans lesquelles ils doivent être bâtis.

Ici se placent de bien justes observations du docteur L. Guillaume :

« On ne saurait apporter, dit-il, trop de précautions et de soins dans le choix et l'aménagement des locaux où la jeunesse passe une large part de son existence, et il est de plus nécessaire que, dans cette période de développement rapide, rien n'entrave l'essor des facultés juvéniles. Or l'hygiène est la première chose à consulter pour l'élaboration d'un projet de bâtiment. Je ne sache pas que jusqu'ici on ait beaucoup tenu compte de ses exigences et qu'on lui ait attribué toute son importance réelle. Au contraire, il semble que les administrations aient généralement pris à tâche, par des motifs d'économie, de fixer l'emplacement des maisons d'école dans les lieux les moins salubres, ou qu'elles se soient surtout attachées à choisir un endroit où l'édifice soit en vue, sans tenir aucun compte des exigences ou des conseils de l'hygiène. Ainsi on remarque souvent que l'architecte s'est plus appliqué à flatter le regard par des détails de façade qu'à répondre aux conditions de comfort et de bonne disposition que l'établissement réclame. »

M. le docteur M. Vernois exprime les mêmes plaintes relativement aux constructions publiques, dont les plans sont bien, il est vrai, soumis à des commissions spéciales qui en étudient, en discutent et en déterminent les dispositions générales et particulières. « Si rien, dans ces constructions, dit-il, ne se fait que par ordre et après examen officiel, est-ce à dire que tout soit bien disposé, bien conçu? Malheureusement non ; et la cause c'est que dans ces commissions il manque en général un élément important : l'élément *hygiène* n'y est pas représenté. Adjoignez à l'architecte, aux administrateurs, un physicien, un chimiste, un hygiéniste, j'ai dit un médecin, et alors seront probablement évitées tant de fautes contre les lois de la mécanique et de la salubrité. Il faut être juste cependant ; l'Administration supérieure dans un certain nombre de départements, grâce aux incessantes réclamations des médecins, s'adresse aux conseils d'hygiène pour demander leur avis sur tout ce qui intéresse la santé publique. C'est une heureuse concession du pouvoir aux désirs légitimes des défenseurs et des propagateurs de l'hygiène ; mais ils ne seront réellement satisfaits que le jour où cette concession sera transformée en obligation légale. »

Nature du sol. — Un sol sec convient de préférence ; mais il est rare qu'on puisse l'obtenir. Le sol étant en général, par lui-même ou par suite des pluies, de la fonte des neiges ou des infiltrations, un foyer d'humidité, il faut, pour la conservation des édifices et pour la santé de ceux qui les habitent, que les logements en soient le plus isolés possible. Le meilleur moyen est d'employer, pour les fondations, des matériaux secs et non hygrométriques, et de construire sur des caves. Les caves ne diminuent l'humidité que lorsqu'elles sont bien ventilées par de larges soupiraux, et que les matériaux employés à leur construction sont hydrofuges. Lorsque cette dernière précaution n'aura pas été prise, on devra exhausser le rez-de-chaussée, et établir autour de la maison des moyens d'écoulement aussi complets que possible de l'eau pluviale.

Exposition des bâtiments. — « L'exposition d'un lycée, dit M. Tardieu, est importante à considérer. » Cependant il est impossible d'établir à ce sujet des règles absolues, presque tout étant relatif et dépendant des circonstances de climat ou de localité.

Seulement on doit partout avoir égard autant que possible aux conditions qui constituent la salubrité, et dont nous allons exposer les principales dans les lignes qui suivent.

1° L'exposition variera selon les climats :

On devra, dans les climats *froids*, s'abriter contre les vents du nord en choisissant l'exposition du midi et en élevant de hautes murailles du côté du nord, ou des plantations.

Dans les climats *chauds*, l'exposition au midi, loin d'être un avantage, laisserait agir dans toute son intensité une cause puissante de maladies. La chaleur excessive ayant d'ailleurs pour effet de diminuer l'énergie physique et intellectuelle, ce ne serait qu'avec peine que les jeunes gens vaqueraient à leurs occupations, ce ne serait qu'avec répugnance qu'ils se livreraient à l'exercice. Il faudrait alors entourer l'établissement de plantations touffues.

Dans le Midi on préférera donc l'exposition du nord. D'ailleurs ces prescriptions sont en général mises en pratique pour les habitations particulières. C'est ainsi qu'on a remarqué que dans les pays septentrionaux ou élevés, les ouvertures des habitations regardent la plupart le midi, tandis que les peuples méridionaux, surtout dans les vallées, ont les portes de leurs demeures dirigées vers le nord.

La circonstance qu'on devra éloigner avec le plus de soin dans les pays méridionaux c'est, d'après le docteur Simon, le voisinage des eaux stagnantes, qui, laissant à sec une vase profonde, pénétrée de détritus d'animaux et de végétaux, forment ainsi pendant l'été un foyer d'émanations putrides qui deviennent des causes d'épidémies dangereuses et de fièvres intermittentes. Comme il est impossible de combattre cette influence, il est rigoureusement indispensable d'en éloigner toute habitation ; on doit également se soustraire à l'influence des vents qui auraient parcouru ces foyers d'infection.

Dans les pays chauds, le voisinage d'une rivière sera avantageux en fournissant de l'humidité pour tempérer la chaleur brûlante ; mais il nécessitera un soin particulier, à raison de la fraîcheur qui survient vers le soir ou pendant la nuit, et qui contraste souvent d'une manière fâcheuse pour la santé avec la chaleur du jour. Il faudra éviter de prolonger la récréation du soir, afin que les élèves ne restent pas exposés à ce changement brusque de température.

Dans nos climats *tempérés*, on évitera surtout l'exposition de l'ouest, car c'est dans cette direction que soufflent les vents prédominants. Hippocrate avait déjà signalé les inconvénients des vents d'ouest, qui arrivent en Europe chargés du froid humide qu'ils ont puisé sur de vastes mers, et qui exposent les ouvertures des habitations à recevoir le plus directement possible les pluies qui les accompagnent ordinairement.

« En général, dit M. Tardieu, dans nos climats, l'exposition du midi, bien qu'elle rende la chaleur fort incommode à supporter pendant deux ou trois mois de l'année, est meilleure que celle du nord ; cependant une exposition mixte, telle que le sud-est, sera souvent préférable. » Cette position a l'avantage de recevoir toute la chaleur du soleil levant et d'être moins exposée aux vents de l'ouest, qui exercent une action funeste sur les murs, qu'ils imprègnent d'humidité et qu'ils détériorent.

2º La situation dans la partie haute d'une ville bâtie sur le penchant d'une colline est plus salubre que dans la partie basse.

3º La situation sur une place ou près de promenades est une des meilleures conditions de salubrité.

4º « La présence, dans le voisinage, d'une certaine quantité de grands arbres est, dit Becquerel, chose utile, avantageuse et capable de purifier l'air. Il est indispensable toutefois que cette quantité ne soit pas considérable au point d'intercepter les rayons du soleil et de déterminer ainsi trop d'humidité. »

5º La situation dans la partie la moins fréquentée de la ville est beaucoup plus salubre que celle dans la partie de la ville où l'agglomération est la plus considérable. Mais, comme nous l'avons déjà fait remarquer, si dans les quartiers les plus fréquentés on ne trouve pas tout le calme nécessaire aux études, il ne faut pas non plus que le lycée soit situé à une extrémité trop reculée, qui serait pour les élèves externes une cause de fatigue et de perte de temps.

6° En toutes circonstances on devra éviter avec soin que les maisons voisines aient ni jours ni vues sur les cours du lycée.

Etendue du terrain. — L'étendue du terrain doit avant tout présenter des dimensions en harmonie avec le nombre et les besoins des élèves et de l'enseignement. Pour un lycée de 200 pensionnaires et de 60 demi-pensionnaires il faut un hectare et demi au minimum ; un lycée de 300 pensionnaires exige deux hectares au moins.

« Le nombre de 300 internes et de 400 externes, dit le docteur Pointe, ne devrait peut-être jamais être dépassé, surtout par les internes. Une des premières conditions de salubrité est d'éviter les trop grandes agglomérations d'individus ; la direction, devant être exercée par un seul chef, pourrait devenir difficile avec un personnel plus nombreux. »

« Pavet de Courteille limite le nombre des élèves d'un lycée de 300 à 400. Quand ce nombre est dépassé, ajoute-t-il, le chef ne peut répondre de trouver un nombre d'hommes assez sûrs pour exercer une bonne surveillance. Le mérite n'est pas dans le grand nombre des élèves, mais dans les bons soins qu'on leur donne pour leur éducation morale et physique. Ce n'est pas le nombre des élèves qui doit en imposer à des parents sages et éclairés, mais les soins, les détails et la surveillance scrupuleuse de chaque enfant en particulier. »

Division des locaux. — Un principe fondamental c'est le partage des élèves en diverses sections suivant leur âge. « L'expérience, dit le docteur Pointe, a démontré, d'une part, que les communications établies entre les enfants qui se trouvent dans des situations différentes, *quant à l'âge surtout*, ont des inconvénients graves au point de vue de la moralité, et, d'autre part, que l'isolement, la solitude et l'éloignement des agents de surveillance peuvent donner lieu aux mêmes inconvénients. » C'est pourquoi, dans la distribution des locaux, tout doit être préparé pour que cette division des âges soit assurée. En conséquence chaque section aura ses salles d'étude, ses dortoirs, son réfectoire, sa cour plantée d'arbres, sa salle de récréation pour les mauvais temps.

Les élèves sont divisés en trois sections au moins, savoir :

1° Celle des petits, classes préparatoires et élémentaires, sixième ;

2° Celle des moyens, cinquième, quatrième et troisième ;

3° Celle des grands, seconde, rhétorique et philosophie.

Dans les lycées importants on formera quatre sections :

1° Celle des petits, classes préparatoires et élémentaires ;

2° Celle des petits moyens, sixième et cinquième ;

3° Celles des grands moyens, quatrième et troisième ;

4° Celle des grands, seconde, rhétorique, philosophie et mathématiques spéciales.

Quatre cours pour les élèves seront donc nécessaires dans ces derniers lycées (1).

Aspect général des bâtiments. — « L'aspect des lycées devrait être simple et gai. Je voudrais, et cela est facile dans la plupart des villes de province, des bâtiments peu élevés, des cours spacieuses ouvertes du côté du soleil, abritées d'arbres, entourées de jardins, avec beaucoup de fleurs, que les élèves s'habitueront bien vite à respecter. La demeure des enfants doit être riante, et il faut leur montrer les belles choses du bon Dieu dans les œuvres de la nature comme dans celles de l'esprit humain. » *(Instruction du 10 mai 1864.)*

La destination de l'établissement doit être clairement indiquée dans la disposition générale. Un lycée est fait pour la jeunesse, qui y passera de longues années. Il importe que les bâtiments ne l'attristent pas par une apparence trop austère. Ils ne doivent avoir l'air ni d'une prison, ni d'un hôtel de ville, ni d'une caserne. On s'efforcera d'éviter un aspect lourd et trop monumental, sombre et froid, commun et sans dignité ; tout sera simple ; et cependant l'ampleur des proportions, l'harmonie des lignes, plutôt que le luxe des matériaux, annonceront l'importance de l'établissement.

Forme des bâtiments. — Il est impossible de déterminer d'avance la forme des bâtiments ; elle est nécessairement subordonnée à la configuration du terrain sur lequel on construit. On se bornera à quelques indications générales empruntées aux lycées qui présentent la meilleure installation matérielle. Le point essentiel est de tirer le meilleur parti possible de l'emplacement dont on dispose.

Si le terrain a plus de largeur que de profondeur, on peut adopter la combinaison d'un carré long faisant façade du côté le plus large.

Dans ce cas, un pavillon central avec deux corps de logis en retrait, des fleurs et une grille pardevant, des cours à côté les unes des autres, mais séparées par des ailes comprenant seulement un rez-de-chaussée, forment un ensemble bien disposé pour le service.

Il y a avantage, pour la salubrité et l'aération, à donner aux bâtiments des hauteurs différentes, à les surélever au nord pour les abaisser au sud.

Si le terrain a plus de profondeur que de largeur, on peut adopter la forme d'un double T (⊥T), ou celle d'un H, ou celle d'un carré long ; mais, dans tous les cas, il est à désirer que les bâtiments n'aient qu'un ou deux étages avec combles.

Épaisseur des bâtiments. — Les corps de logis destinés au service des élèves n'auront qu'une épaisseur simple, afin qu'ils reçoivent l'air et la lumière des deux côtés, pour qu'un courant naturel permette

---

(1) Mais les plus jeunes enfants ayant besoin de soins spéciaux et d'un régime particulier, on disposera pour eux un petit collége comprenant, avec une installation distincte, tous les services qui leur sont propres. On reviendra plus loin sur les petits colléges.

de renouveler souvent l'atmosphère que les enfants respirent, et pour que le soleil puisse faire pénétrer, à plusieurs heures du jour, son influence salutaire.

Ainsi, en doublant les corps de logis, on nuirait d'une manière fâcheuse au jour et à l'aération.

L'épaisseur à donner aux bâtiments peut être, savoir :

De 7 mètres dans œuvre,
De 9   *idem*,
De 11   *idem*.

Cette épaisseur dépend des dimensions qu'auront les dortoirs qui seront placés dans les étages supérieurs ; mais on ne perdra pas de vue que des bâtiments trop épais, en exigeant des couloirs intérieurs qui ne peuvent être que très-incomplétement aérés et éclairés, présentent des inconvénients graves qu'il importe d'éviter.

Ces indications ne s'appliquent pas au bâtiment d'administration, dont l'épaisseur peut être plus considérable.

Matériaux à employer. — Les matériaux à employer sont naturellement ceux en usage dans le pays. On exclura la *pierre de taille*, qui augmente la dépense sans utilité, excepté dans les angles, les bandeaux et les encadrements, ainsi que la *craie*, qui ne présente pas assez de solidité. Des cordons en briques ou des glacis de teintes différentes peuvent être d'un effet heureux pour égayer les façades.

On recommande l'emploi du *fer* au moins dans les planchers. Depuis quelques années, les charpentes de fer commencent à être employées de préférence pour les édifices publics et même pour les habitations privées.

Les matériaux à employer dans les constructions méritent également l'attention la plus sérieuse. « Il faut, dit le docteur Guillaume, que, tout en étant solides et durables, ils soient de mauvais conducteurs de la chaleur, afin de maintenir dans l'intérieur du bâtiment une température qui ne soit ni trop froide l'hiver, ni trop chaude l'été, mais autant que possible également fraîche et salubre. Il faut surtout que les matériaux des fondements et des murs qui plongent dans le sol soient en état de résister à l'humidité du sol et de l'air ambiant. Les médecins hygiénistes recommandent le granit et le calcaire ; ils déconseillent au contraire le grès à cause de ses propriétés hygroscopiques. »

M. le docteur M. Lévy résume ainsi ce qui concerne le choix des matériaux :

« Les matériaux de construction les plus avantageux sont donc ceux que l'expérience a démontrés à la fois les plus solides et les plus légers, mauvais conducteurs du calorique, nullement hygroscopiques, ni susceptibles de donner lieu à un dégagement de gaz délétères.

« Les *pierres* qu'on vient d'extraire des carrières sont très-humides, et ont besoin d'être longtemps séchées à l'air.

« Les *moellons* les moins secs seront employés dans la partie du bâtiment où le soleil et la ventilation ont le plus d'accès.

« Le *plâtre* récemment solidifié renferme les deux tiers de son poids d'eau ; aussi est-il une cause d'humidité pour les murailles sur lesquelles il est appliqué par couches épaisses. A proximité du sol, il se nitrifie et retient beaucoup d'eau ; il faut ici lui préférer la *chaux* et les divers *ciments* dont elle fait partie.

. « Les *briques* mal cuites se délitent ; bien travaillées et sèches, elles sont d'un excellent emploi, ainsi que le témoignent les vestiges de murs romains où on les a fait entrer. Elles valent mieux alors que les moellons recouverts d'une forte quantité de plâtre qui sont en usage dans les travaux de Paris, et qui gardent longtemps leur humidité.

« Les *bois* bien desséchés peuvent seuls servir utilement à la confection des charpentes.

« Le meilleur *plancher* consiste dans un parquet fait de bois dur et ciré ; les planchers de bois mou se défoncent, s'imbibent de toutes les matières liquides qui coulent sur eux, retiennent longtemps l'humidité des lavages.

Les *briques* ou les *carreaux* employés comme parquets sont en général humides et assez froids : on diminue cet inconvénient en les couvrant de tapis ou de nattes. Le *marbre* et la *pierre* ne conviennent qu'aux cours et aux vestibules du rez-de-chaussée ; les meilleurs parquets, sous tous les rapports, sont ceux faits en bois.

Le *dallage en pierre* des chambres est généralement, ainsi qu'on vient de le dire, froid, humide, et partant insalubre. Le *carrelage en carreaux de terre cuite* ou *en briques* a les mêmes inconvénients, quoique à un moindre degré. Cependant il peut être adopté pour les pièces du rez-de-chaussée, particulièrement pour celles destinées au service de la cuisine, des bains. Pour les pièces affectées aux études, classes, dortoirs, etc., on doit en tous cas donner la préférence aux planches, au-dessous desquelles il convient toujours de ménager des courants d'air qui les empêchent de toucher au sol, ou tout au moins de placer des corps pulvérulents propres à absorber l'humidité.

« Moins froids que le dallage, les briques et la pierre, les *parquets cirés* n'absorbent aucun liquide ni miasme. Ils seront préservés de toute humidité au moyen d'une nappe d'air en circulation entre leur face inférieure et le sol ou la charpente ; ce courant d'air sera alimenté par un appel à la cheminée, ou par l'opposition d'ouvertures pratiquées aux murs ; les tambours du parquet doivent reposer sur des points d'appui isolés ; on s'abstiendra de sceller en plâtre sur le remblai. »

Communications intérieures. — Il est nécessaire d'établir un système de communications faciles et bien entendues entre toutes les parties de la maison. C'est un point essentiel dans l'intérêt de la surveillance. Tout devra être combiné de manière que le proviseur, le censeur et l'économe puissent parcourir le lycée sans monter ni descendre trop fréquemment.

Dans les ailes qui ne se composeront que d'un rez-de-chaussée, et qui ne devront avoir que le moins d'épaisseur possible, on disposera, s'il y a lieu, une marquise vitrée pour établir une communication à couvert.

Couloirs ou corridors. — « Les cours, dit le docteur Simon, autour desquelles sont rangés les bâtiments d'un lycée doivent être entourées en tout ou en partie de corridors ou promenades couvertes. Ces dispositions, ainsi que presque toutes celles qui peuvent être avantageuses, ont été observées dans la construction des couvents. Aussi ne peut-on donner une meilleure destination à ces anciens bâtiments que de les faire servir aux établissements publics ou particuliers d'éducation. »

On ménagera au *rez-de-chaussée* un couloir de 2 à 3 mètres de largeur, indispensable pour desservir les classes et les études et pour les mouvements des élèves. La largeur de ce couloir est subordonnée à celle des étages supérieurs, mais elle ne doit pas être inférieure à 2 mètres.

Dans les pays froids et humides, un couloir fermé, mais percé de larges baies, est préférable à des arcades ouvertes. Dans les pays chauds, cette dernière disposition est la meilleure. Mais on fera en sorte que les arcades ne soient pas cintrées, ce qui est lourd et ôte de la lumière. Le sol ne devra être ni pavé, ni carrelé, mais bitumé ou dallé.

Au *premier étage*, un corridor de 2 mètres au moins est également nécessaire s'il y a des classes et des études. Mais, pour les dortoirs, le passage peut se faire par les dortoirs mêmes (1). En prélevant sur leur étendue l'emplacement d'un corridor, on ne ferait que les rétrécir, et leur ôter, sans nécessité, l'avantage si précieux d'une double aération.

Enfin les corridors doivent être bien éclairés, bien aérés et assez vastes pour permettre une facile circulation des élèves dans les jours de mauvais temps, où ils sont confinés, pour leur récréation, dans l'intérieur du bâtiment. On aura encore à parler des préaux, des dégagements, etc., dans un autre chapitre.

Escaliers. — Les escaliers sont une des parties les plus importantes des habitations. Un des principaux usages des escaliers est de contenir une vaste colonne d'air, en quelque sorte mobile, se renouvelant facilement, et dans laquelle les appartements intérieurs viennent puiser une partie de l'air qui leur est nécessaire, et quelquefois même la lumière. On doit donc rechercher dans un escalier l'espace, l'étendue, une bonne construction, une pénétration et une sortie faciles.

« Il est très-important dans une maison d'éducation, dit Pavet de Courteille, d'opposer des obstacles physiques insurmontables à la déraison de l'enfance ; aussi les rampes d'escaliers ne doivent pas être à nu, encore moins revêtues d'un bois très-poli, parce qu'il est peu d'écoliers qui ne se fassent un mérite de les descendre à cheval, ou, ce qui est encore pis, en s'appuyant sur la poitrine ; souvent cette imprudence est punie par des chutes terribles. Ces rampes devraient être garnies de

_____

(1) Au point de vue de la propreté comme au point de vue de la discipline, il n'est pas bon de rendre les dortoirs solidaires les uns des autres ; des entrées et des sorties particulières devraient exister pour chaque dortoir.

pièces de fer demi-circulaires qui empêcheraient de glisser dessus, ou, ce qui est encore mieux, de treillis tendus d'une rampe à l'autre dans toute la hauteur de la cage des escaliers. »

Ce fait, ajoute le docteur Guillaume, doit nous guider en tout pour la construction des escaliers. La pente générale doit être faible, et les degrés d'une hauteur moyenne et pas trop larges, afin de rendre l'accès facile aux jeunes enfants.

« Il faut donner aux marches 35 centimètres de largeur, 16 centimètres d'élévation et 1 mètre 30 centimètres de longueur au moins. » (Docteur SOVET. — *Hygiène.)*

Les escaliers doivent être larges et construits à angles droits, les balustrades solides et assez élevées pour empêcher des accidents.

Il y a en général convenance et économie à placer les escaliers dans les angles, parce qu'ils desservent un plus grand nombre de locaux.

Il est indispensable qu'il y ait pour les élèves des escaliers spéciaux où ils ne soient exposés à rencontrer ni les personnes du dehors ni les familles des fonctionnaires. Les logements du proviseur, du censeur, de l'aumônier et de l'économe seront, autant que possible, réunis dans le bâtiment d'administration, de manière à être desservis par un escalier commun.

Portes. — Les portes doivent être grandes et situées en face des fenêtres ou bien vis-à-vis des cheminées. Cette disposition favorise les courants d'air, qu'il est indispensable d'établir dans certaines circonstances.

Les portes des salles ne doivent jamais être doubles. Ces doubles portes empêchent le renouvellement de l'air, et sont d'autant plus superflues qu'elles ont ordinairement leur issue sur un corridor fermé et isolé de l'entrée principale.

Les doubles portes doivent être rejetées, surtout lorsqu'il n'existe pas dans une partie du local une prise d'air suffisante pour le renouvellement de son atmosphère.

Fenêtres. — C'est un point essentiel que tous les locaux soient bien éclairés. On multipliera les croisées à cet effet. Il devra y avoir, par 3 mètres, une fenêtre et un trumeau. En voici les dimensions approximatives :

Fenêtre......... .... 1ᵐ20ᶜ
Trumeau 1 80

Toutefois, dans les pays chauds, on apportera à ces dispositions toutes les modifications que le climat pourrait exiger.

Les fenêtres ne doivent être ni trop petites, ni trop basses, ni situées à une distance trop éloignée du plancher ou du plafond.

Les proportions convenables à donner à une fenêtre dépendent de la grandeur de la pièce et du nombre d'ouvertures existant dans le local. « On peut considérer comme avantageuse, dit Becquerel, l'élévation de la croisée à un pied du sol et sa terminaison à un pied du plafond. Ces dimensions suffisent pour laisser pénétrer la chaleur et la lumière solaire.

On ne saurait trop recommander à cet égard des fenêtres larges, hautes, aussi nombreuses que possible, et qui restent ouvertes une partie de la journée, surtout à l'époque de la bonne saison. »

Il y a inconvénient à multiplier les croisées des dortoirs, surtout dans le nord.

L'exposition des fenêtres, lorsqu'on est libre de l'établir où l'on veut, doit être dans nos contrées celle de l'est. L'exposition du nord est trop froide en hiver, celle du midi trop chaude en été.

M. Cochin, dans son *Manuel des Fondateurs et des Directeurs des Salles d'asile*, donne sur les fenêtres quelques dispositions qu'il n'est pas inutile de connaître :

« Il est à désirer que la base des fenêtres soit élevée à 2 mètres au moins au-dessus du sol, pour que les enfants n'aient à recevoir aucune distraction du dehors, et que les cordes qui font mouvoir ces fenêtres soient placées au-dessus de leur portée.

« Si les fenêtres ont la disposition ordinaire, il faut se borner à blanchir les carreaux inférieurs et à rendre mouvante une partie du châssis ou du vitrage, pour qu'on puisse donner de l'air sans ouvrir les fenêtres à la hauteur des enfants. »

« Nous aurions à proposer, ajoute le docteur Cerise, une règle générale relativement aux fenêtres. Nous désirerions qu'elles ne fussent jamais établies sur le côté de la salle qui est opposé aux enfants lorsqu'ils sont sur le gradin. Ces fenêtres, surtout lorsqu'elles sont exposées au midi, deviennent à la longue une circonstance nuisible à la vue des enfants; leurs yeux trop excités et déjà trop souvent malades en sont trop vivement affectés. La lumière qui vient de côté ou de derrière, celle qui vient du nord surtout, est la plus douce pour les enfants. »

Toits. — La forme des toits varie suivant les climats : dans les pays chauds, ils sont ordinairement plats et en terrasse; dans les contrées où règnent des pluies pendant la plus grande partie de l'année, on donne aux toits une inclinaison plus ou moins grande pour faciliter l'écoulement des eaux.

« La forme du toit, dit Michel Lévy, n'est pas sans importance; les toitures très-élevées et à pente très-déclive, comme on en observe encore dans les vieilles villes, augmentent inutilement la hauteur des maisons, attirent l'électricité de l'air, accélèrent la chute des eaux pluviales jusqu'à rupturer les tuyaux de conduite. Les toitures en terrasse plate exposent les appartements sous-jacents aux infiltrations d'eaux pluviales; elles s'échauffent en été, et laissent s'accumuler en hiver les neiges, qui deviennent une cause de froidure et d'humidité; notre climat repousse ce mode de couronnement des habitations.

« Nos maisons exigent une couverture d'inclinaison moyenne, peu élevée, faite d'une matière non poreuse, non hygrométrique, percée d'ouvertures pour la circulation de l'air, ne dépassant point les murs de façade afin de ne pas leur porter ombre; un paratonnerre les défendra contre les décharges électriques. Pour les règles de construction de cet appareil préservateur, nous renvoyons aux traités de physique. »

La nature des substances qui sert à former le toit n'est pas indifférente. Les ardoises et les tuiles sont ce qu'il y a de mieux pour cet objet. Le zinc et les autres toitures métalliques n'ont d'autre inconvénient que de s'échauffer beaucoup et de communiquer leur calorique aux appartements qu'elles recouvrent immédiatement.

Combles. — Les combles varieront suivant les climats. Dans le Midi, ils seront probablement trop plats pour être utilisés; dans le Nord, on en tirera parti pour l'installation des services secondaires.

« Les chambres placées immédiatement sous les toits sont exposées à l'influence des vicissitudes atmosphériques; elles sont trop chaudes en été, trop froides en hiver. Ces inconvénients seront en partie évités si l'on prend soin de les séparer du toit par un plafond d'une certaine épaisseur. » (A. BECQUEREL.)

Observations importantes. — Dans la construction des lycées on se préoccupera particulièrement de la ventilation, du chauffage, de l'éclairage, des conduites d'eau et de l'écoulement des eaux pluviales et ménagères.

Nous ne dirons ici que quelques mots sur ces modificateurs hygiéniques, nous contentant de citer ce qu'en dit un projet de règlement sur l'installation matérielle des lycées. Nous renvoyons pour plus de détails aux chapitres suivants, où il sera spécialement parlé de leur influence sur la salubrité des bâtiments.

1° *Ventilation.* — Il est nécessaire d'organiser une ventilation artificielle dans les classes, les salles d'étude, les dortoirs, la cuisine et ses dépendances. Elle est impérieusement réclamée par l'hygiène, et permettra de réunir, sans inconvénients, un plus grand nombre d'élèves dans les mêmes locaux. Les foyers de la cuisine pourront être utilisés pour cet usage. On peut aussi faire emploi des appareils connus sous le nom de poêles calorifères ventilateurs et de tous les moyens indiqués par la science.

2° *Chauffage.* — On se préoccupera aussi du chauffage. Les poêles ventilateurs dont il vient d'être question paraissent être le meilleur mode de chauffage jusqu'au moment où il sera possible d'établir un calorifère général fonctionnant économiquement et sûrement.

3° *Éclairage.* — L'éclairage au gaz doit être établi seulement dans les locaux où les élèves ne se tiennent pas d'habitude, tels que les corridors, les réfectoires, la cuisine, etc.

Les études seront éclairées avec des lampes-modérateurs. Malgré toutes les précautions qu'on pourrait prendre, il y aurait des inconvénients à y introduire le gaz. Mais on pourra éclairer les dortoirs au moyen d'un ou deux becs brûlant extérieurement, en ayant soin, pour en modérer la lumière, de les entourer d'un store ou de verres de couleur.

Ce système d'éclairage des dortoirs, établi au lycée Napoléon, a donné des résultats très-satisfaisants sous tous les rapports, et principalement pour la facilité du service.

Cette proscription du gaz comme éclairage des études ne nous paraît pas absolue, puisqu'il est des lycées dont les études sont éclairées au gaz; il en est d'autres où ce mode d'éclairage est actuellement étudié dans ses avantages et ses inconvénients. D'ailleurs nous ne doutons point que les dangers et les inconvénients sérieux que présente le gaz ne soient conjurés un jour, s'ils ne le sont déjà aujourd'hui, soit par les précautions apportées dans l'installation des appareils, soit par les perfectionnements dont ces appareils sont susceptibles.

4° *Conduites d'eau.* — Il est extrêmement important d'avoir dans un lycée de l'eau en abondance, tant pour les besoins journaliers qu'en cas d'incendie. Il faut des bornes-fontaines dans les cours et de l'eau courante dans les latrines. On n'oubliera donc pas les dispositions à prendre pour amener l'eau dans l'établissement et pour la distribuer convenablement.

5° *Écoulement des eaux pluviales et ménagères.* — Un bon système d'égouts et d'écoulement des eaux pluviales et ménagères est indispensable pour l'assainissement des cours et de toutes les parties de la maison. On doit en faire l'objet d'une étude spéciale.

L'ordonnance du 23 novembre 1853 du préfet de police, articles 2 et 3 ci-après, contient d'utiles recommandations sur l'écoulement des eaux :

« Les maisons doivent être pourvues de tuyaux et cuvettes en nombre suffisant pour l'écoulement et la conduite des eaux ménagères. Ces tuyaux et cuvettes doivent être constamment en bon état ; ils doivent être lavés et nettoyés assez fréquemment pour ne jamais donner d'odeur.

« Les eaux ménagères doivent avoir un écoulement constant et facile jusqu'à la voie publique, de manière qu'elles ne puissent séjourner ni dans les cours, ni dans les allées; les gargouilles, caniveaux, ruisseaux destinés à l'écoulement de ces eaux doivent être lavés plusieurs fois par jour et entretenus avec soin.

« Dans le cas où la disposition du terrain ne permettrait pas de donner un écoulement aux eaux sur la rue ou dans un égout, elles doivent être reçues dans des puisards, pour la construction desquels on doit se conformer aux dispositions prescrites. »

L'instruction du conseil d'hygiène publique et de salubrité du département de la Seine recommande les soins suivants relativement aux eaux ménagères :

1° Il est très-important de ne pas laisser accumuler les eaux ménagères dans l'intérieur des habitations, particulièrement pendant la saison chaude.

2° Les cuvettes destinées à l'écoulement de ces eaux doivent être garnies de *hausses* ou disposées de telle sorte que les eaux projetées à l'intérieur ne puissent jaillir au dehors.

3° Il faut bien se garder de refouler à travers les ouvertures de la grille qui se trouve au fond des cuvettes les fragments solides, dont l'accumulation ne tarderait pas à produire l'engorgement des tuyaux.

4° Quand les tuyaux sont extérieurs, il convient de s'abstenir, pendant les gelées, d'y verser les eaux ménagères; l'engorgement et quelquefois même la rupture de ces tuyaux pourraient en être la conséquence.

5° Lorsque l'orifice de l'un de ces tuyaux aboutit à une pierre d'évier placée dans une chambre ou dans une cuisine, on doit le tenir soigneusement fermé par un tampon ou par un siphon.

6° Il y a toujours avantage à diriger les eaux pluviales dans les tuyaux de descente de manière à les laver.

7° Dans tous les cas, lorsqu'ils exhalent une mauvaise odeur, on doit les désinfecter avec de l'eau contenant au moins 1 pour 100 d'eau de Javelle.

8° Une des pratiques les plus fâcheuses dans les usages domestiques c'est celle de vider les urines dans les plombs d'écoulement des eaux ménagères. Il serait à désirer que cette habitude cessât partout où elle existe.

9° Les ruisseaux des cours et passages qui reçoivent les eaux ménagères et les conduisent à ceux de la rue doivent être exécutés en pavés, pierres ou fonte, suivant les dispositions locales. Les joints doivent être faits avec soin et les pentes régulières, de manière à permettre des lavages faciles et empêcher toute stagnation d'eau.

CHAPITRE II.

Salubrité et assainissement des bâtiments et de leurs dépendances.

SOMMAIRE. — Considérations générales sur la salubrité. — Causes principales d'insalubrité des bâtiments. — Principaux moyens d'assainissement. — Propreté des bâtiments, balayage, lavage du sol et des murs. — Notions générales sur la ventilation. — Choix entre les divers systèmes de ventilation. — Ventilation avec chauffage de M. Péclet, poêles, tuyau de fumée, tuyau de l'air extérieur, cheminée d'appel, conduite du chauffage. — Ventilation avec chauffage de M. Petit. — Ventilation sans chauffage. — De la désinfection et des désinfectants. — Désinfectants employés à Paris en 1865 : chlore, eau de Javelle, chlorure de chaux, acide nitrique en vapeur, vapeurs nitreuses, permanganate de potasse, braise de boulanger, sulfate de fer, acides phénique, ammoniaque et acide sulfureux.

Considérations générales sur la salubrité. — La salubrité des bâtiments dépend en grande partie de la pureté de l'air qu'on y respire.

L'air des habitations doit être exempt de mauvaises odeurs aussi bien que celui des cours et des rues voisines ; il ne faut pas oublier d'ailleurs que le facile renouvellement de l'air est une condition essentielle de salubrité.

L'air des habitations est principalement vicié par les causes suivantes : le séjour de l'homme et des animaux ; la combustion des différentes matières employées au chauffage et à l'éclairage ; les fuites de gaz ; la stagnation et la décomposition des urines, des eaux ménagères, des immondices de toutes sortes, etc.

Les effets produits par l'altération de l'air des habitations sont toujours graves. Tantôt ils consistent en accidents subits qui, comme *l'asphyxie*, peuvent mettre rapidement la vie en danger ; tantôt ils se manifestent par des maladies aiguës, meurtrières ; tantôt, enfin, se développant avec lenteur, et par cela même excitant moins de défiance, ils ne deviennent apparents qu'après avoir jeté de profondes racines et miné sourdement la constitution. L'*étiolement* et surtout *les maladies scrofuleuses* appartiennent à ce dernier ordre d'effets. Enfin c'est dans les habitations dont l'air est insalubre que naissent et sévissent avec plus d'intensité certaines épidémies dont les ravages s'étendent ensuite sur des cités entières.

La recherche et l'emploi méthodique des moyens propres à faire disparaître les causes d'insalubrité très-diverses qui peuvent exister pour un établissement constituent son *assainissement*.

Le but qu'on doit se proposer pour arriver à l'assainissement des habitations est de donner le plus de lumière possible, d'y faire arriver l'air en quantité suffisante, de le renouveler par une ventilation bien entendue, soit au moyen de cheminées, soit par la possibilité de tenir ouvertes pendant un certain temps, et à des époques convenables, les portes et fenêtres qui communiquent avec l'air extérieur.

Le feu dans l'intérieur des habitations a non-seulement pour résultat d'y entretenir une température convenable, mais il y renouvelle l'air, il diminue l'humidité, et concourt ainsi puissamment à leur assainissement.

Causes d'insalubrité des bâtiments. — Les *causes* d'insalubrité dans les écoles sont à peu près les mêmes que dans les habitations ordinaires. Elles sont *extérieures* ou *intérieures*.

Causes extérieures. — Les causes *extérieures* sont inhérentes au quartier ou à l'emplacement dans lequel est située chaque école ; elles proviennent principalement de l'agglomération des bâtiments environnants qui interceptent le jour et l'air, ou des émanations nuisibles que répandent d'autres établissements, tels que les usines et fabriques.

Les causes d'insalubrité provenant de l'extérieur sont celles auxquelles il est le plus difficile de remédier, parce que, pour les détruire, il faudrait presque toujours agir sur un grand nombre de propriétés environnantes, et changer en quelque sorte les conditions d'existence de tout un quartier. Lorsque l'insalubrité d'une école vient de l'agglomération et de la hauteur des maisons, comme cela a lieu surtout dans le centre de Paris, on ne peut assainir l'école qu'en sacrifiant une partie des bâtiments avec lesquels elle se trouve en contact, c'est-à-dire en les démolissant.

Lorsque l'insalubrité provenant de causes extérieures est produite par les émanations des usines ou fabriques qui existent en assez grand nombre dans les quartiers de la zone annexée, il n'y a d'autre parti à prendre que d'imposer des modifications ou des restrictions à l'exploitation de ces établissements industriels.

Les écoles aussi bien que les autres habitations subissent les inconvénients de ce voisinage. L'intérêt des écoles se confond ici avec l'intérêt général, lequel est difficilement d'accord avec l'intérêt privé des fabricants.

Dans quelle mesure et de quelle manière est-il possible d'opérer une transaction ou une conciliation entre ces deux sortes d'intérêt? C'est ce qu'il ne nous appartient pas de résoudre. D'ailleurs les écoles de la ville de Paris n'en sont atteintes que dans une faible proportion. Sur 1,403 établissements scolaires, la commission de salubrité n'en a trouvé que 60 qui fussent frappés d'insalubrité par des causes extérieures.

Causes intérieures. — Les causes *intérieures* sont :

1° L'insuffisance des dimensions des salles, et par conséquent de l'air respirable ;

2° L'imperfection des moyens de chauffage ;

3° L'humidité ;

4° L'insuffisance des ouvertures donnant accès au jour;

5° Les émanations méphitiques provenant soit des latrines, soit des amas d'eaux stagnantes, pluviales ou ménagères;

6° L'absence d'un moyen d'approvisionnement d'eau pour l'entretien de la propreté.

A ces causes générales il faut ajouter, pour les écoles, l'insuffisance ou l'absence totale d'un préau couvert et d'un préau découvert, nécessaires l'un et l'autre pour que les enfants ne restent pas toujours renfermés dans le même air, et qu'ils puissent prendre de l'exercice en toute saison et par tous les temps.

Principaux moyens d'assainissement. — L'assainissement, qui a pour but, comme nous l'avons déjà dit, de faire disparaître les causes d'insalubrité, emploie, pour atteindre ce résultat, divers moyens dont voici les principaux : la propreté, l'aération et la ventilation, le chauffage, l'éclairage et les désinfectants. Nous allons parler de chacun d'eux, en nous réservant d'indiquer, dans la suite de cet ouvrage, les autres moyens que signale la commission des logements insalubres de la ville de Paris.

Propreté des bâtiments. — La propreté des bâtiments est un puissant moyen préventif d'assainissement. Un fait capital qui est résulté de l'enquête de la commission des logements insalubres de la ville de Paris de 1862 à 1865, c'est que dans la plupart de nos établissements scolaires, les causes d'insalubrité qu'on y remarque tiennent moins, en général, aux conditions souvent imparfaites des locaux, comme *jour, air, espace, distribution,* qu'à l'inobservation des règlements ou à l'absence des mesures propres à assurer dans ces établissements l'application quotidienne et rigoureuse de la simple *propreté.*

La propreté des bâtiments est obtenue par le balayage, par le lavage, par le cirage et le frottage des salles qui en sont susceptibles, par le soin que l'on apporte à réparer les locaux, à repeindre et à blanchir à certains intervalles de temps les murs, les boiseries, et, en un mot, par l'emploi de tous les moyens qui peuvent soit la favoriser, soit l'entretenir.

« S'il n'est pas toujours possible, et cela par insuffisance budgétaire le plus souvent, de réaliser partout des installations premières irréprochables, de chauffer, de ventiler, d'assainir les locaux à l'aide de procédés trop souvent coûteux, et j'ajouterai trop souvent infidèles, il est du moins facile d'exiger partout, aussi bien dans la simple et modeste école de village que dans le plus important de nos lycées, ces soins élémentaires d'un assainissement quotidien complet et absolu. Or, il faut bien le dire, sous ce rapport, en France, et sous bien d'autres encore, nous sommes loin d'aller de pair avec nos voisins les Belges, les Suisses et les Allemands (1). »

Notre intention est d'insister beaucoup, lorsque nous parlerons des différents locaux fréquentés par les élèves, sur tout ce qui a rapport à

_____

(1) Extrait d'une lettre de M. le docteur Perrin à l'auteur.

leur salubrité; aussi avons-nous largement mis à profit les savantes observations contenues dans les différents rapports qui sont émanés de cette commission des logements insalubres, et que nous devons à l'obligeante communication de M. le docteur Perrin, un de ses membres les plus distingués.

La propreté des habitations et surtout l'absence d'humidité sont deux conditions qu'on ne saurait trop prescrire ; aussi sont-elles recommandées d'une manière spéciale par l'autorité supérieure pour les lycées et les colléges, etc.

« MM. les proviseurs et principaux redoubleront plus que jamais de vigilance à l'égard des soins que réclament la propreté et la salubrité des bâtiments, salles communes, dortoirs et locaux de toute nature à l'usage des élèves.

« Les bâtiments des collèges, salles communes, dortoirs, sont généralement tenus avec une grande propreté. Ce soin doit s'augmenter encore et s'étendre à toutes les parties des bâtiments qui servent à l'usage des collèges, en pratiquant à cet égard toutes les précautions, comme de lavage et d'assainissement. » *(Circulaire du 30 mars 1832.)*

« Les chefs d'établissement devront veiller à ce que la propreté la plus grande soit maintenue sans cesse dans toutes les parties intérieures et extérieures des maisons qu'ils dirigent, dans les dortoirs, dans les classes, dans les quartiers, dans les réfectoires, dans les infirmeries surtout, mais aussi dans les cours destinées aux récréations, dans les latrines, les ruisseaux, les égouts, les tuyaux et cuvettes qui servent à l'écoulement des liquides de tout genre, partout enfin où passent, où séjournent des matières susceptibles de se décomposer et de fournir des émanations malsaines et fétides. » *(Instruction du 14 mars 1849.)*

« MM. les proviseurs veilleront, de concert avec les économes, à ce que les locaux soient visités plusieurs fois par jour, afin de s'assurer de la propreté, des soins hygiéniques qui y sont observés. » *(Instruction du 10 mai 1864.)*

Balayage. — Il faut balayer fréquemment non-seulement les pièces habitées, mais encore les escaliers, corridors, cours et passages, en ayant soin de gratter les dépôts de terre et les immondices qui résistent à l'action du balai.

Le balayage ne doit pas consister, comme il arrive souvent dans les écoles, plutôt dans le déplacement de la poussière que dans son enlèvement.

« La *poussière* des salles d'école, dit le docteur Guillaume, n'est pas plus innocente que celle qui se produit dans certaines manufactures et qui détermine peu à peu des affections graves dans les organes de la respiration. Et si dans les écoles la poussière n'allait pas jusqu'à produire la phthisie pulmonaire, il est certain que les enfants qui en auraient le germe verraient leur état s'aggraver.

« On est étonné, en entrant dans nos salles d'école, de voir la quantité de poussière qui se trouve sur le plancher. Rien de plus naturel si on pense que le balayage n'a pas lieu tous les jours, et que dans la plupart des locaux on ne balaie que tous les huit jours. Quant au *récurage*, il n'a lieu que très-rarement, ordinairement la veille de la visite annuelle.

« La poussière pourrait déjà être diminuée si devant chaque porte il se trouvait des appareils pour que les élèves puissent nettoyer leurs souliers. Une bonne partie de la boue de la rue, qui en définitive devient de la poussière, resterait sur le seuil.

« Le seul moyen de remédier à l'inconvénient considérable que présente la poussière serait d'abord de tenir le plancher en bon état. Ensuite il faudrait l'huiler et le vernir. Il suffirait alors de passer chaque jour un chiffon humide sur le plancher pour enlever la poussière. Les frais qui résulteraient de cette innovation seraient peu considérables, et auraient l'immense avantage de maintenir les salles dans une parfaite propreté et d'empêcher que les substances gazeuses et aqueuses ne puissent pénétrer dans le plancher. Cette propreté exercerait sur les élèves, j'ose l'affirmer, une influence morale excellente. Ils oseraient moins entrer dans la salle avec des chaussures malpropres et prendraient le goût de la propreté. D'autre part, le balayage exigerait moins de perte de temps, et par conséquent moins de bras et moins de dépenses. »

Lavage du sol. — Les parties carrelées, dallées ou pavées doivent être lavées d'autant plus souvent que l'écoulement des eaux et l'accès de l'air extérieur seront plus faciles.

Les planchers et les escaliers en bois doivent être essuyés après le lavage.

Le lavage, lorsqu'il entraîne à sa suite un état permanent d'humidité, est plus nuisible qu'avantageux.

Le lavage à grandes eaux des locaux habités par les élèves peut être dangereux dans un pays tel que le nôtre où la température est souvent froide et humide ; mais lorsqu'on profite des vacances et des beaux jours pour l'opérer d'une manière complète deux ou trois fois dans l'année, la propreté n'a qu'à y gagner.

Le plus ordinairement l'eau suffit pour ces lavages ; mais, dans les circonstances d'infection et de malpropreté invétérées, il faut ajouter à l'eau environ *un pour cent* de son volume d'eau de javelle ou de chlorure d'oxyde de sodium. L'emploi du chlorure de chaux (hypochlorite) aurait l'inconvénient de laisser à la longue un sel hygroscopique (chlorure de calcium) qui entretiendrait une humidité permanente contraire à la salubrité.

Lavage des murs. — Quand les chambres d'habitation sont peintes à l'huile, on doit les laver de temps à autre, afin d'enlever la couche de matières organiques qui s'y déposent et s'y accumulent à la longue.

La *peinture à l'huile* des façades des maisons, des murs, des allées, des cours, des escaliers, des corridors, des paliers et même des chambres est très-favorable à la salubrité. Cette peinture, qui s'oppose à la pénétration des murs par les matières organiques, assure en même temps leur durée ; elle permet en outre les lavages dont il vient d'être parlé.

Dans le cas de *peinture à la chaux*, il convient d'en opérer tous les ans le grattage, et d'appliquer une nouvelle couche de peinture.

Pour ce qui est des chambres ornées de *papiers de tenture*, il est convenable, quand on les répare, d'arracher complétement le papier ancien, de gratter et reboucher les murs avant d'appliquer le papier nouveau.

Considérations générales sur la ventilation. — La ventilation ou le renouvellement de l'air d'une chambre, d'un appartement, d'un local quelconque, est plus importante même que ses dimensions, puisqu'elle peut en corriger tous les mauvais effets.

L'air peut exercer sur l'homme une influence pernicieuse, soit par les miasmes dont il est chargé quelquefois, soit par les changements brusques de température dont il est susceptible.

Il faut en tout temps à l'homme de l'air pur, et surtout lorsque règne une épidémie; l'expérience a démontré que, lorsque l'on néglige cette précaution, on est plus exposé à être atteint par le fléau. Il faudra donc éviter de coucher en trop grand nombre dans la même pièce, de s'enfermer dans des alcôves, de s'entourer de rideaux.

« L'enfant vit d'air autant que de nourriture : une bonne ventilation est donc une des premières nécessités auxquelles il faille pourvoir dans l'installation matérielle des lycées.

« Que de fois ne suis-je pas entré l'hiver dans des salles hermétiquement fermées, où l'on ne respirait qu'un air méphitique! C'est là une cause de maladies redoutables, ou un empoisonnement à petites doses qui atrophie le corps lorsqu'il ne le tue pas.

« On évalue à douze mètres cubes au moins par heure et par personne l'air neuf qu'il faut introduire dans une pièce pour maintenir la santé dans ses conditions normales.

« Mais en faisant entrer de l'air pur, il faut faire sortir l'air vicié. Un des meilleurs moyens d'y parvenir est de combiner le chauffage avec la ventilation. » (*Instruction du 10 mai 1864.*)

« Les chefs d'établissement devront veiller en temps d'épidémie, plus activement encore qu'en temps ordinaire, à ce que le renouvellement de l'air soit partout aussi complet et aussi répété que la destination des lieux et la saison le permettront. » (*Instruction du 14 mars 1849.*)

Dès le matin et plusieurs fois le jour il faudra renouveler l'air des lieux habités en ouvrant les fenêtres et les portes, tout en évitant de rester aux courants d'air.

Il ne faut pas oublier toutefois que la ventilation, pour être utile, ne doit pas déterminer des courants d'air trop rapides, ou produire un refroidissement qui pourrait être préjudiciable à la santé.

Choix entre les divers systèmes de ventilation. — « Le choix entre les divers systèmes de ventilation artificielle est d'autant plus embarrassant, dit le docteur Beaugrand, qu'aucun d'eux n'a réalisé jusqu'à présent les avantages hygiéniques qu'on était en droit d'espérer. Des discussions animées, et dans le détail desquelles nous ne pouvons entrer, ont eu lieu, et le problème reste toujours avec ses grandes difficultés d'application suivant les différentes catégories d'édifices publics. « On ne ventile pas, dit avec raison le docteur Lévy, une prison comme une salle de spectacle, un hôpital comme une caserne, etc. etc. » Aussi semble-t-on aujourd'hui revenir à la ventilation naturelle sollicitée par un appel puissant. Les travaux récents de M. le général Morin, qui reposent sur une observation rigoureuse des systèmes expérimentés depuis plusieurs années, et sur des essais variés de toutes les manières, conduisent à cette conclusion que l'appel produit par une cheminée d'évacuation, à l'aide de la chaleur convenablement appliquée, suffit amplement aux besoins de la ventilation la plus énergique.

« Aucun des systèmes de ventilation connus, dit M. le Ministre de l'instruction publique, ne semble pouvoir être employé utilement pour les lycées. Ils paraissent surtout trop compliqués et trop dispendieux pour nos maisons. Il nous faudrait des appareils simples, exigeant peu de réparations, et avec lesquels on n'eût à craindre ni accident, ni interruption de service. L'expérience a démontré qu'un calorifère général coûtait fort cher et ne fonctionnait pas d'une manière satisfaisante. En effet, quand les surfaces de chauffe ont une trop grande portée, la chaleur s'affaiblit rapidement, et, pour la faire arriver à une certaine distance, il faut trop chauffer les locaux voisins du calorifère. »

Il y a donc à chercher une combinaison plus économique et plus simple (1). (*Instruction du* 10 *mai* 1864.)

(1) Voici quelques moyens de ventilation des plus ordinaires et des plus simples :

1° La ventilation généralement en usage consiste à ouvrir de temps en temps les portes et les fenêtres, ce qui ne peut se faire pendant la présence des élèves, à cause des graves inconvénients que ce mode de ventilation présenterait, en hiver surtout.

2° Les ventilateurs ordinaires sous forme de petites roues fixées à l'angle d'une vitre, tels que l'on en rencontre assez souvent chez nous, ont l'inconvénient de faire beaucoup de bruit et de distraire les élèves.

3° Dans plusieurs établissements, la partie supérieure d'une des fenêtres au moins par salle est munie d'une charnière et pourrait au besoin être ouverte ; mais on n'en fait pas usage, parce que l'appareil fonctionne difficilement. Les fenêtres, d'un autre côté, peuvent déterminer un courant d'air trop fort ; aussi devrait-on, là où on les utilise comme appareil de ventilation, y adapter à l'extérieur une toile métallique.

4° Un système simple et facile consisterait en un vasistas placé au-dessus de la fenêtre et s'ouvrant de haut en bas, allant de l'extérieur à l'intérieur et muni de charnières à la base, de façon que l'air frais du dehors ne vînt pas frapper directement les épaules des personnes qui habiteraient l'appartement, mais fût dirigé sur le plafond, afin qu'il pût s'échauffer avant d'arriver dans les parties basses, où il se met en contact avec la peau et les organes.

5° En attendant l'introduction d'un système rationnel, il serait bon d'adopter un appareil simple et peu coûteux. Le meilleur consisterait à pratiquer au plafond ou à la partie supérieure d'une fenêtre, ainsi que dans la partie inférieure de la salle, une ouverture de cinq pouces de diamètre environ, laquelle serait garnie d'une toile métallique qui atténuerait la violence du courant. En été, l'ouverture supérieure donnerait constamment issue à l'air chaud. Chaque ouverture devrait pouvoir se fermer à volonté.

Ventilation avec chauffage de M. Péclet. — Voici la disposition générale d'un mode de chauffage et de ventilation des plus simples et des plus commodes ; elle est due à M. Péclet.

« Soit un poêle simple (1) en tôle forte ou en fonte, dont le tuyau à fumée, après s'être élevé verticalement à une certaine hauteur, parcourt la longueur de la salle et pénètre dans un large tuyau de cheminée ; un cylindre de tôle environne le poêle de toutes parts ; il est fermé supérieurement et percé vers le haut d'un grand nombre de larges orifices ; sous le poêle est un canal par lequel l'air extérieur peut pénétrer dans l'intervalle qui sépare le poêle de son enveloppe ; enfin se trouvent un ou plusieurs orifices par lesquels l'air de la pièce peut se rendre dans la cheminée.

« Il est évident, d'après cette disposition, que quand on brûlera un combustible quelconque dans le poêle, l'air extérieur entrera dans le canal, et qu'après s'être échauffé autour du poêle, il s'introduira dans la pièce par les orifices percés dans la partie supérieure du cylindre de tôle qui environne le poêle ; que l'air de la pièce sera échauffé en outre par le tuyau à fumée, et que l'air s'échappera par la cheminée, en vertu de la pression que la colonne d'air chaud qui environne le poêle établira dans la pièce et de la force ascensionnelle de l'air de la cheminée. Par conséquent, si les différentes parties de l'appareil ont des dimensions convenables, et si l'on brûle une quantité suffisante de combustible, on pourra obtenir dans la pièce une température et une ventilation données. Il est important de remarquer que, par cette disposition, l'air qui s'élève entre le poêle et son enveloppe se meut avec une grande vitesse, que la surface du poêle se refroidit rapidement, et qu'il faudrait produire une combustion bien vive pour que cette surface acquît une température assez élevée pour donner à l'air une mauvaise odeur.

« Examinons maintenant les différentes parties de l'appareil, les différentes formes qu'on peut leur donner, et les dimensions qu'elles doivent avoir pour des salles d'asile de différentes grandeurs.

1º *Poêles* — « Les poêles, comme nous l'avons déjà dit, peuvent être en tôle forte ou en fonte. Pour la houille, les briquettes de poussier de houille, la tannée et la tourbe, ils doivent être circulaires. Pour le bois, il est plus convenable de donner à leur base la forme d'un rectangle allongé. Pour toute espèce de combustible, il est avantageux d'employer des grilles et de faire entrer au-dessous de l'air qui doit alimenter la combustion.

« Il est important de garnir de briques l'intervalle qui sépare les bords de la grille du corps du poêle jusqu'à une hauteur de 0m20, en donnant à cette maçonnerie la forme d'une trémie. Pour plus de simplicité dans la construction, le chapeau du poêle peut être seulement posé et non cloué ; cette disposition permet de placer plus facilement la grille. La

(1) Nous ne reproduisons pas la figure de l'appareil dont il est question. Il est assez simple pour être compris facilement.

chemise doit être clouée à trois montants en fer qui se recourbent horizontalement à la partie inférieure ; ces appendices servent à les fixer sur le sol au moyen de vis.

« L'orifice placé au-dessous du poêle, et par lequel l'air extérieur s'introduit dans l'espace qui le sépare de son enveloppe, doit être garni d'un registre au moyen duquel on puisse facilement fermer cet orifice. L'enveloppe du poêle doit être garnie à la partie inférieure d'une grande ouverture ordinairement fermée, mais qui, lorsqu'elle est ouverte et que le registre du tuyau d'accès de l'air extérieur est fermé, permet à l'air de la pièce de s'introduire dans l'enveloppe. Par cette disposition on peut chauffer la salle avant l'arrivée des élèves sans produire de ventilation, et par conséquent en dépensant beaucoup moins de combustible.

« On peut employer, dans toutes les écoles et les salles d'asile, les poêles qui existent déjà, qu'ils soient en tôle, en fonte ou en terre cuite en leur faisant une enveloppe convenable que l'on garnirait de deux portes, l'une en face de celle du foyer du poêle pour alimenter le foyer, l'autre du côté opposé pour chauffer l'air de la pièce sans ventilation avant l'heure des classes. Mais il faudra toujours une communication avec l'extérieur et un registre destiné à intercepter à volonté cette communication. L'enveloppe pourrait être construite en briques posées de champ.

2° *Tuyau à fumée.* — « Le tuyau à fumée doit se prolonger verticalement jusqu'à une hauteur de 2ᵐ50 à partir du sol, et de là être conduit presque horizontalement jusqu'à la cheminée d'appel dans laquelle il débouche. Son inclinaison doit être telle qu'il ramène dans le poêle les matières liquides qui pourraient se condenser, et les feuilles de tôle doivent être emboîtées de manière que le liquide s'écoule facilement.

« Les tuyaux à fumée doivent être garnis à leur naissance d'un registre tournant d'un accès facile, au moyen duquel on puisse régler à volonté l'activité de la combustion.

« Leur diamètre, pour des salles destinées à renfermer moins de 150 élèves, sera de 0ᵐ12 à 0ᵐ15. Au delà, on pourra leur donner de 0ᵐ16 à 0ᵐ18. Ces diamètres suffisent pour le tirage ; de plus grands auraient l'inconvénient de refroidir trop la fumée et de diminuer l'effet des cheminées d'appel.

3° *Tuyau d'introduction de l'air extérieur dans l'enveloppe des poêles.* — « Ces tuyaux aboutissent d'une part au-dessous des poêles, et de l'autre à l'extérieur. Il est de la plus grande importance que l'orifice extérieur soit placé dans un lieu découvert, loin des latrines et à l'abri de toutes les influences qui pourraient vicier l'air. Si les bâtiments renfermaient des caves dont les soupiraux fussent convenablement placés, il serait avantageux de faire la prise d'air dans les caves, parce que la température de l'air appelé serait plus élevée en hiver que celle de l'air à la surface du sol, et qu'en été elle serait plus basse. Il faudra éviter de prendre l'air dans les pièces où les enfants déposent leurs paniers, parce que l'air n'y est jamais bien sain.

« Les tuyaux peuvent être placés au-dessous du sol, dans l'intervalle des planchers et des plafonds, dans les embrasures des fenêtres ; ils peuvent être en maçonnerie, en planches, en terre cuite ou en métal, et ils peuvent avoir des formes quelconques ; la seule condition essentielle est relative à leur section. Le tableau suivant indique les minimum de section des tuyaux d'appel pour des salles destinées à contenir un nombre d'élèves variable de 50 à 300 :

Pour 50, surface de la section............... 6 décimètres carrés.
 — 100 .... 10 —
 — 150............... .... 14 —
 — 200............... .... 19 —
 — 250............................... ..... 23 —
 — 300..... .... 27 —

« Ces sections suffisent à la ventilation lorsque la longueur des canaux ne dépasse pas 4 à 5 mètres ; pour des longueurs plus grandes il faudrait les augmenter. Du reste il n'y a pas d'inconvénient à donner aux tuyaux des sections beaucoup plus grandes.

4º *Cheminée d'appel.* — « La cheminée qui doit servir au renouvellement de l'air de la pièce et au dégagement de la fumée des poêles peut être en maçonnerie, en plâtre, en tôle, et sa section doit varier avec le nombre des élèves que la salle peut contenir. On peut prendre pour minimum de la section celle du tuyau d'accès de l'air indiquée précédemment. Jusqu'à une certaine limite une plus grande section serait sans inconvénient, du moins si l'on diminuait convenablement les orifices par lesquels l'air s'introduit dans la cheminée pour ne pas produire une trop grande ventilation. Mais si la section dépassait de beaucoup celle qui est indiquée, la vitesse d'écoulement serait très-petite, et il deviendrait difficile de s'opposer à l'action des vents sur l'orifice d'écoulement. Ainsi il est prudent de ne pas augmenter beaucoup les sections indiquées. Cependant, si l'on voulait utiliser pour la ventilation une cheminée déjà construite, dont la section serait beaucoup trop grande, on pourrait le faire, pourvu qu'on rétrécît convenablement l'orifice supérieur. La cheminée doit s'élever au-dessus des toits et se terminer par un chapeau de tôle destiné à éviter le refoulement du mélange d'air et de fumée par l'action des vents. Il faut éviter l'emploi des appareils mobiles à l'aide des girouettes, parce qu'ils ne sont efficaces que par des vents assez forts, et que, par les vents faibles, ils restent souvent dans les positions les plus favorables au refoulement de la fumée. On peut se borner à mettre sur l'orifice de la cheminée un chapeau en tôle.

« La cheminée doit communiquer par sa partie inférieure avec plusieurs orifices placés à 1^{m}50 du sol, dont la somme des aires soit au moins égale à la section de la cheminée, mais que l'on puisse diminuer à volonté, ou par des portes à coulisses, ou par des diaphragmes tournants. Il serait préférable de placer sur le fond de la salle un canal horizontal, rectangulaire, communiquant par son milieu avec la cheminée, et dont la face antérieure serait percée de plusieurs ouvertures variables, dont on réglerait l'étendue une fois pour toutes de manière à produire un appel uniforme dans toute la section de la salle.

« Il est utile de placer à la partie supérieure de la cheminée d'appel, et près du plafond, une grande ouverture ordinairement fermée par une trappe qu'on ouvre pour produire une grande ventilation quand la température de la salle est trop élevée; dans certaines circonstances, cette ouverture pourrait même suffire à la ventilation.

5° *Conduite du chauffage.* — « Une heure avant l'entrée des élèves il faudra allumer les poêles, après avoir fermé complétement les orifices d'accès de l'air extérieur et ceux par lesquels l'air de la pièce doit s'écouler dans la cheminée d'appel, en laissant ouverte la porte de l'enveloppe des poêles destinée à laisser entrer l'air de la pièce ; le chauffage aura lieu par la circulation de l'air intérieur et sans ventilation ; mais, à l'heure de la classe, il faudra établir la ventilation en ouvrant les registres d'entrée et de sortie de l'air, et en fermant la partie inférieure de l'enveloppe des poêles. Pendant toute la durée des classes, le chauffage devra être conduit avec une grande régularité : l'expérience apprendra facilement à reconnaître les charges les plus convenables des foyers et les intervalles nécessaires des alimentations, ainsi que la position que doit avoir le registre du tuyau à fumée. »

Ventilation avec chauffage de M. Petit. — Les extraits du travail de M. Péclet que nous venons de donner expliquent suffisamment l'importance de la ventilation et les moyens de l'obtenir ; cependant nous ne nous contenterons pas des utiles renseignements qu'il contient. La dépense d'acquisition et de premier établissement des calorifères ventilateurs de M. René Duvoir, dont parle M. Péclet, étant toujours assez élevée (1), nous donnerons ici un système de ventilation parfaitement simple, et qui peut être appliqué à tous les poêles par le premier ferblantier de village. Cet appareil a été inventé par M. Petit, ancien professeur de physique au lycée d'Orléans.

« Soit un poêle quelconque (tôle, brique, faïence, etc.); le long de son tuyau à fumée deux demi-tuyaux ovales sont appliqués, l'un à droite, l'autre à gauche, de telle manière que la juxtaposition des deux demi-tuyaux et du tuyau principal soit parfaite et ne laisse aucun passage possible à l'air ; l'un de ces demi-tuyaux, celui qui est placé du côté du poêle, présente à sa base une ouverture en communication avec l'air intérieur de la salle ; à l'autre extrémité, qui traverse le plafond, il va s'ouvrir au dehors, après avoir côtoyé dans toute son étendue le tuyau de la fumée. Le second demi-tuyau présente une disposition inverse ; sa partie supérieure est ouverte, et sa partie inférieure, devenant tuyau complet au moment de sa séparation avec le tuyau principal ou tuyau de la fumée, au-dessous du coude inférieur, se prolonge jusqu'au plan-

_____

(1) 450 fr. pour une salle d'asile de 300 élèves ; 250 fr. pour une salle d'asile de 100 à 150 élèves.

cher, le traverse, et va, au moyen d'un conduit souterrain, s'ouvrir à l'extérieur. On voit toute la simplicité de cette construction, et l'on en comprend facilement les effets : le demi-tuyau ouvert à sa base aspire l'air vicié et le mène à l'extérieur le long du tuyau de fumée ; l'autre conduit amène, au contraire, l'air extérieur, l'échauffe le long du tuyau de fumée, et le répand dans la salle au moyen de l'ouverture placée à son extrémité supérieure. »

Ce système de ventilation a été très-heureusement appliqué dans les salles d'asile, dans la salle d'audience du tribunal de première instance et dans l'hôpital d'Orléans, puis dans des salles d'étude du lycée Saint-Louis ; il a partout produit les meilleurs effets, et, dans une salle de moyennes dimensions, les frais de premier établissement ne dépassent pas 35 fr.

Dans une salle très-vaste, pour que le tuyau conducteur de l'air vicié puisse l'absorber plus facilement, on pratique au plancher, dans divers endroits, un certain nombre d'ouvertures auxquelles sont adaptés des tuyaux venant se réunir en un seul, et celui-ci, sortant du plancher, s'élève en s'appliquant le long du tuyau de la fumée. De cette façon le demi-tuyau de l'air vicié devient, lui aussi, un tuyau complet en quittant le tuyau de la fumée, et va chercher le mauvais air dans toutes les parties de la salle, au moyen de l'appareil souterrain.

Nous répéterons ici ce que nous avons dit déjà en décrivant le ventilateur de M. Péclet : il est important que le tuyau qui va chercher l'air pur à l'extérieur ne soit point placé dans le voisinage des lieux d'aisances. On en comprend facilement les raisons.

Ventilation sans chauffage. — La ventilation des salles d'école et des salles d'asile est nécessaire toute l'année, et elle ne peut s'effectuer par l'ouverture des portes et des croisées que pendant l'été et dans des circonstances particulières ; au printemps et en automne, ce mode de ventilation est impossible, car on n'est souvent dispensé du chauffage qu'à la condition de maintenir les pièces fermées. Mais les appareils qui servent au chauffage et à la ventilation d'hiver peuvent facilement, avec de légères modifications, être employés à la ventilation pendant les parties de l'année où le chauffage n'est pas nécessaire.

Supposons que toute l'année les poêles restent en place, avec ou sans les tuyaux à fumée ; il est évident que si, par un moyen quelconque, on produisait une élévation de température dans la cheminée d'appel, l'air extérieur s'introduirait dans la pièce par l'intervalle qui se trouve entre chaque poêle et son enveloppe, et que cet air, après avoir traversé la pièce, s'échapperait par la cheminée. Il résulte de l'expérience que, la cheminée ayant les dimensions indiquées, il suffira de brûler à peu près un demi-kilogramme de bois, de tannée ou de tourbe, ou un quart de kilogramme de houille ou de coke par heure pour produire une ventilation suffisante à cinquante élèves. On devra préférer les combustibles qui peuvent brûler lentement sans dégager beaucoup de fumée, comme la tannée, la tourbe, les briquettes de houille, de coke ; ces combustibles sont d'ailleurs à un prix moins élevé que les autres. On devra produire cette combustion dans un petit fourneau portatif en terre cuite qu'on introduira au bas de la cheminée d'appel par une porte disposée à cet effet, et qui sera garnie d'une petite ouverture destinée à l'introduction de l'air nécessaire à la combustion. Pour conduire convenablement la ventilation, il faut allumer le foyer mobile quelque temps après le commencement de la classe, et régler les registres d'appel de manière qu'il n'y ait pas d'odeur dans la salle.

Pour les grandes écoles et les grandes salles d'asile, il serait plus avantageux de placer dans la cheminée d'appel un petit poêle en tôle carré, fixe, dans lequel on brûlerait le combustible destiné à produire la ventilation.

De la désinfection et des désinfectants (1). — On donne le nom de *désinfection* à l'opération à l'aide de laquelle on cherche à détruire les qualités nuisibles de l'air, et les substances dont on se sert pour arriver à ce but prennent le nom de *désinfectants*.

On ne doit pas donner ces noms aux substances qui n'agissent qu'en masquant les mauvaises odeurs de l'air, et qui appartiennent aux *fumigations*.

Les substances qui méritent véritablement le nom de *désinfectants* sont, suivant M. Fermond, celles qui, par une action chimique quelconque, détruisent ou neutralisent les matières étrangères qui nuisent aux propriétés salubres de l'air. On peut établir d'une manière générale :

1° Que les acides (azotique, chlorhydrique, etc.) agissent souvent avec beaucoup d'efficacité en neutralisant les matières animalisées ammoniacales, ou même en modifiant chimiquement ces mêmes matières. On les a souvent employés avec succès pour purifier de grands bâtiments inhabités ;

2° Que le chlore et les hypochlorites alcalins, les meilleurs désinfectants connus, décomposent toutes les matières organiques en s'emparant de leur hydrogène ;

3° Que les alcalis (ammoniaque, chaux vive, potasse, soude, etc.) agissent particulièrement en neutralisant les acides carbonique, sulfhydrique, et principalement des acides organiques dont la nature est encore peu connue ;

4° Que les acides nitreux et sulfureux produisent, dans certains cas, d'excellents effets en désoxygénant les substances organiques ;

5° Que, dans tous les cas, la ventilation est le complément indispensable de toute désinfection. Elle doit être regardée comme le meilleur et le plus puissant de tous, puisqu'elle emporte l'air vicié et lui substitue un air pur ;

6° Que les poudres inertes, telles que le charbon, le plâtre, les cendres de houille, etc., absorbent les gaz fétides à mesure qu'ils se forment ;

_____

(1) Ce paragraphe est emprunté en grande partie au *Dictionnaire d'hygiène et de salubrité* de M. A. TARDIEU.

7° Que les huiles pyrogénées, le goudron, le coaltac, etc., arrêtent la fermentation putride ;

8° Que les substances odorantes, les aromates, etc., qui masquent seulement les mauvaises odeurs, ne sont pas des désinfectants ; ils doivent être rejetés.

Les désinfectants s'emploient donc sous les trois formes de solide, de liquide et de gaz, suivant l'effet qu'on veut produire et l'état dans lequel se trouvent soit les miasmes déjà formés ou en voie de formation, soit les substances qui les produisent.

Le nombre des désinfectants est très-considérable ; mais ceux que nous avons nommés remplissent parfaitement toutes les conditions soit d'efficacité, soit d'économie.

Désinfectants employés à Paris en 1868. — Nous extrayons d'un rapport du comité consultatif d'hygiène du 28 juillet 1866, rapport qui a été annexé à la circulaire ministérielle du 11 septembre 1866, les renseignements suivants, relatifs à l'emploi de divers désinfectants (1).

« Les épidémies cholériques qui ont sévi et qui sévissent encore dans quelques-unes des villes de l'Europe ou de la France ont fourni l'occasion d'étudier divers procédés de purification applicables à l'air des habitations, à l'eau des boissons, aux chambres ou salles occupées par les malades, aux provenances de toute espèce enfin qui dérivent des personnes atteintes du choléra asiatique.

« L'Administration de la ville de Paris, après un examen sérieux de la question, a pris à ce sujet, pendant l'épidémie de 1865, et observe toujours certaines mesures qu'il a paru opportun au comité de porter à la connaissance des institutions hospitalières et des établissements où sont réunis, sous un régime hygiénique commun, des habitants nombreux, malades ou bien portants. » *(Circulaire du 11 septembre 1866. — Annexe.)*

Les agents de purification qui ont été essayés à Paris sont variés et nombreux ; en voici la liste :

1° Chlore,
2° Eau de Javelle et chlorure de chaux,
3° Acide nitrique en vapeur,
4° Vapeurs nitreuses,
5° Permanganate de potasse,
6° Braise de boulanger,
7° Sulfate de fer,
8° Acide phénique,
9° Ammoniaque,
10° Acide sulfureux.

_____

(1) Ce savant rapport, « qu'il est d'ailleurs utile de consulter, même en temps ordinaire *(Circulaire du 11 septembre 1866)*, » a été rédigé par M. Dumas, sénateur, vice-président du comité consultatif d'hygiène.

1° Le *chlore* gazeux a été réservé pour les localités inhabitées.

2° *Eau de Javelle* et *chlorure de chaux.* — Partout ailleurs on a préféré au chlore gazeux l'eau de Javelle et le chlorure de chaux. Ces deux composés dégagent le chlore peu à peu, sans excès nuisible pour les personnes, et cependant en quantités spontanément proportionnelles, pour ainsi dire, aux miasmes qu'il s'agit de détruire.

3° L'*acide nitrique en vapeur* obtenu en versant à froid sur du nitre en poudre de l'acide sulfurique concentré, peut remplacer le chlore et les chlorures; cependant on s'en est rarement servi.

4° Les *vapeurs nitreuses* obtenues en versant de l'acide nitrique sur du cuivre ont fourni un moyen de purification très-efficace pour les salles qui avaient contenu des cholériques et qu'on avait évacuées soit momentanément, soit pour en changer la destination.

Par suite de réactions qu'il serait inutile de détailler ici, les vapeurs nitreuses se régénèrent quand leurs dérivés détruisent les matières organiques. Leur effet peut donc se reproduire dans certaines conditions, tandis que le chlore n'agit qu'une fois. Mais les vapeurs nitreuses, par leur action corrosive, exigent que l'application en soit confiée à des mains expérimentées. Quand on voudra s'en servir dans les lieux habités, il faudra toujours employer un procédé ou un appareil propre à en régler la production d'une manière extrêmement prudente.

5° Le *permanganate de potasse* constitue un agent dont la chirurgie a tiré parti et qui a été recommandé pour la purification des eaux potables. L'oxygène qu'il abandonne au contact des matières organiques et qui les brûle le rend capable de détruire rapidement les matières organiques contenues dans les eaux destinées à servir de boisson. En toute autre occasion, cet agent est remplacé avantageusement par les chlorures désinfectants et les vapeurs nitreuses, qui agissent comme lui au contact, et qui, de plus, vont chercher les miasmes dans l'air, ce que le permanganate ne fait pas (1).

6° On n'a point adopté le permanganate de potasse à Paris pour la purification des eaux. L'usage en serait difficile même entre les mains d'un chimiste de profession, tandis que la *braise de boulanger*, à laquelle on a donné la préférence, produit de bons effets et ne donne lieu à aucune difficulté dans l'application. Il suffit de placer dans les fontaines qui contiennent les eaux destinées aux boissons, par hectolitre, deux kilogrammes de braise de boulanger qu'on renouvelle chaque semaine. Les matières organiques dissoutes et les gaz sont presque toujours condensés et fixés par le charbon, à mesure que l'eau passe à travers le lit filtrant formé par cette substance.

On trouve dans l'emploi de la *chaleur* des garanties encore plus efficaces. Il suffit en effet de faire bouillir l'eau destinée aux boissons pour

---

(1) Le permanganate de soude, qui est moins cher que le permanganate de potasse, pourra, quand il sera régulièrement livré au commerce, fournir un liquide très-propre à la désinfection des linges.

la débarrasser de toute substance présumée nuisible. Quand on fait
usage de café léger, de thé ou d'infusions toniques quelconques obtenues
au moyen de l'eau bouillante, on prévient avec certitude tous les inconvénients que l'eau pourrait avoir par suite de la présence des matières
organiques, sans recourir à l'emploi compliqué et moins sûr du permanganate de potasse.

7º Le *sulfate de fer* commun, celui qu'on désigne ordinairement sous
le nom de vitriol vert, a été spécialement affecté à la désinfection des
fosses d'aisances. Par son acide il en fixe l'ammoniaque; par sa base
il en détruit l'hydrogène sulfuré. Il supprime ainsi ou prévient toutes les
émanations gazeuses des fosses, et s'oppose en conséquence au transport
des matières miasmatiques auxquelles les gaz servent de véhicule.

Le sulfate de fer est remplacé avec avantage, sinon pour la désinfection, du moins à d'autres égards, par le *sulfate de manganèse*, par le
sulfate ou le *chlorure de zinc*; mais on se procure plus difficilement ces
sels. Lorsque l'industrie locale les fournit, on peut les utiliser à la place
du sulfate de fer.

Quel que soit l'état de la fosse, ces trois sels, qui sont neutres,
peuvent être employés; il n'en est pas de même du *phosphate acide de
magnésie et de fer*, qui n'est pas d'un emploi aussi commode si la fosse
ne vient pas d'être évacuée. Le *perchlorure de fer neutre*, qui serait le
meilleur des désinfectants, ne se trouve pas dans le commerce des produits chimiques à bas prix.

8º L'*acide phénique* s'oppose à la fermentation putride et à d'autres
fermentations. Il peut agir sur les miasmes cholériques, soit pour en
arrêter l'action, s'ils participent de la nature des ferments, soit pour en
prévenir la formation, s'ils sont le produit d'une altération spontanée
des matières organiques. L'usage de ce puissant antiseptique a donc été
sérieusement essayé, et mérite d'être recommandé et d'être mis à profit,
jusqu'à ce que l'expérience l'ait jugé d'une manière définitive. C'est
celui qui se prêterait le mieux à la préservation des personnes et des
choses à leur usage.

9º L'*ammoniaque*, sous forme de carbonate solide en fragments ou
d'ammoniaque liquide en dissolution, étant placée dans une soucoupe et
exposée à l'air, abandonne des émanations ammoniacales gazeuses qui se
disséminent dans la salle et qui restent inaperçues. Cependant ce gaz
prévient la formation des moisissures microscopiques partout où il
pénètre, et peut s'opposer ainsi au développement des miasmes de nature
végétale.

Relativement à la maladie qui nous occupe, l'air chargé d'ammoniaque, respiré à l'habitude, peut exercer d'ailleurs une action
physiologique favorable. En outre, en attendant que la statistique ait
positivement éclairé le sujet, on doit tenir compte de l'opinion populaire
qui considère les ouvriers que leur position oblige à vivre dans une
atmosphère ammoniacale comme moins exposés que les autres en
temps d'épidémie cholérique.

Il convient donc d'essayer l'ammoniaque comme agent spécial d'épuration de l'air pour les salles de malades cholériques, comparativement au chlorure de chaux et à l'acide phénique.

Mais ces moyens se rattachent au traitement des malades, et demeurent toujours soumis à la prescription directe du médecin; ils ne peuvent être employés que d'après ses ordres.

10° L'*acide sulfureux* n'a point été essayé dans les diverses épidémies qui ont affecté la ville de Paris depuis 1854.

CHAPITRE III.

Du chauffage et de l'éclairage au point de vue de la sâlubrité.

SOMMAIRE. Considérations générales sur le chauffage. — Cheminées. — Poêles.
— Calorifères. — Conditions de salubrité du chauffage : élévation suffisante
de la température, altération de l'air, son renouvellement. — Combustibles. —
Lumière solaire, son action. — Conditions de salubrité de la lumière artificielle,
son intensité. — Mode de combustion. — Chaleur produite par l'éclairage. —
Combustibles employés · chandelles, bougies, huiles végétales, gaz, huiles minérales.

Considérations générales sur le chauffage. — « Le
chauffage a pour but non-seulement de donner de la chaleur, mais
encore de combattre dans certains cas l'humidité; il sert aussi à la ventilation.

« Dans les maisons d'éducation, un appareil général pour le chauffage
et la ventilation présenterait les plus grands avantages, mais néces-
terait des frais considérables. On se contente dans les salles d'étude de
poêles de fonte, dont il serait convenable de prolonger les tuyaux, que
l'on conduirait jusque dans une cheminée pourvue d'un registre destiné
à régler la ventilation. On ne saurait imaginer à quel point cette double
condition de salubrité est négligée dans les réfectoires, les dortoirs et les
latrines des maisons d'éducation les plus renommées. » (A. TARDIEU.)

Les principaux appareils de chauffage sont les *cheminées*, les *poêles* et
les *calorifères* de différents systèmes.

Cheminées. — La *cheminée* est de tous les systèmes le plus
agréable; c'est aussi le plus dispendieux, car il y a une grande perte de
calorique et par conséquent de combustible. Malgré la précaution qu'on
prend de revêtir la cheminée de plaques de porcelaine ou de feuilles de
métaux polis qui réfléchissent et renvoient dans la pièce les rayons ca-
loriques, il n'y a que la partie de la chambre rapprochée de la cheminée
qui est échauffée, et les parties éloignées restent à une basse température. En s'approchant d'une cheminée, la partie du corps exposée au
feu s'échauffe et l'autre se refroidit.

On peut augmenter considérablement la chaleur produite par une
cheminée au moyen de bouches de chaleur. Ces bouches de chaleur se
composent d'un ou plusieurs tubes métalliques qui se trouvent placés
dans le foyer lui-même, au-dessous du combustible. Pour que les bouches
de chaleur n'aient pas de danger, elles doivent amener dans l'appartement un air pris à l'extérieur, et qui s'est échauffé en les traversant.
Quand on prend cette précaution, elles servent même à la ventilation de
l'appartement.

Un grave reproche qu'on peut faire aux cheminées, c'est qu'elles fument trop souvent, surtout si le temps et le vent viennent à changer.

Poêles. — Les *poêles* sont des appareils à chauffage plus économiques que les cheminées ; ils donnent à peu près toute la chaleur du combustible, surtout si les tuyaux sont un peu longs. Lorsqu'un poêle a un bon tirage, c'est certainement le meilleur procédé de chauffage qu'on puisse employer dans les maisons particulières; les calorifères sont plus économiques dans les grands établissements.

« Aussi, dit le docteur L. Guillaume, le système de chauffage au moyen de poêles est celui qui est le plus généralement en usage chez nous et qui mérite d'être choisi de préférence, à la condition néanmoins que les poêles soient bien construits et répondent aux exigences de l'hygiène.

« Les *poêles en fer*, que l'on rencontre encore si souvent, devraient être bannis à tout jamais de nos salles d'école. Ils se chauffent rapidement, il est vrai, mais ils se refroidissent avec la même rapidité, de sorte qu'on est obligé d'entretenir constamment le feu. L'air de la salle est bientôt privé de son humidité, et enfants et maîtres deviennent irritables et souffrent de maux de tête, d'oppression et de palpitations de cœur. Ces affections signalées par les instituteurs atteignent régulièrement, dans des proportions plus ou moins considérables, les élèves qui sont placés dans le voisinage immédiat de ces fourneaux.

« Les poêles des chambres d'école devraient toujours être construits *en terre cuite*, ou du moins garnis de terre glaise, briques, etc., matériaux qui, une fois chauffés, conservent longtemps la chaleur et la répandent dans la salle d'une manière plus uniforme.

« Les *poêles en faïence* s'échauffent lentement, mais ils conservent leur chaleur, qui est très-douce. C'est donc un excellent mode de chauffage quand ils sont bien construits. »

Dimensions des poêles. — « Les *dimensions* du poêle doivent être en proportion avec la grandeur de la salle. Si le fourneau est grand, il suffit de le chauffer modérément pour maintenir une chaleur convenable, tandis que s'il est trop petit, on sera forcé de le chauffer davantage, et il arrivera inévitablement que les enfants qui se trouveront dans son voisinage seront incommodés par le rayonnement de la chaleur ; en tout cas il faudrait protéger ces élèves rapprochés par des écrans contre la chaleur directe. »

Place des poêles. — « On doit recommander de ne pas placer les fourneaux sur un socle élevé de roc, comme on le voit si souvent dans nos écoles ; car dans ce cas, comme j'ai pu le constater le thermomètre en main, les couches inférieures de l'air des salles sont beaucoup plus froides que les couches élevées. Les enfants souffrent alors de maux de tête, parce qu'ils ne peuvent réchauffer leurs pieds; le sang qui devrait circuler dans les extrémités est refoulé vers les organes intérieurs et surtout dans le cerveau, où il y est attiré par d'autres causes encore qu'il est facile d'énumérer.

« C'est une erreur de placer la bouche du fourneau dans un corridor. Si d'un côté l'on chauffe avec plus de facilité et l'on empêche la fumée de pénétrer dans la salle, on se prive de l'autre d'un puissant moyen de ventilation. Lorsque la bouche du poêle se trouve dans la salle, le courant d'air qui se produit en hiver enlève avec la flamme les gaz lourds et nuisibles. En été, l'air frais qui descend de la cheminée peut pénétrer dans la salle et chasser l'air plus léger que le soleil a chauffé.

« Si la bouche du poêle est dans la salle, il faut veiller à ce que le courant d'air entre le foyer et la cheminée s'établisse convenablement, afin que la combustion des matériaux se fasse d'une manière complète, car sans cela il peut arriver que la salle se remplisse d'oxyde de carbone, de vapeur de charbon, etc., qui nuisent à la santé des enfants en irritant les organes de la respiration, et en provoquant des vertiges, un abattement général et même des symptômes plus graves, comme l'asphyxie. D'après Darcet, ces symptômes se manifestent déjà lorsque l'atmosphère contient 10 à 20 0/0 d'acide carbonique ou 5 0/0 d'oxyde de carbone.

« Les poêles, dit M. Péclet, peuvent être disposés de manière à utiliser presque toute la chaleur développée par le combustible : il suffit pour cela que les surfaces que parcourt la fumée soient assez étendues ; mais ils sont insalubres, parce qu'ils ne produisent pas une ventilation suffisante. »

Calorifères (1). — On réserve le nom de *calorifère* aux appareils destinés à chauffer l'air pris à l'extérieur et à le verser ensuite dans les lieux où il doit être utilisé.

« L'expérience a démontré qu'un calorifère général coûtait fort cher et ne fonctionnait pas d'une manière satisfaisante. En effet, quand les surfaces de chauffe ont une trop grande portée, la chaleur s'affaiblit rapidement, et, pour la faire arriver à une certaine distance, il faut trop chauffer les locaux voisins du calorifère.

« Il y a donc à chercher une combinaison plus économique et plus simple. » *(Instruction du 10 mai 1864.)*

« Le moyen le plus simple et le plus économique, suivant M. Péclet (2), pour chauffer une salle d'étude, consiste à se servir d'un poêle de métal ou de terre cuite, recouvert d'une enveloppe de tôle ouverte par le haut. On le place dans la partie de la pièce qui est opposée à celle où se trouve la cheminée. L'intervalle du poêle et de la double enveloppe communique avec l'air extérieur, et le tuyau du poêle traverse la salle pour se rendre dans le tuyau de la cheminée. Dans les classes, comme l'espace

(1) Nous ne parlerons pas des différents systèmes de calorifère plus ou moins compliqués dont il a été question déjà à la page 10, note (1), attendu qu'aucun d'eux ne peut être employé utilement dans les établissements qui nous occupent.

(2) Voir l'article *Ventilation*, pages 47 et suivantes, où il est parlé des modes de chauffage et de ventilation dus à M. Péclet et à M. Petit. Ces deux articles se complètent l'un par l'autre.

est en grande partie occupé par les gradins, l'entrée de l'air chaud et la sortie de l'air vicié auraient nécessairement lieu d'un même côté et dans la partie la plus basse. M. Péclet conseille de placer le poêle à double enveloppe en avant de la chaire du professeur, et de faire aspirer l'air pur par un certain nombre d'orifices situés à une hauteur de 0^m40 à 0^m50, et qui aboutiraient à la cheminée. »

« Le meilleur appareil de chauffage pour les écoles nous semble, dit le docteur L. Guillaume, être celui qui est en usage dans certaines écoles des États-Unis. Ce poêle est combiné de manière à remplir, au moyen d'un simple appareil, le double rôle de calorifère et de ventilateur.

« Sous le plancher se trouve un petit canal communiquant avec l'extérieur du bâtiment et destiné à amener constamment de l'air frais sous le fourneau. Cet air circule entre le poêle et un manteau qui entoure ce dernier et qui est ouvert dans sa partie supérieure. Cet air frais, après s'être échauffé dans son parcours entre le poêle et le manteau, se répand dans les couches supérieures d'air de la salle et met constamment en mouvement l'air détérioré qui s'y trouve. Cet air vicié est entraîné par le courant qui s'établit entre le canal existant sous le fourneau et une ouverture pratiquée dans la partie supérieure ou inférieure d'une des parois de la salle. Cette ouverture, qui se ferme à volonté, conduit l'air au dehors par un canal en bois. M. Franck estime que ce système ne laisse rien à désirer. »

« Les calorifères, dit M. Péclet, quelle que soit leur nature, qu'ils soient placés dans l'intérieur des pièces à échauffer ou au dehors, offrent les mêmes avantages que les poêles, et ils présentent les mêmes inconvénients quand le chauffage a lieu sans ventilation.

« Le chauffage des pièces habitées par de l'air préalablement chauffé dans des calorifères est évidemment le plus avantageux, et sous le rapport économique et sous le rapport de la salubrité, si l'air chaud pénètre dans la salle à une température convenable, si son volume est suffisant, et si la sortie de l'air qui a servi à la respiration s'effectue d'une manière régulière et assurée.

« C'est évidemment ce dernier système qui doit être préféré pour le chauffage des écoles et des salles d'asile. Mais les calorifères doivent être placés dans les salles mêmes des classes, parce que le maître doit diriger lui-même le chauffage, et que cette disposition permet d'ailleurs d'utiliser toute la chaleur qui est perdue, quand les calorifères sont placés hors des pièces qui doivent être échauffées, et par le refroidissement des enveloppes, et par celui des tuyaux qui conduisent l'air chaud, et enfin par le tuyau à fumée. En outre ils doivent être d'une extrême simplicité, faciles à réparer, à l'abri de toute chance d'accidents, conditions qui ne peuvent être remplies que par des calorifères dans lesquels l'air est échauffé directement, du moins sans autre intermédiaire que des plaques métalliques, par la chaleur que développe la combustion. »

Conditions de salubrité du chauffage. — M. A. Tardieu

énumère les conditions de salubrité que l'on doit exiger de tout système de chauffage ; elles résident :

1° Dans l'élévation suffisante de la température ;

2° Dans l'absence d'altération de l'air soit par sécheresse, soit par mélange de gaz délétères ou de fumée ;

3° Dans un renouvellement de la masse d'air qui fournit à la combustion.

Enfin, pour ne pas négliger la question économique, qui a par elle-même une si grande importance, il faut s'attacher à obtenir des combustibles employés et à utiliser la plus grande somme de chaleur possible.

Ce que nous venons de dire des conditions de salubrité d'un bon système de chauffage montre assez que celui-ci est lié nécessairement à la production des courants d'air, à l'aération, ou, pour mieux dire, à la ventilation, et, par suite, à l'assainissement des lieux habités. Nous avons déjà parlé de la ventilation combinée avec le chauffage. (Voir pages 47 et suivantes.) Nous allons dire quelques mots sur chacune des trois conditions de salubrité relatives au chauffage.

1° *Elévation suffisante de la température.* — Dans les maisons d'éducation principalement, les précautions par lesquelles on doit chercher à affaiblir les effets du froid doivent avoir pour but de rendre les individus moins impressionnables, de diminuer autant que possible la rapidité des transitions de la température, enfin d'y soustraire les individus faibles.

Ainsi il sera bon d'habituer les jeunes gens à supporter la rigueur du froid : les récréations, les promenades en plein air, des vêtements qui ne seront pas trop chauds, amèneront ce premier résultat. D'un autre côté, il faudra avoir soin que les salles d'étude et les classes ne soient pas trop échauffées. Le degré de chaleur qu'il est nécessaire de maintenir dans un local ne peut être déterminé d'une manière absolue ; on établit ses limites entre 12 et 18 degrés centigrades ; quant au point fixe, il varie selon l'intensité du froid intérieur, le degré d'humidité, et selon la constitution, le tempérament et l'âge des sujets.

Les individus à constitution faible, les enfants, les vieillards, les convalescents, ont besoin d'une chaleur artificielle plus forte ; il en est de même des individus à profession sédentaire et qui séjournent constamment dans le même local sans se livrer à aucun exercice.

« Dans les infirmeries, aussi bien que dans les classes et dans les quartiers, la température devra être maintenue, pendant les saisons froides, entre 13 et 15 degrés centigrades, et réglée d'après un thermomètre qui restera constamment dans chacune de ces pièces. C'est dans une atmosphère pareille que nous nous trouvons à notre aise et qu'un sentiment de bien-être s'empare de toutes nos facultés. Une température plus basse serait insuffisante ; elle produirait un sentiment de froid et un certain engourdissement, surtout à l'état de repos. Une chaleur plus élevée énerverait les enfants, produirait une lassitude et un abattement général du corps et de l'esprit, et rendrait plus dangereuse, chez eux, l'impression du froid extérieur, au moment où ils sortiraient de lieux trop fortement chauffés. » (*Instruction du 14 mars* 1849.)

Passé 16 à 18 degrés, la chaleur, surtout si elle est artificielle, alourdit, porte à la tête, rend plus pénible la respiration, et peut même occasionner des palpitations et une congestion cérébrale. L'influence est encore plus sensible pour ceux qui arriveraient du dehors avec une chaleur vitalement acquise. Il est utile alors de ventiler les salles.

« Il sera avantageux, selon le docteur Simon, que dans chacune de ces salles il y ait un thermomètre, et que l'on n'élève pas la température au-dessus de 15°. Il sera bon également de laisser éteindre les feux avant que les élèves aient quitté les salles. Les fourneaux ou poêles doivent être disposés de manière que quelques élèves n'en soient pas trop près, tandis que d'autres en reçoivent à peine quelques rayons de chaleur : ainsi les salles carrées auront un avantage sur celles qui sont longues, parce que l'on peut dans les premières placer le poêle au milieu. »

2° *Altération de l'air.* — Afin d'empêcher la dessiccation de l'air, qui paraît nuire à l'action de la peau et des poumons, il faut que l'air en s'échauffant puisse se charger de vapeurs aqueuses, ou bien on pourrait faire évaporer de l'eau dans la salle.

Un vase rempli d'eau fraîche et protégé contre la poussière devrait être placé sur le poêle de chaque classe.

Les produits gazeux que le charbon, la braise, la houille, le bois lui-même lorsqu'il n'est pas entièrement desséché, peuvent verser dans une enceinte, sont de l'acide carbonique, de l'oxyde de carbone, etc., etc., tous gaz impropres à la respiration. Ces substances sont immédiatement épanchées dans l'air ambiant par les foyers découverts que l'on établit au milieu de pièces sans ventilation suffisante, par les réchauds de braise ou de charbon, par les braisiers usités encore dans les pays méridionaux, notamment en Espagne. Les cheminées et les poêles conduisent parfois dans les chambres les produits gazeux de la combustion, au lieu de les écouler au dehors.

La fumée et l'odeur produites par les combustibles consumés dans des appareils imparfaits ajoutent encore à la viciation de l'air.

3° *Renouvellement de l'air.* — Ainsi le chauffage, s'il ne s'effectue point à l'aide d'appareils bien coordonnés, peut devenir une cause d'insalubrité pour les habitations. La combustion ne s'entretient dans les foyers de diverses espèces que par une consommation incessante d'air, en échange duquel elle dégage des gaz impropres à la respiration.

Voici, d'après Péclet, pour les différents combustibles, l'indication des volumes d'air qu'exige la combustion d'un kilogramme de leur matière, et celle des volumes de gaz qu'elle laisse échapper ; nous y ajoutons la puissance calorifique et le pouvoir rayonnant de chacun d'eux, d'après Michel Lévy :

DÉSIGNATION des combustibles.	VOLUME D'AIR CONSOMMÉ par kilog. de combustible.	VOLUME DE GAZ DÉGAGÉS pendant la combustion et ramenés à 0°.	PUISSANCE CALORIFIQUE.	POUVOIR RAYONNANT.
	m. c.	m. c.		
Bois sec........................	4.70	5.38	3.600	0.28
Bois ordinaire à 0,30 d'eau.........	3.29	4.13	2.800	0.25
Charbon de bois.................	7.64	7.64	7.000	0.50
Tourbe sèche à 0,05 de cendres.....	5.68	6.33	4.800	0.25
Tourbe à 0,30 d'eau..............	3.98	4.80	3.600	0.25
Charbon de tourbe à 0,20 de cendres.	7.10	7.10	5.800	0.50
Houille moyenne...	8.35	8.93	7.500	plus que le charbon de bois.
Coke à 0,02 de cendres....	8.70	8.70	» »	
Coke à 0,15 de cendres...........	7.55	7.55	6.000	

Combustibles. — Il existe comme on vient de le voir des combustibles de plusieurs sortes et qui doivent être connus au point de vue hygiénique.

1° *Bois*. — Les bois secs, denses et gros chauffent beaucoup mieux que ceux qui sont légers, verts et humides.

2° *Charbon*. — Le charbon de bois présente les différences les plus grandes selon qu'il est fait avec du bois dur ou du bois léger; son pouvoir rayonnant dans le premier cas est considérable.

3° *Houille*. — La houille est un très-bon combustible dont le calorique est considérable, mais il est rare qu'elle brûle complétement; aussi dégage-t-elle une fumée épaisse qui noircit les objets environnants, et une huile empyreumatique nauséeuse.

D'après Darcet, 1 kilog. de houille équivaut, sous le rapport de la température produite, à 2 kilog. de bois bien sec.

Pour que ce moyen de chauffage soit sans inconvénient pour la santé, il faut que la cheminée tire bien et surtout qu'elle ne rabatte jamais. « Gardez-vous de brûler du charbon de terre dans une cheminée qui rabat, » dit Raspail.

4° *Coke*. — La houille distillée ou le coke ne donne pas d'odeur, mais il chauffe moins.

5° *Tourbe*. — La tourbe rayonne plus que le bois; si à poids égal elle donne un peu plus de chaleur, l'odeur qu'elle répand contre-balance bien cet avantage et la proscrit du chauffage des localités habitées.

« Les *combustibles* destinés au chauffage et à la cuisson des aliments ne doivent être brûlés que dans des appareils (cheminées, poêles et fourneaux) qui ont une communication *directe avec l'air extérieur*, même lorsque le combustible ne donne pas de fumée. C'est pourquoi on doit proscrire l'usage des *braseros*, des *poêles* et des *calorifères portatifs* de tout genre qui n'ont pas de tuyau d'échappement au dehors. On ne saurait trop s'élever aussi contre la pratique dangereuse de fermer complétement la clé d'un poêle ou la trappe intérieure d'une cheminée qui contient encore du combustible allumé. On conserve, il est vrai, la chaleur dans la chambre, mais c'est aux dépens de la santé et quelquefois de la vie. » (*Instruction du conseil d'hygiène.*)

De la lumière solaire et de son action. — La lumière solaire est un puissant modificateur hygiénique, et son influence s'étend sur les animaux et sur les plantes.

En effet la lumière est recherchée instinctivement par tous les êtres qui en ont besoin : la plante dirige sa tige et ses feuilles du côté du soleil ; l'enfant aime et recherche le grand jour ; il fuit les ténèbres.

On sait en général ce que deviennent les fleurs, les feuilles et les parties vertes des plantes dans l'obscurité : elles se décolorent, languissent, et prennent des tons pâles et blanchâtres. Au contraire, une lumière exubérante durcit le bois et nuit au développement ; c'est pourquoi les arbres des forêts, abrités en partie contre les rayons solaires, s'allongent plus que ceux qui viennent isolés dans les champs.

Ces effets, dus pour la plupart à l'absence ou à la présence de la lumière sur les végétaux, se remarquent aussi sur les animaux et sur l'homme. « La peau de celui-ci, dit M. Thouvenel, est d'autant plus colorée, plus épaisse, plus résistante, qu'elle a été soumise plus long-temps à l'action d'une vive lumière ; plus l'homme s'éloigne de l'équateur, quelle que soit d'ailleurs la chaleur artificielle dont il s'entoure, moins il a la peau noire ou cuivrée, plus ses teintes vont en se dégradant, plus, en d'autres termes, elles se rapprochent du blanc pâle, plus aussi son épaisseur diminue, et plus sa délicatesse augmente. »

Ainsi l'obscurité étiole l'homme et l'affaiblit ; elle le dispose à la longue aux affections scrofuleuses et au scorbut, quelle que soit la nourriture que l'on oppose à sa meurtrière influence.

Le hâle et le teint bronzé dénotent une santé plus énergique que la pâleur blafarde que font contracter les cités. « En effet, dit le docteur Tessereau, la lumière ne contribue pas seulement à la coloration de la peau ; elle étend plus loin son action bienfaisante par la puissance qu'elle exerce sur la circulation ; aussi lorsque la peau, privée des rayons du soleil, ne ressent pas l'influence de la lumière, la circulation se faisant avec beaucoup moins d'activité, cet organe est affaibli, il se refroidit, se laisse imbiber de liquide, et le sang devient plus pauvre. Il en résulte alors des maladies chroniques qui affectent principalement les enfants, les jeunes garçons et les jeunes filles, qui les rendent lymphatiques et scrofuleux, et empêchent leur développement régulier.

On ne saurait suppléer à la lumière solaire par la lumière artificielle. Une lumière factice n'a pas une action aussi salutaire que la lumière naturelle, qui agit autant par la chaleur que par la clarté, et sans doute même par quelqu'autre moyen que nous ne connaissons pas.

« La lumière du jour convient seule à la vue ; sa blancheur, son éclat sont parfaitement adaptés à la fonction visuelle ; aussi on ne peut craindre d'avancer que les lumières artificielles sont tout à fait nuisibles aux yeux. La lumière artificielle est mauvaise à cause de sa couleur, qui est rouge et jaune, à cause de la projection horizontale de ses rayons et la perception du foyer lumineux. » (A. CHEVALIER.)

Aussi longtemps que la lumière solaire peut suffire, on ne doit pas avoir recours à d'autre lumière.

L'action principale, et la seule incontestable, de la lumière, est dirigée sur l'organe de la vue, et par lui sur notre intelligence ; aussi est-il des précautions à prendre pour éviter l'action trop vive et trop brusque de la lumière. Il n'est pas sans danger de regarder longtemps des objets très-vivement éclairés.

« La vue ne s'altère pas seulement, dit M. Lévy, par le contact d'une lumière trop intense ou trop faible ; un exercice trop prolongé de l'œil à une lumière ordinaire produit le même résultat, mais du dedans au dehors, c'est-à-dire consécutivement à la congestion encéphalique qu'occasionnent les travaux de cabinet.

« La privation absolue de la lumière, ou l'obscurité, agit diversement, suivant qu'elle est temporaire ou permanente ; passagère, elle repose la vue et le cerveau, qui n'est plus assailli par les sensations visuelles ; mais quand elle dure, l'intelligence, ne recevant plus d'impression par la vue, se concentre dans l'élaboration des sensations internes, des souvenirs, établit entre les objets de son attention des rapports inexacts qui ne sont pas rectifiés par l'œil, et c'est ainsi que naît la disposition à la frayeur, la croyance aux choses insolites, favorisée encore chez les enfants par une éducation qui a pour mobiles la crainte et le châtiment. »

« La meilleure manière de recevoir la lumière serait d'en haut ; mais comme cela est rarement possible pour la lumière solaire, on devra par exemple la recevoir à gauche. La pièce où l'on travaille sera au nord, afin d'avoir une lumière égale ; on bannira toutes choses donnant des reflets surtout en face de soi. » (A. CHEVALIER.)

La lumière devrait toujours arriver aux élèves obliquement, de gauche à droite, et jamais en face ni par derrière, comme cela se rencontre fréquemment. On comprend facilement que, lorsque les élèves sont en face des croisées, ils sont éblouis par la lumière.

Les salles éclairées de deux côtés opposés sont encore assez fréquentes et ont de graves inconvénients, car le croisement des rayons de lumière éblouit presque toujours.

Dans l'action de la lumière sur les yeux on doit tenir compte de la couleur.

Le bleu, le vert fatiguent bien moins les yeux que le jaune, l'orangé, le rouge, mais surtout que le blanc, qui de toutes les couleurs est la plus nuisible.

On connaît les effets fâcheux pour la vue de la réflexion de la lumière sur la neige et sur les maisons blanchies à la chaux.

Les oppositions de couleurs sont très-fatigantes; c'est ce qui nous fait désirer de voir un jour les livres s'imprimer sur du papier bleu, ou vert, ou gris.

Un degré suffisant de lumière est donc une indispensable condition de l'hygiène. La lumière doit être partout abondante; mais on doit pouvoir en modérer l'éclat. Il faut en conséquence éviter toute exposition directe aux rayons solaires, et, dans le cas où cette exposition serait nécessaire, il faut modérer la lumière à l'aide de verres colorés en bleu, ou en vert plus ou moins foncé, suivant l'intensité de la lumière que les yeux ont à supporter.

« Les croisées, remarque le docteur Guillaume, doivent toujours être munies de stores, de rideaux, etc., qui permettent d'affaiblir à volonté la lumière trop vive et de tenir les fenêtres ouvertes pendant l'été. Jusqu'à présent les rideaux semblent avoir été considérés comme un luxe par les commissions d'éducation, car il est très-rare de trouver des salles d'école munies d'appareils semblables. Où il en existe, ils sont souvent d'une blancheur éblouissante ou d'un jaune orange également préjudiciable à la vue des élèves et des instituteurs. Ils devraient toujours être d'un vert mat ou d'un bleu clair, et enroulés, car les rouleaux permettent de descendre le rideau à la hauteur voulue et suffisante pour arrêter les rayons éblouissants.

« Les parois des salles sont en général d'une teinte assez rationnelle. Leur couleur doit être, en effet, verte, bleue ou grise, et on doit choisir une teinte claire, car une nuance trop foncée affaiblirait la lumière. »

Conditions de salubrité de la lumière artificielle. — « La combustion d'une chandelle, dit M. Becquerel, d'une bougie, et surtout d'une lampe, peut, dans certains cas, amener de sérieux inconvénients. Si le lieu où elles brûlent est bien clos, s'il n'y a pas de cheminée, de poêle, ou de prise d'air quelconque, il arrive un instant où la respiration devient impossible. On voit d'abord se produire les céphalalgies, les vertiges, et finalement l'asphyxie, qui arriverait infailliblement si l'air n'était pas renouvelé.

« Si la ventilation est bien établie, l'usage d'une lampe, d'une bougie ou d'une chandelle n'a d'autres inconvénients que ceux qui pourraient résulter de l'appareil lui-même ou de la combustion incomplète de la substance employée. »

« Les principes généraux qui ont été développés à l'occasion du chauffage, dit M. Tardieu, s'appliquent exactement à l'éclairage. La combustion des divers corps destinés à ce dernier usage exige de même une certaine quantité d'oxygène qu'elle emprunte à l'air respirable, et verse dans l'atmosphère des produits qui peuvent de même en altérer la pureté. Le choix des combustibles lumineux présente donc, à ce double point de vue, la plus grande importance, et doit être en outre, en raison de l'intensité de la lumière, approprié aux divers usages qu'il doit remplir.

Enfin la distribution de la lumière dans les grandes salles de réunion réclame d'une façon toute particulière l'attention des administrateurs et des hygiénistes. »

Ainsi le meilleur éclairage artificiel est celui qui ne nuira ni à la vue ni à la respiration des élèves. Cette influence sur la vue et la respiration des élèves dépend principalement du mode de distribution, de l'intensité, du mode de combustion, de la quantité de chaleur dégagée et du combustible employé.

Mode de distribution de la lumière. — « La manière dont sont disposés les appareils d'éclairage, et dont la lumière artificielle est distribuée, est d'une extrême importance, eu égard à l'action qu'elle peut exercer sur la vue.

« Le principe qui domine, c'est que la lumière n'arrive pas directement à l'œil sans que son éclat ait été modéré. Ce qui importe, c'est de répandre la lumière en quantité suffisante, mais d'en opérer la diffusion de la manière la plus égale.

« Bien que l'*éclairage* des salles d'étude ait été fort amélioré depuis plusieurs années, il laisse encore à désirer sous le rapport de la quantité de lumière et surtout en ce qui concerne sa distribution. Dans une étude, il y a presque toujours deux ou trois places dans l'ombre. C'est un point à recommander. » (*Instruction du 10 mai 1864.*)

Intensité de la lumière. — On comprend l'intérêt qui s'attache à la puissance lumineuse des différents combustibles et appareils au point de vue de leur action sur les yeux et de leur application à l'éclairage des habitations ou aux divers travaux nocturnes. Aussi croyons-nous devoir reproduire le tableau de l'intensité des diverses lumières, dressé par M. Péclet, et complété par M. le docteur Briquet.

La lampe Carcel de 13 lignes de diamètre étant prise pour unité au chiffre de 100, on trouve :

Lampe Carcel.	100.00
Gaz d'éclairage......................	127 00
Bougies de blanc de baleine (6 au 1/2 kil.).	14.40
Bougies stéariques..........(id.)......	14.30
Bougies de cire d'abeille.....(id.).	13.61
Chandelles............ ....(id.)......	10.66

M. Forthomme, dans sa *Physique*, donne les résultats suivants :

MODES d'éclairage.	QUANTITÉ BRÛLÉE en une heure.	INTENSITÉ DE LA LUMIÈRE celle de la bougie en cire étant de 100.
Chandelles de suif de 6 au 1/2 kilo........	8gr91	81
Bougies stéariques de 4 *id.*	9.94	98
Id. de 5 *id.*	9.50	92
Id. de 6 *id.*	9.20	89
Id. de 8 *id.*	8.62	82
Bougies en cire de 4 *id.*...........	8.77	100
Id. de 6 *id.*	8.04	92
Id. de 8 *id.*	7.16	83
Lampe de cuisine à mèche pleine de 8 milli- mètres de diamètre..........	gr. d'huile 7	40
Lampe Carcel ou à modérateur (mèche creuse de 29 millimètres, 13 lignes).......	42.40 *id.*	750
Un bec de gaz ordinaire.................	»	920

D'après Brandès, *un bec de gaz* brûlant :

45 litres 60 de gaz oléfiant pur,
ou 76 litres 87 de gaz extrait de l'huile,
ou 214 litres 98 de gaz de houille,
{ remplace } 10 bougies de 50 grammes chacune.
12 chandelles de 82 grammes chacune.

Une même bougie peut donner une lumière qui varie de 100 à 60, suivant l'état de la mèche. Mais c'est surtout avec les chandelles que les résultats sont variables : Rumfort a trouvé que l'intensité d'une chandelle fraîchement mouchée étant représentée par 100, ne l'est plus que par 39 après 11 minutes, par 23 après 19 minutes, et par 16 après 29 minutes.

Les *cheminées*, dont la grosseur diminue par une courbure graduée au-dessus de la flamme, donnent plus de lumière pour le même prix que celles dont le diamètre change brusquement.

Les *lampes* dont l'intensité dépasse 60 doivent être placées à une certaine distance des yeux, et de telle sorte que l'on reçoive obliquement les rayons et que l'on n'aperçoive pas le foyer lumineux.

Un bec de gaz donne plus de lumière à dépense égale quand (le gaz sortant par une couronne de trous au milieu de laquelle passe un courant d'air) le canal intérieur et la cheminée sont plus étroits et les trous plus nombreux.

Mode de combustion. — On sait que les appareils d'éclairage contribuent beaucoup à la viciation de l'air. Un kilogramme d'acide stéarique, en brûlant, peut verser dans une capacité de 50 mètres cubes près de 4 0/0 d'acide carbonique en volume, c'est-à-dire amener cette atmosphère au même degré d'altération que l'air expiré par nos poumons.

1 kilogr. d'hydrogène carboné exige pour sa combustion	13,620	litres d'air.
— d'huile de colza épurée	11,219	—
— de suif.	10,352	—
— de cire	10,419	—

Chaleur produite par l'éclairage. — L'éclairage artificiel détermine une élévation de température très-notable, qui n'est pas pour peu de chose dans l'insalubrité des lieux où brûlent une grande quantité de lumières.

Voici le tableau des quantités d'air que les différents modes d'éclairage brûlant une heure peuvent porter de 0° à 100 degrés centigrades :

Une *chandelle* de six à la livre (1/2 kilo)	27ᵐ29 cubes.
Une *bougie*	32 85 —
Une *lampe Carcel*	45 48 —
Un *bec de gaz* de houille (consommant par heure 158 litres de gaz)	154 00 —

Combustibles employés pour l'éclairage. — Les substances dont la combustion est lente et imparfaite, et qui, par la fumée et les gaz qu'elles dégagent, détériorent d'une manière notable l'atmosphère, comme le *suif* et les *huiles grasses*, ne sont pas convenables.

Chandelle. — La *chandelle* devrait être proscrite : la combustion incomplète d'une chandelle donne des vapeurs empyreumatiques qui irritent la poitrine ; elles déterminent souvent le larmoiement, le picotement à la gorge et la toux.

Une lumière fixe convient mieux qu'une lumière vacillante. La chandelle, sous ce rapport encore, est le plus mauvais de tous les modes d'éclairage.

Bougies. — Les *bougies* ont, ainsi que la chandelle, des inconvénients: la flamme vacille beaucoup trop ; elle divise et fausse la lumière, et n'éclaire qu'un espace restreint ; par contre elle n'altère pas autant la pureté de l'air. Cependant ce genre d'éclairage donne naissance à beaucoup moins de vapeur que la chandelle, produit peu de fumée, et est beaucoup plus salubre.

Huile. — L'*huile* ne devrait être employée que dans des lampes dites à modérateur, munies de tubes, afin que le courant d'air détermine une combustion aussi parfaite que possible. Les lampes doivent avoir un *abat-jour* qui ne soit pas trop épais, car s'il obscurcit la partie supérieure de la salle, les élèves sont trop souvent éblouis en passant leurs regards de la partie sombre à la partie éclairée de la salle; ce contraste nuit à la vue.

Les lampes imparfaites dont on se servait autrefois donnaient beaucoup de fumée. Depuis, Argand, de Genève, qui découvrit le bec à double courant d'air, inventa la cheminée de verre et les mèches circulaires : l'art de l'éclairage artificiel fut créé. La lumière, de rougeâtre et de peu éclatante qu'elle était, devint bien plus brillante et plus limpide que dans les appareils antérieurement usités, par suite d'une combustion plus parfaite.

Les lampes mécaniques alimentées par une bonne huile constituent le meilleur mode d'éclairage. C'est pourquoi il est prescrit que les salles d'étude seront éclairées le soir par des lampes à modérateur suspendues au plafond et en nombre suffisant.

Gaz. — « L'éclairage par le gaz, dit le docteur Bourdon, a de mauvaises influences et de grands dangers. Sans parler des détonations autrefois si fréquentes et toujours si redoutables, il dégage une odeur infecte; il chauffe l'air excessivement et jusqu'à devenir une cause de maladie. Il peut même asphyxier dans un lieu fermé hermétiquement, tant il consomme d'oxygène, ou parce qu'il y a fuite d'un de ses conduits, ou parce qu'il continue de brûler quand on dort, ou enfin parce qu'un bec s'est éteint sans le soin subséquent d'arrêter la fuite du gaz. »

Il n'y a que le seul éclairage électrique qui, n'absorbant pas d'oxygène, ne fasse aucune concurrence à la respiration et n'ajoute à l'air aucune impureté.

« Il est une chose sur laquelle on ne saurait trop insister, c'est sur l'abus de la lumière du gaz. L'usage qu'on en fait dans les appartements est tout à fait détestable. D'abord son pouvoir éclairant est trop considérable, la chaleur développée est fort intense, la couleur jaunâtre de cette lumière est pernicieuse. On risque beaucoup sa vue et sa santé en voulant faire usage de la lumière du gaz. » (A. CHEVALIER.)

L'éclairage au gaz ne manque cependant pas de défenseurs. M. Pavet de Courteille ne le proscrit point des lycées; il se contente de remarquer que « si l'on pouvait jouir de l'éclairage par le gaz, il faudrait avoir soin d'envelopper la flamme trop vive qu'il fournit avec des verres dépolis épais. » M. Pointe, dans son *Hygiène des Lycées*, page 112, fait à ce sujet les observations suivantes :

« Quelques personnes, dit-il, ont manifesté leur étonnement de ce que le gaz, employé avec tant de succès dans tous les quartiers de la ville (Lyon), n'ait pas encore pénétré dans le collège, toujours éclairé par la combustion de l'huile. Ce n'est point la crainte de l'insalubrité du gaz; ce n'est ni le danger des explosions ni celui de l'action trop vive de la lumière sur la vue qui ont retenu jusqu'à ce jour. On sait très-bien que les explosions ne sont pas à redouter dans des appartements aussi vastes que ceux du collège; on sait que la vivacité de la lumière peut être aisément atténuée; on sait enfin que l'influence de certains gaz plus ou moins désagréables à l'odorat, ou plus ou moins malsains, ne s'exercera jamais lorsqu'ils seront bien préparés, bien lavés, et surtout que les conduits qu'ils parcourent seront établis avec assez de soin pour que le gaz ne puisse s'en échapper avant de parvenir au point où il doit se convertir en flamme.

« La raison qui, jusqu'à ce jour (1846), s'est opposée à ce que l'on renonçât à l'ancien système d'éclairage, n'est autre que la crainte de causer de l'inquiétude aux mères de famille, lesquelles, pour la plupart, se persuadent très-difficilement que la lumière du gaz n'est pas sans danger. Mais lorsque le temps et l'expérience auront suffisamment démontré que le mode d'éclairage mis en pratique avec les soins et les précautions particulières qu'il exige n'offre rien de dangereux, nul doute que cet établissement ne jouisse d'un procédé dont les avantages sont immenses et incontestables. »

« L'éclairage au gaz, selon le docteur L. Guillaume, est certainement celui qui convient le mieux, à condition que les becs soient judicieusement placés, de manière à ne pas fausser la lumière et à l'envoyer de gauche à droite sur toutes les tables. Ensuite chaque flamme doit être munie d'un appareil destiné à garantir la vue contre l'intensité de la lumière qu'elle produit. Elle doit être entourée d'un globe de verre opaque ou laiteux. »

M. le docteur M. Lévy signale en ces termes les conditions de salubrité de l'éclairage au gaz : « Pour que l'éclairage au gaz soit exempt de tout inconvénient, il faut :

1º « Que les becs n'en laissent échapper aucune partie sans être brûlée ; pour cela on doit maintenir la flamme à une hauteur modérée, 8 centimètres au plus, et la contenir dans une cheminée en verre de 16 à 20 centimètres de hauteur ;

2º « Que les lieux éclairés soient ventilés, même pendant l'interruption de l'éclairage ; sans cette précaution le gaz, par fuite ou défaut de combustion, s'accumule dans le local et peut occasionner des asphyxies, des explosions et des incendies ;

3º « Les robinets doivent être graissés de temps à autre intérieurement pour qu'ils jouent facilement et ne s'oxydent point ;

4º « Pour allumer, on ouvrira d'abord le robinet principal, et l'on présentera successivement la lumière à l'orifice de chaque bec au moment même de l'ouverture de son robinet, afin d'éviter tout écoulement de gaz non brûlé ;

5º « Pour éteindre, on fermera d'abord le robinet principal intérieur, et ensuite chacun des becs d'éclairage ;

6º « Si l'on soupçonne une fuite de gaz, on s'abstiendra de la rechercher avec du feu ou de la lumière, et si la fuite de gaz est enflammée, on l'éteint en posant dessus un linge imbibé d'eau. •

Les fuites de gaz dans l'intérieur des habitations occasionnent des asphyxies mortelles ou forment avec l'air des mélanges explosifs qui compromettent la vie des hommes.

Comme on le voit, l'éclairage au gaz n'est pas sans nécessiter bien des précautions. Cependant, malgré ses nombreux dangers, qu'il n'est pas impossible de faire disparaître entièrement, il est admis en principe dans les locaux où les élèves ne se tiennent pas d'habitude, tels que les cours, les corridors, les réfectoires, les cuisines; mais il est encore exclu, sinon de fait, du moins réglementairement, des salles d'étude des lycées. Je dis simon de-fait, car on pourrait citer plusieurs lycées dont les salles d'étude sont éclairées au gaz (Douai, Bourg, Napoléon). Il faut espérer que l'emploi d'un mode d'éclairage aussi économique que facile au point de vue du service se généralisera bientôt, grâce aux soins qu'on peut apporter pour rendre son installation irréprochable au point de vue de l'hygiène et de la salubrité.

Huiles minérales. — Les mêmes règles s'appliquent à l'éclairage au moyen d'*huiles minérales*, et on doit d'autant plus insister sur leur observation que le pétrole devient de plus en plus en usage dans les écoles du soir des villages, et tend à supplanter la chandelle et la lampe-modérateur.

« Le liquide employé dans les lampes dites *à gaz liquide* est un mélange en proportions définies d'alcool et d'huile essentielle de térébenthine. La combustion en est complète. Elles brûlent un litre de liquide en quinze heures. Le prix du litre est de 1 fr. 35 c. à Paris et 1 fr. hors Paris; elles consomment donc pour 9 centimes par heure. La lumière est très-blanche, très-pure, mais peu intense. L'emploi de ces lampes exige bien des précautions, et il y a eu plusieurs exemples dans lesquels la flamme s'est communiquée de la mèche au liquide du réservoir et a ainsi déterminé de violentes détonations et de graves accidents. » (A. Becquerel, *Hygiène*.)

« L'*huile essentielle de schiste* a une grande analogie avec le gaz liquide dont il vient d'être parlé, mais elle est infiniment moins dangereuse. Sa lumière est très-belle, très-pure, presque blanche et extrêmement intense. Son prix est peu élevé, 1 fr. le litre. Une lampe de calibre ordinaire brûle un litre de liquide en vingt heures. La dépense n'est donc que de 5 centimes par heure. Les seuls inconvénients qui y sont attachés résident dans la manipulation du liquide, qui est odorant, et dans une légère odeur empyreumatique résultant de la combustion. Mais les avantages qui y sont attachés compensent tellement les inconvénients, qu'on a du reste fait disparaître presque complètement par la purification de l'huile essentielle, que les lampes à schiste et le liquide qui les alimente sont appelés à un bel avenir. » (A. Becquerel.)

CHAPITRE IV.

Cours, salles d'étude et classes, chapelle.

SOMMAIRE. — 1° Cours : leur utilité, leur nombre, leur étendue, leur disposition.
— Préaux couverts. — Arbres dans les cours. — Bornes-fontaines. — Conditions
de salubrité des cours.

2° Salles d'étude : nombre et dimensions des études, leur situation, leur installation. — Classes : nombre des classes, leur situation, leurs dimensions, leur installation. — Mobilier des études et des classes : bancs et tables, dimensions des bancs et des tables. — Conditions de salubrité des études et des classes : dimensions, ouverture, lumière, chauffage et ventilation, humidité. — Précautions particulières aux laboratoires.

3° Chapelle : situation, disposition, etc. etc.

1° COURS.

Utilité des cours. — Une cour est un espace libre, ménagé dans l'intérieur des habitations pour distribuer aux locaux qui s'ouvrent de ce côté l'air atmosphérique et la lumière solaire. Dans les maisons d'éducation, les cours servent de plus de lieu de promenade et de récréation aux élèves pendant les heures de la journée qui ne sont pas consacrées à l'étude et aux classes.

Les cours remplissent d'autant mieux ce triple but qu'elles ont une surface plus étendue. Vastes et bien percées, les cours donnent un facile accès au soleil et à l'air, surtout si elles sont environnées de murailles peu élevées. Dans ces conditions, elles sont un élément puissant de salubrité pour les habitations. Entourées de murs d'une trop grande hauteur, trop étroites, elles sont humides, malsaines, obscures; il y stagne un air lourd, infect, et elles deviennent de véritables foyers d'infection.

On s'efforcera de laisser les cours ouvertes d'un côté. Une cour complètement entourée de constructions élevées est toujours triste et mal aérée, à moins d'être très-vaste.

Si une cour n'est ouverte que d'un côté, il faut éviter que ce soit du côté du nord, et, autant que faire se peut, veiller à ce que les cours soient plantées d'arbres dans une partie seulement, l'autre partie étant libre pour ne point nuire aux jeux des élèves.

Dans un grand nombre de maisons d'éducation, les cours et les jardins sont de dimensions beaucoup trop restreintes, et ils sont dans des conditions très-mauvaises de salubrité. Quelques-unes même en manquent complètement.

Les cours des lycées ne doivent pas être dominées par des maisons qui leur sont étrangères. C'est là un inconvénient incontestable qu'ont à subir un grand nombre de maisons d'éducation.

Nombre des cours. — 1° Il y aura, autant que possible, devant la façade, une petite *cour d'entrée* ornée de fleurs et d'arbustes, et pouvant servir de promenoir d'été aux familles.

2° Toutes les classes, sauf celles de physique et de chimie, doivent ouvrir sur une cour, dite *cour d'honneur*, qui communiquera facilement avec le dehors, pour que la circulation des externes se fasse sans embarras.

3° Trois à quatre *cours de récréation* sont nécessaires :
Une pour les petits élèves,
Une pour les moyens,
Une pour les grands.

4° Quand le lycée est assez important pour comprendre un petit collège, il faut une quatrième cour de récréation.

Cette quatrième cour de récréation sera nécessaire dans les lycées importants où se rencontreront quatre sections, afin de maintenir partout la répartition des élèves selon leur âge. (Voir p. 30.)

La cour d'honneur ne peut tenir lieu d'une cour de récréation. Les divers usages auxquels peut servir une cour d'honneur la rendent peu convenable pour un tel objet.

5° Il faut en outre une *cour* bien exposée, à proximité de *l'infirmerie*, avec des arbres et des fleurs, pour servir de promenade aux convalescents.

6° La facilité du service exige enfin une *cour des cuisines* en communication directe avec l'extérieur et pouvant servir aux approvisionnements de toute nature.

7° On ménagera, quand la disposition des lieux le permettra, une *petite cour*, avec un préau couvert, devant la porte intérieure par laquelle entrent les *externes*, afin qu'ils y attendent à l'abri le moment de l'ouverture des classes.

Étendue des cours. — La superficie de chaque cour doit être de 1,200 mètres carrés au moins (30 mètres sur 40 environ).

L'étendue de la cour de l'infirmerie peut être, sans inconvénient, inférieure à celle des cours de récréation.

L'arrêté du 30 mai 1843 ne demandait pour les cours que 27 à 30 mètres de longueur et de largeur ; mais on ne saurait donner trop d'étendue à cette partie si importante des établissements scolaires, et 1,200 mètres carrés de superficie n'ont rien d'exagéré.

Disposition des cours. — Il est essentiel que les élèves des différents âges aient un accès direct dans leur cour.

On proscrira partout le pavé. Les cours ne doivent pas être macadamisées (1) ; elles doivent être sablées.

Un sable trop fin retient l'humidité dans les cours ; un sable trop gros peut être dangereux en cas de chute ; trop mouvant, il est gênant pour

_____

(1) Macadamiser les cours c'est les rendre impraticables pendant les mauvais temps, et occasionner pendant les temps secs une trop grande poussière.

la course et peut occasionner des entorses. Il y a des précautions à prendre. » *(Instruction du 10 mai 1864.)*

Les cours doivent être entourées de dalles ou d'asphalte, larges d'un mètre, pour mettre les pieds à l'abri de l'humidité. Elles doivent être abritées assez pour qu'on ne soit pas exposé à tous les vents, sans nuire cependant à l'air et au jour qui doivent y circuler.

Les séparations entre les cours ne seront pas formées par des murs en maçonnerie, qui sont tristes à la vue et qui interceptent la circulation de l'air, mais par des grillages (1) garnis de plantes grimpantes et d'arbustes.

On entretiendra sur les murailles des cours une légère teinte grisâtre, favorable à la conservation de la vue de tous, et nécessaire à ceux qui sont sujets à l'ophthalmie.

Chaque cour doit être munie de *bancs*, d'une *borne-fontaine*, de *latrines* (2), de *préaux couverts* et d'*arbres* pour donner de l'ombrage.

Préaux couverts. — Ainsi il doit y avoir, dans chaque cour de récréation, un préau couvert où les élèves puissent se réfugier en cas de mauvais temps. Un de ces préaux sera disposé de manière à pouvoir servir pour la distribution des prix. On doit éviter de placer les préaux devant les classes et les études ; mais, si on ne pouvait faire autrement, il faudrait les vitrer, au moins en partie, pour qu'ils n'interceptent pas la lumière.

« Dans quelques établissements, les cours destinées aux récréations sont entourées d'*auvents* qui, dans les jours de pluie, ont le double avantage d'établir entre les diverses parties d'une même maison des communications abritées, et d'offrir aux élèves, dans les intervalles du travail, un espace bien aéré où ils peuvent se livrer à quelques-uns des jeux qui constituent une part essentielle de l'hygiène des collèges. Partout où ces abris n'existent pas encore, il serait bien désirable qu'ils fussent immédiatement établis, autant du moins que les dispositions locales le permettront.

« Ces auvents, construits en planches légères et convenablement inclinées, appuyées d'un côté sur les bâtiments existants, de l'autre sur des poteaux suffisamment espacés, devront avoir, en longueur et en largeur, une étendue proportionnée au nombre d'élèves qui y seront réunis. Ces abris sont indispensables pour les établissements ou les divisions dans lesquelles une salle unique sert de classe et de quartier. » *(Instruction du 14 mars 1849.)*

La commission des logements insalubres de la ville de Paris (3) réclame pour les écoles de la capitale la création de deux espèces de

---

(1) On doit remarquer que les grillages sont insuffisants au point de vue de la discipline et présentent des inconvénients au point de vue moral.

(2) L'importance des latrines au point de vue hygiénique nous a obligé de les traiter séparément ; elles forment le sujet du chapitre suivant.

(3) Rapport de MM. Chauveau-Lagarde et de Hennezel du 28 octobre 1863.

préaux, les uns couverts, les autres découverts ; ces derniers correspondent aux cours de récréation. Elle donne pour leur établissement les raisons ci-après, qu'il n'est pas inutile de connaître :

« Il serait superflu de chercher à démontrer les inconvénients que produit, au point de vue sanitaire, un trop long séjour des enfants dans l'intérieur des classes. C'est surtout pour eux que le changement d'air et l'exercice sont essentiellement salutaires. Les écoles ne sauraient donc être parfaitement bien organisées si elles ne sont pas pourvues de préaux ; et ces préaux doivent être de deux sortes : les uns découverts, pour que les enfants puissent prendre le grand air toutes les fois que le temps le permet, et les autres couverts, pour suppléer aux préaux découverts pendant les mauvais temps. L'Administration municipale de la ville de Paris l'a pensé ainsi ; elle a prescrit l'établissement de ces deux sortes de préaux dans toutes les écoles communales nouvellement installées.

« L'établissement de deux sortes de préaux réunissant toutes les conditions voulues, quoique assurément très-utile, n'a peut-être pas autant d'importance comme mesure d'assainissement que la destruction des causes les plus actives d'insalubrité que nous avons précédemment énumérées. Cependant il est à regretter que beaucoup d'écoles soient privées de l'avantage qu'offrent les préaux. Mais on comprendra la difficulté qui se rencontre souvent pour les établir, surtout dans les écoles libres, si l'on considère que chaque préau doit avoir une étendue au moins égale à celle de la classe, et que par conséquent la quantité de terrain nécessaire à la formation de l'école est ainsi triplée. Comme la création ou l'agrandissement des préaux peut rarement avoir lieu sans entraîner des modifications considérables dans l'emplacement des écoles, la commission n'a pu que signaler les faits sans rien préciser sur l'exécution des mesures qu'il pourrait y avoir à prendre. »

Arbres dans les cours. — Chaque cour doit être munie d'arbres pour donner de l'ombrage.

Des plantations bien ménagées dans les cours seront un ornement, un abri dans les grandes chaleurs, et contribueront à la bonne hygiène de l'établissement.

« Si les cours plantées d'arbres, dit le docteur Pointe, ont l'avantage d'offrir un agréable aspect et de mettre au besoin les élèves à l'abri d'une trop forte insolation, il ne faut pas oublier que ces cours sont souvent entourées de murs élevés qui ne les garantissent déjà que trop contre l'action du soleil, et que la présence des arbres est de nature à y entretenir, à y accroître même l'humidité ; enfin que la végétation, à l'époque où elle est le plus active, y change à chaque instant la composition de l'air, soit en le chargeant pendant la nuit d'une nouvelle quantité d'acide carbonique, soit en l'en dépouillant pendant le jour, soit en exhalant une assez grande dose d'oxygène. Or il importe que ces phénomènes aient lieu dans un espace vaste et libre, afin que l'air reprenne vite toutes les qualités qu'exige la respiration.

« Il importe donc dans les cours plantées d'arbres que l'air y soit très-libre, qu'un espace suffisant soit ménagé entre les arbres et les murailles environnantes, afin que le gaz acide carbonique, devenu surabondant, ne pénètre pas par les portes, les fenêtres, dans les locaux qui s'ouvrent sur ces cours, et en vicient l'air. On sait que la plus légère altération rend l'air plus ou moins propre à la respiration. »

Bornes-fontaines. — L'emploi de l'eau pour l'entretien de la propreté dans les maisons habitées est d'une utilité incontestable au point de vue de la salubrité, et particulièrement dans les établissements scolaires, où la réunion d'un grand nombre d'enfants exige des soins multipliés. Indépendamment de l'eau nécessaire aux nettoyages, il est aussi indispensable que les enfants aient à leur libre disposition de l'eau potable.

Salubrité des cours. — « On doit veiller à ce que les eaux pluviales aient un écoulement facile et complet. » *(Inst. du 10 mai 1864.)*

Les cours, qui doivent servir à la salubrité des bâtiments qui les entourent et de lieux d'exercice et de récréation pour les élèves, ne doivent jamais donner passage aux égouts de la maison, à moins que les canaux ne soient enfouis sous terre.

On donnera un écoulement aux eaux stagnantes.

On tiendra les ruisseaux dans un état de propreté convenable ; on les balaiera, les lavera chaque jour, plusieurs fois au besoin, afin que les eaux infectes n'y séjournent pas.

On prendra toutes les précautions nécessaires par l'établissement d'égouts souterrains, pour que les eaux n'y séjournent pas, surtout les eaux ménagères. On emploiera, s'il y a lieu, les procédés du drainage.

Une circulaire du 17 septembre 1866 recommande de niveler les cours afin de ménager le prompt écoulement des eaux.

L'arrosement des cours et autres parties des lycées est une mesure hygiénique importante qui a pour objet soit de les nettoyer, soit d'entretenir une certaine fraîcheur dans l'air, et d'abattre la poussière pendant les grandes chaleurs.

« Il importe dans les jours de grande chaleur d'arroser les cours deux fois le jour. Là où la chose est possible, où un tuyau d'arrosement peut être adapté à une borne-fontaine, c'est un travail prompt et facile. » *(Circulaire du recteur de l'Académie de Paris, 12 juillet 1866.)*

Les heures les plus favorables pour l'arrosement sont onze heures du matin et trois heures de l'après-midi.

Les règlements de police défendent de se servir de l'eau stagnante des ruisseaux pour l'arrosement.

« Les immondices des cours doivent être enlevées tous les jours ; les fumiers ne doivent pas être conservés plus de huit jours en hiver et de quatre jours en été. » *(Instruction du Conseil d'hygiène.)*

« On fera disparaître les débris ou objets hors d'usage dont on encombre souvent une cour, un grenier, divers locaux, et que l'on garde inutilement. » *(Circulaire du 11 septembre 1866.)*

« La désinfection des égouts consiste, à proprement parler, dans un bon emploi de la ventilation et de l'irrigation. Les chlorures, le liquide désinfectant de M. Paulet, peuvent encore être employés utilement (1).

« Il arrive quelquefois que des dépôts de matières putrides, par exemple les fumiers des basses-cours, dégagent, surtout quand on vient à les remuer, une odeur fétide et très-difficile à supporter. Il suffit alors de les arroser avec de l'hypochlorite de chaux délayé dans de l'eau pour faire disparaître toute odeur. On peut employer la même substance dans les amphithéâtres de dissection et dans les salles d'exhumation.

« Le charbon est encore employé dans les circonstances analogues; mais il agit alors plutôt comme absorbant que comme agent chimique. Dans la Mayenne, les cultivateurs savent fort bien utiliser les matières fécales pour fumer les champs, et dans ce but ils font dessécher de la terre, celle de bruyère le plus ordinairement, la réduisent en poudre, la jettent dans les fosses d'aisances, remuent, et obtiennent ainsi une matière pulvérulente complétement désinfectante. » (Docteur A. TARDIEU.)

2° SALLES D'ÉTUDE ET CLASSES.

Nombre et dimension des études. — Le nombre des études doit être en rapport avec celui des élèves qu'elles sont appelées à contenir. Un projet sur l'installation matérielle des lycées admettant que les études devront pouvoir contenir chacune de quarante à cinquante élèves, fixe le nombre des études à huit au moins pour les lycées de trois cents élèves internes, en tenant compte des demi-pensionnaires et des externes surveillés.

Dans cette hypothèse, les études présenteraient une superficie de 60 mètres carrés environ; elles auraient les dimensions suivantes :

Hauteur, 5 mètres ;

Profondeur (elle sera naturellement la même que pour les classes de 6^{m}50 à 7^{m}50 ;

Largeur, 9 mètres.

Mais il a été reconnu que si le nombre des élèves dans une étude dépasse trente, ce ne peut être qu'au détriment du travail et de la discipline. Il convient donc de disposer les études pour recevoir de vingt-cinq à trente élèves, et dans ce cas les dimensions indiquées ci-dessus pourront être beaucoup moindres ; mais leur nombre devra être porté à dix au moins pour trois cents élèves.

Situation des études. — Les salles d'étude doivent être placées au rez-de-chaussée, autant que possible près des cours affectées à chaque section. On ne les placera au premier étage que si l'on ne peut faire autrement.

Un couloir de communication assurera devant les études une circula-

(1) Consulter l'article *Désinfection et Désinfectants*, pages 52 et suivantes, et au chapitre V tout ce qui est relatif à la désinfection des latrines.

tion facile et à couvert. Ce couloir sera remplacé par une marquise vitrée pour les études établies dans un bâtiment composé d'un seul rez-de-chaussée dont la largeur serait inférieure à 8 mètres.

Installation matérielle des études. — Chaque étude aura d'un côté trois croisées avec leurs trumeaux, et de l'autre deux fenêtres et une porte vitrée dans sa partie supérieure.

Ce serait un avantage précieux pour une salle d'étude d'avoir des croisées ouvrant sur des arbres et de la verdure.

Toutes les études seront planchéiées.

Les salles d'étude devront être lambrissées jusqu'à une certaine hauteur.

Il est essentiel que les murs soient peints à l'huile, d'un ton qui ménage la vue, et que la salle ait un aspect de propreté et même de gaîté qui en rende le séjour agréable.

Les élèves sont habituellement placés sur un seul rang autour de la pièce, devant le maître qui est adossé à la croisée. Ils ont des *tables* légèrement inclinées, de 60 centimètres de largeur, et des *bancs* fixes de 25. L'espace nécessaire à un élève est d'environ 60 centimètres et même de 70 pour les grands.

Il y a avantage à n'avoir que des tables de deux ou trois élèves, entre lesquelles on laisse un intervalle de 12 à 15 centimètres pour la circulation.

Les bancs et les tables seront en sapin garni de chêne, avec pieds en fonte et cornières en fer sur les rives pour les tables.

Les élèves ont derrière eux des *armoires* scellées dans le mur pour mettre leurs livres.

Ces armoires auront, suivant l'âge des élèves, de 60 à 80 centimètres de hauteur, et seront à une distance égale du sol. Elles s'ouvriront avec un bouton, et sous chacune d'elles on mettra un crochet ou patère pour la casquette et le pardessus.

Quelques dispositions que l'on prenne pour les armoires, il est nécessaire qu'elles ne soient pas devant les fenêtres. Cette combinaison, en ne laissant que des impostes pour éclairer les salles, les rendrait tristes et leur donnerait une apparence d'atelier peu en rapport avec l'âge des enfants. Ils passent dans les études une grande partie de leur vie scolaire, et il ne faut pas que le calme qu'ils doivent y trouver dégénère en une séquestration trop grande qui pourrait exercer une influence fâcheuse sur leur caractère.

On peut aussi avoir, au lieu d'armoires fermées, de simples casiers ouverts (1) par devant et divisés en compartiments, dans lesquels les élèves mettent leurs livres et leurs effets. Ces casiers sont suspendus au mur à une hauteur convenable. Ils peuvent être doubles et servir ainsi à un plus grand nombre d'élèves.

(1) Le système des armoires fixées au mur est sans contredit le meilleur; il est bien préférable à celui des casiers ouverts.

Il est également possible d'adopter un autre arrangement et d'établir de chaque côté du mur, perpendiculairement aux croisées, deux rangs de tables et de bancs superposés de manière que les élèves, placés sur les gradins supérieurs, soient complètement visibles. On pratiquerait, pour les élèves du rang inférieur, des armoires dans le soubassement du rang supérieur. On ménagerait des passages aux extrémités et au milieu pour que les élèves puissent se rendre facilement à leurs places. L'espace nécessaire pour une circulation commode devrait être laissé derrière chaque banc.

Les études seront pourvues d'une *bibliothèque*. Il devra y avoir des *tableaux noirs* dans celles des grands et des moyens élèves.

Il y aura près de chaque étude des *latrines* et un *réduit* pour déposer le bois.

Dans l'étude même, il est nécessaire que de *l'eau* soit fournie en quantité suffisante par un robinet communiquant avec un réservoir placé dans le réduit dont il vient d'être question. Au-dessous de ce robinet doit être placée une cuvette, perdant l'eau à l'extérieur de l'étude. Il devra y avoir aussi un essuie-mains.

Nombre des classes. — Les classes doivent être au nombre réclamé par les divisions et subdivisions de l'enseignement.

Les besoins de l'enseignement exigent, d'après le plan d'études en usage, au moins 17 classes, auxquelles il faut joindre 4 classes pour les cours annexes et 2 classes de dessin, ensemble 23, savoir :

Division élémentaire. — Classe de neuvième dite préparat^{re}. 1
— — huitième.. 1
— — septième............. 1
Division de grammaire. — Classe de sixième.............. 1
— — cinquième 1
— — quatrième........... 1
Division supérieure. — Classe de troisième 2
— — seconde............. 2
— — rhétorique 2
— — philosophie 2
— Physique et chimie............ 2
— Mathématiques spéciales 1
————
17

Enseignement spécial. — Classe préparatoire............ 1
— Cours de 1re, 2e et 3e années...... 3
— Dessin graphique et d'imitation.... 2
————
Total... 23

Il y aura, pour chaque division des élèves, trois salles de répétitions ou d'arts d'agrément, ensemble neuf.

Il faut en outre un cabinet de physique et de chimie, un cabinet d'histoire naturelle, un laboratoire de chimie et une salle de manipulations.

Situation et accès des classes. — Toutes les classes, moins celles de physique et de chimie, doivent être placées autour de la cour d'honneur et au rez-de-chaussée, et autant que possible en communication facile avec les cours affectées à chaque section.

Quand on pourra former un petit collège, les classes de neuvième, huitième et septième en feront naturellement partie.

Un large couloir bien éclairé ou une marquise assureront, devant les classes, une circulation facile et à couvert.

Les classes de physique et de chimie seront au premier étage, ainsi que les collections scientifiques, de manière à être complétement à l'abri de l'humidité ; elles seront à proximité l'une de l'autre.

Le cabinet de physique et le cabinet d'histoire naturelle seront placés entre ces deux classes.

Le cabinet de physique doit être situé au midi ou à l'est, pour faciliter les expériences sur la lumière.

Le laboratoire de chimie sera contigu à la classe.

Les classes de dessin peuvent être placées partout où la disposition des locaux le permettra. Il est essentiel qu'elles soient bien éclairées. Il y a avantage à ce qu'elles reçoivent le jour du nord et par en haut.

On installera les salles d'arts d'agrément dans des pavillons isolés qu'on élèvera dans les cours de récréation.

Dimensions des classes. — Les classes auront 6 mètres de largeur, et leur profondeur pourra varier de 6m50 à 7m50 suivant l'épaisseur du bâtiment, épaisseur qui sera déterminée elle-même d'après la destination des étages supérieurs.

Par la même raison, la largeur du couloir sera de 2m50 à 3m50.

En effet les étages supérieurs peuvent être occupés par des dortoirs à deux, trois ou quatre rangées de lits. Dans le premier cas, l'épaisseur du bâtiment sera de 7 mètres environ, et il y aura lieu de remplacer le couloir devant les classes par une marquise vitrée ; dans le second, elle sera de 9 mètres, ce qui donnera au rez-de-chaussée 6m50 pour les classes et 2m50 pour le couloir ; dans le troisième, elle sera de 11 mètres; les classes devront alors être portées à 7m50, et le couloir à 3m50.

Leur hauteur sera de 5 mètres et leur superficie de 40 mètres environ.

Les classes de physique et de chimie doivent être plus grandes que les classes ordinaires : 9 mètres de largeur sur 6m50 à 7m50 de profondeur.

Les dimensions des classes de dessin doivent dépasser celles des classes ordinaires. (Environ 60 mètres carrés : 9 mètres de largeur sur 6m50 à 7m50 de profondeur.)

Chaque salle d'arts d'agrément devra avoir 5 mètres de hauteur et 25 mètres carrés au moins de superficie (1).

_____

(1) Ces dimensions des salles d'arts d'agrément qu'indique un projet d'installation matérielle des lycées nous paraissent d'autant plus exagérées que les leçons sont données aux élèves isolément, et qu'il est nécessaire qu'elles soient chauffées en hiver.

Il est bien entendu que ces données ne doivent pas être considérées comme des prescriptions absolues ; il faut nécessairement tenir compte de la disposition particulière des constructions, de manière à utiliser le mieux possible les surfaces bâties. Il est à désirer toutefois qu'on ne s'en écarte pas d'une manière trop marquée, car ce sont celles dont l'expérience a le mieux constaté les avantages.

Installation matérielle des classes. — On prendra tous les moyens nécessaires pour que le renouvellement de l'air soit complet et aussi répété que l'exige l'hygiène. Il est formellement interdit de se servir de la même pièce pour classe, salle d'étude et lieu de récréation dans les jours pluvieux.

Les classes auront deux fenêtres d'un côté, et de l'autre une porte vitrée dans sa partie supérieure et une fenêtre.

Les classes devront être planchéiées, lambrissées jusqu'à une certaine hauteur, et peintes à l'huile en couleur claire.

Le plancher doit être élevé au-dessus du niveau de la cour de 0^{m}20^c.

Les élèves seront placés sur des gradins en face du professeur. Ils auront devant eux des tables en chêne de 67 centimètres de largeur supportées par des tiges en fer.

On ne placera pas le professeur ou les élèves en face des fenêtres. Ils doivent recevoir le jour de côté.

Dans les classes destinées à l'enseignement des lettres, la chaire doit être au milieu, du côté opposé aux élèves ; mais cette chaire ne doit pas être trop élevée, afin que le professeur puisse faire placer derrière lui les cartes murales nécessaires dans certains enseignements.

Dans les classes destinées à l'enseignement des mathématiques, la chaire doit être placée dans un angle, et le fond de la classe occupé par un grand tableau noir, au-dessous duquel est une estrade peu élevée sur laquelle le professeur se tient en faisant sa leçon ou en interrogeant les élèves. Une légère balustrade le sépare du reste de la classe.

L'installation matérielle des classes destinées à l'enseignement de la physique ou de l'histoire naturelle est la même que celle des classes de mathématiques. Il doit y avoir en outre, le long de la balustrade, une table sur laquelle le professeur dispose ses appareils ou les objets servant à sa démonstration.

Dans les classes destinées à l'enseignement de la chimie, il faut de plus que le tableau puisse s'élever, à l'aide de contre-poids, pour donner accès au fourneau. Il est bon que le professeur ait à sa disposition deux cheminées : l'une dans la classe même, pour les expériences qui ne donnent lieu à aucun dégagement de gaz dangereux ; l'autre dans le laboratoire. Ces deux cheminées ne sont séparées que par un rideau de tôle que l'on peut lever ou baisser à volonté, selon que l'on veut montrer aux élèves l'expérience instituée dans le laboratoire ou qu'on veut les soustraire à des émanations nuisibles.

Il y aura jet de gaz et conduite d'eau dans le laboratoire, et un cabinet fermant à clé pour le professeur.

ne salle de manipulations au rez-de-chaussée communiquera avec le laboratoire de chimie. Un fourneau sous un hangar suffit pour ce service. Il convient que les manipulations aient lieu en plein air.

Mobilier des études et des classes. — Le mobilier doit être simple et commode. Là où les classes manquent encore de tables pour écrire, il faut en établir, car il est fâcheux d'obliger les enfants à écrire sur leurs genoux, dans des positions forcées et gênantes qui peuvent nuire à leur développement physique.

Le règlement ministériel du 21 avril 1860 désigne les objets mobiliers suivants :

« Pour les études : 1º tables et bancs disposés circulairement ; 2º casiers derrière les élèves, avec crochets et porte-manteaux en dessous ; 3º bibliothèque de l'étude ; 4º estrade et table pour le maître ; 5º rideaux ; 6º tableaux noirs pour les élèves des sciences ; 7º fontaine avec cuvette et essuie-mains ; 8º poêles ; 9º lampes.

« Pour les classes : 1º gradins ; 2º tables de 67 centimètres de largeur ; 3º bancs ; 4º chaire ; 5º rideaux ; 6º tableaux noirs ; 7º cartes murales. »

Les bancs ou gradins de 25 centimètres, avec les tables supportées par des pieds en fonte, la chaire pour le professeur, seront en chêne ou en sapin encadré dans du chêne, etc. Dans tous les cas, les tables doivent être légèrement inclinées, et garnies de cornières en fer sur les rives.

Les classes de dessin doivent être garnies de bancs, tables à dessiner, avec pupitres ou tablettes pour les modèles, etc.

Si l'hygiène n'a pas à s'occuper de toutes les parties du mobilier qui peuvent entrer dans une étude ou une classe, elle a cependant à signaler les dispositions les plus favorables que doivent avoir quelques-unes d'elles au point de vue de la santé des élèves ; nous voulons parler surtout des bancs et des tables, dont il importe beaucoup que les dimensions soient en rapport avec la taille des élèves.

L'*Hygiène scolaire* du docteur L. Guillaume traite cette question avec toute l'étendue désirable, et en fait comprendre toute l'importance, dont on est bien loin de se douter dans nos établissements scolaires. Nous transcrivons ci-après tout ce que le travail consciencieux et éclairé de ce médecin renferme d'utile et de réellement pratique.

Bancs des classes et des études. — En général les bancs des classes et des études sont trop élevés. Pour que l'élève soit bien assis, il faut que ses pieds reposent sur le plancher, sur une traverse ou sur un petit banc, de manière que les jambes soient pliées à angle droit. Il ne faut pas que l'élève soit forcé, pour atteindre le plancher avec ses pieds, de se glisser sur le bord du banc, parce que dans cette position il n'est en réalité assis ou plutôt appuyé que sur un angle saillant ; il ne faut pas non plus qu'étant assis sur toute la largeur du banc, ses jambes restent suspendues.

« Dans ces deux cas, dit le docteur Guillaume, une pression funeste a lieu sur les nerfs et les vaisseaux des jambes, et cette pression explique fort bien le mouvement de pendule que les élèves ont l'habitude de donner à leurs jambes et le changement continuel que la fatigue et le malaise leur font faire.

« La distance entre les bancs et les tables, qui ne forment qu'un seul tout ou qui sont fixés au sol, est en général trop grande. Elle est souvent si grande que les élèves ne peuvent écrire s'ils sont commodément assis sur le banc. Les enfants sont forcés de s'asseoir sur le bord du banc ou de se pencher tellement contre la table que le bord de cette dernière exerce une pression souvent douloureuse contre la partie antérieure du corps. Cette position pénible empêche la poitrine de se dilater d'une manière convenable et gêne le jeu de la respiration. Comme on le comprend facilement, la position du corps est, dans ce cas, funeste à la santé et peu conforme aux règles de la bonne tenue du corps que l'on conseille pour les leçons d'écriture ; aussi les instituteurs se plaignent-ils de ne jamais pouvoir faire prendre à leurs élèves la position normale indiquée par les calligraphes. »

Tables des classes et des études. — « La hauteur de la table et ses proportions, eu égard à celles du banc, peuvent également avoir une bonne ou une mauvaise influence sur la santé des enfants. Les organes du corps qui courent le plus de dangers sont ceux de la vue d'abord, puis les organes de la poitrine et la colonne vertébrale.

« La hauteur des tables devrait être telle que, lorsque les élèves sont commodément assis sur le banc, le bord de la table arrive à la hauteur du creux de l'estomac. Dans ce cas-là le coude et l'avant-bras reposent naturellement sur l'inclinaison de la table. Le bras descend librement à côté du tronc et forme avec l'avant-bras un angle droit. C'est dans cette position que les mouvements de l'avant-bras peuvent s'exécuter en toute liberté, qu'ils exigent le moins d'efforts et par conséquent fatiguent le moins.

« Lorsque la table est trop élevée ou trop basse, cela entraîne divers inconvénients. Dans le premier cas la vue des élèves peut s'affaiblir, par la raison que l'enfant se trouve trop rapproché de l'objet qu'il doit fixer. On peut, il est vrai, fixer distinctement un objet dans le voisinage immédiat, mais cela exige toujours une certaine tension des muscles des yeux, et cette tension amène nécessairement, si elle est prolongée, de la fatigue. Ce n'est qu'à une certaine distance que nous pouvons fixer un objet pendant longtemps sans fatiguer la vue, et pour la lecture et l'écriture cet éloignement est de huit à dix pouces. L'accommodation est alors telle que les muscles sont pour ainsi dire à l'état de repos.

« Les enfants n'ont déjà que trop la tendance de rapprocher leur livre tout près des yeux et d'abuser ainsi de la faculté que nous avons tous de voir distinctement de près et de loin. Lorsque la table est trop haute, le livre est trop rapproché des yeux ; il en résulte un effort musculaire, et la fatigue qui en est la conséquence peut affaiblir la vue des enfants, surtout chez ceux qui ont une prédisposition à devenir myopes. Il n'y a pas de classes qui ne comptent un certain nombre d'enfants myopes.

« La myopie peut provenir aussi et en tout cas être favorisée par les livres imprimés avec des caractères trop fins. On ne devrait pas non plus tolérer l'habitude que beaucoup d'élèves des classes supérieures prennent d'écrire avec des lettres microscopiques.

« Une autre affection beaucoup plus grave que celles que nous avons citées jusqu'à présent, et qui est due aux dimensions irrationnelles des tables et aux bancs sans dossiers, est *la déviation de la colonne vertébrale* et le déplacement des épaules.

« Cette affection, connue dans l'école sous le nom de « haute épaule, » est beaucoup plus fréquente qu'on ne se l'imagine communément, et on ne saurait assez appeler l'attention des parents et des maîtres sur cette affection, qui, pour être prévenue à temps, doit être combattue à son début.

« Les traverses que l'on rencontre encore assez fréquemment aux tables, et qui ont pour but de permettre aux élèves d'y placer leurs pieds, ont aussi leurs inconvénients. Il arrive que les élèves d'une taille élevée ne peuvent utiliser ces traverses, parce que leurs jambes sont trop longues et que leurs genoux vont se heurter contre le casier. Dans ces cas-là, les traverses sont très-gênantes. Les enfants étendent leurs jambes par-dessus les traverses, sans atteindre le plancher, de sorte que le tendon d'Achille est comprimé contre l'angle de la traverse ; ou bien, s'ils mettent les jambes sous la traverse, c'est le tibia qui reçoit la pression. Les traverses, grâce à leur élasticité, ont encore l'inconvénient de faire du bruit et de troubler les leçons. Elles ne sont d'aucune utilité si elles ne se trouvent pas rapprochées du banc et à une hauteur convenable en rapport avec la taille des élèves.

« Je dois noter en passant que souvent les bancs sont en si mauvais état que des esquilles de bois et des têtes de clous blessent les enfants et déterminent la formation de furoncles et d'abcès très-douloureux, dont la guérison est très-lente. »

Nous donnons ici les observations suivantes tirées du rapport d'un comité des écoles primaires de New-York sur les bancs sans dossiers, afin qu'on s'assure que nos observations n'ont rien d'exagéré :

« En s'adressant aux institutrices, plusieurs des plus âgées et des plus expérimentées ont dit que les exemples de déformation de la colonne vertébrale sont fréquents parmi leurs élèves. Plusieurs membres du conseil ont fait la même remarque, et il n'est pas inutile de mentionner ici qu'un étranger aussi respectable que profondément intéressé à la cause de l'éducation, lorsqu'il visita dernièrement une de nos écoles, a exprimé son étonnement en voyant le nombre considérable de jeunes filles qui ont une haute épaule et la taille déviée...

« 1° Il est de notoriété parmi les médecins que les difformités de la colonne vertébrale étaient très-rares il y a trente à quarante ans. Mais depuis que l'éducation a reçu une si grande et si générale impulsion, ces cas sont devenus assez nombreux pour attirer l'attention spéciale des médecins. On trouve de nos jours toute une classe de praticiens et de mécaniciens qui vivent et prospèrent par le traitement des affections de la colonne vertébrale.

« 2° Une grande partie de ces cas peuvent être avec certitude attribués à des causes qui se rapportent à l'éducation scolaire. Ces maladies sont à peine connues parmi les gens illettrés de tous les pays, tandis qu'elles se rencontrent fréquemment dans les écoles, où les jeunes filles sont assises la plupart du temps, sans pouvoir jouir beaucoup de ces exercices robustes et actifs qui donnent de la force aux muscles et de la vigueur à la santé générale.

« Comme explication il faut dire que le tronc n'est maintenu dans la position verticale que par l'action des muscles du dos. Les jeunes filles, dont le corps n'est pas encore développé et qui ont peu de force musculaire, se fatiguent tellement d'observer la position assise qu'elles sont forcées de laisser leur corps s'affaisser et de prendre les positions les plus diverses ; si maintenant l'une de ces positions devient habituelle, elle finit par être une difformité.

« Dans toutes les grandes villes, il se trouve beaucoup d'enfants qui, dès leur âge le plus tendre, sont fortement prédisposés à ces affections, soit par suite d'une faiblesse constitutionnelle des muscles, soit par suite d'une condition maladive des os et des articulations. Ce sont surtout ces enfants qui réclament, pendant toute la durée de leur éducation, la plus grande sollicitude et les plus grandes précautions pour éviter que ces affections ne les atteignent.

« On se demande si, dans la supposition que les jeunes filles qui fréquentent les écoles sont exposées à des maladies de la colonne vertébrale, on peut affirmer que ces affections proviennent des bancs sans dossiers ?

« Il faut répondre affirmativement, car les bancs sans dossiers produisent ces maladies à mesure qu'ils forcent les élèves à chercher dans les positions affaissées et malsaines du tronc un soulagement contre la fatigue.

« Une autre question se présente naturellement : *Les bancs à dossiers auront-ils pour effet de prévenir ces maladies ?* On doit également répondre d'une manière affirmative. Des bancs à dossiers auraient ces effets préventifs à mesure qu'ils éviteraient la tentation et la nécessité qu'éprouvent les enfants de s'affaisser sur eux-mêmes. Si nous voyons — ce qui n'est pas rare — une jeune fille qui se développe rapidement, aux articulations délicates et aux muscles sans forces, qui appuie le poids de son corps sur les coudes, ou, pour changer, appuie l'un ou l'autre contre la table, peut-on douter qu'avec un dossier elle risquerait moins de déformer sa taille ? Mais pour les enfants faibles dont il a été question, et qui sont prédisposés à cette affection de la colonne vertébrale, ces chaises ou bancs à dossiers sont réellement indispensables.

« Pour arriver à donner aux tables et aux bancs des dimensions rationnelles d'après la taille variable des élèves, il est nécessaire de changer le mode actuel des longues tables et de les transformer en plusieurs petites. Les longues tables ont, outre l'inconvénient de n'offrir qu'une seule hauteur pour huit ou dix élèves, celui de prendre beaucoup plus de place, parce qu'on est obligé de ménager un couloir entre chaque table. Les élèves, surtout les jeunes filles, ne peuvent atteindre leur place qu'avec difficulté, et, si les bancs sont mobiles, ils peuvent tomber sur les pieds des enfants ; de plus les enfants mettent fréquemment les pieds dessus.

« Pour nous résumer, on doit, dans l'ameublement d'une salle d'école, tenir compte des observations suivantes :

« 1° Les tables et les bancs doivent varier d'après la taille de chaque élève.

« 2° Afin d'obtenir cette variété, il faut faire des petites tables à deux élèves au plus, et leur donner les dimensions indiquées, prises sur les enfants de différentes tailles.

« 3° L'ameublement devrait, si possible, varier d'après les branches d'enseignement. En Amérique, on trouve des salles destinées aux leçons de lecture et de récitation, d'autres aux leçons de dessin, d'autres à la couture et aux autres ouvrages de mains, etc., et toutes ont un ameublement différent, propre à faciliter et à seconder l'enseignement.

« 4° Il est nécessaire que chaque place soit d'un accès facile, afin que l'élève atteigne ou quitte son siège avec facilité, sans occasionner le moindre bruit et sans déranger ses camarades.

« 5° Il faut que l'instituteur puisse exercer une surveillance facile sur toute la classe ; qu'un passage libre soit ménagé entre chaque rangée des petites tables, afin qu'il puisse se transporter auprès de chaque élève.

« 6° L'ameublement doit aussi faciliter autant que possible le nettoyage et le balayage de la chambre. »

Dans les écoles des États-Unis de l'Amérique qui, sous ce rapport, doivent nous servir de modèle, on a rempli les conditions précédentes de la manière suivante :

« Le bois employé pour l'ameublement est excellent. On donne la préférence au bois de cerisier, de noyer, de sapin, d'acajou ou de bouleau. Les surfaces sont bien polies, les bords et les angles légèrement arrondis, et tous les joints sont faits en mortaise.

« Chaque élève possède une table longue de deux pieds sur dix-huit pouces de large ; elle est munie d'un casier, d'une boîte ou d'un tiroir pour y serrer les livres, cahiers, etc. Dans certaines écoles deux élèves sont placés à une table de quatre pieds de long, parce qu'on trouve toujours dans une classe deux élèves ayant la même taille.

« La surface supérieure de la table a une légère inclinaison d'un pouce par pied. Le casier est à peu près des deux tiers aussi large que la table. Son ouverture mesure quatre pouces de haut. Les supports de la table sont faits en bois, mais le plus souvent ils sont en fonte de fer. On préfère avec raison ces derniers, malgré leur cherté, parce qu'ils sont plus solides et plus durables, qu'ils permettent un facile accès au banc ou au siège, et que le nettoyage de la salle se fait très-facilement. Lorsque les supports sont en bois, ils sont solidement fixés sur le plancher ou sur une lisse en bois ou en fer, au moyen de tenons ou de vis numérotés.

« Dans toutes les classes d'école, excepté dans celles qui sont spécialement destinées aux leçons d'écriture et de dessin, les bancs ou les siéges sont pourvus de dossiers qui atteignent la hauteur des omoplates, afin d'être pour le tronc des élèves un véritable appui. Le dossier a en général une légère inclinaison d'un pouce par pied. »

Dimensions des bancs et des tables. - Nous terminerons ces importantes considérations sur la disposition des tables et des bancs par les trois tableaux ci-après, qui résument ce que l'expérience a fourni de plus certain à ce sujet. Ces trois tableaux sont empruntés à l'*Hygiène scolaire* du docteur L. Guillaume.

1° Voici le tableau des dimensions indiquées et conseillées par M. Barnard (1), qui s'est spécialement occupé de l'étude des rapports qui doivent exister entre les dimensions des tables et des bancs et la taille des élèves :

AGE des élèves. 4-18 ans. (Classes.)	BANC OU SIÉGE.		TABLE.	
	Hauteur depuis le plancher.	Largeur jusqu'au dossier.	Hauteur depuis le plancher au bord intérieur.	Largeur de la surface.
	Pouces.	Pouces.	Pouces	Pouces.
1	9 1/2 à 10	9	19 1/2 à 20	11
2	10 1/2 à 11	9 1/2	20 1/2 à 21	12
3	12	10	22	13
4	13	10 1/2	23	14
5	14	11	24	15
6	15	11 1/2	25	16
7	16 1/2	12	26 1/2	17
8	17 à 17 1/2	12 1/2	27 1/2 à 28	18

2° La manufacture de Samuel Wales, à Boston Mass., qui fournit l'ameublement de la plus grande partie des écoles des États-Unis, a adopté l'échelle suivante pour les hauteurs des tables et des bancs d'élèves de quatre à vingt ans :

(1) Les pieds et les pouces portés aux trois tableaux correspondent, suivant l'Annuaire du Bureau des longitudes : le pied à 0ᵐ30, et le pouce au 1/10 du pied, c'est-à-dire 3 centimètres seulement.

NUMÉROS.	HAUTEUR DE LA CHAISE ou du banc.	HAUTEUR DE LA TABLE.
	Pouces.	Pouces.
1	10	20
2	11	21
3	12	22
4	13	23
5	14	24
6	15	25 1/2
7	16	27
8	17	28 1/2

3° Voici maintenant les hauteurs trouvées par le docteur Guillaume, de Neuchâtel, pour les différentes tailles des élèves :

TAILLE DES ÉLÈVES.	HAUTEUR de la table.	HAUTEUR du banc.	HAUTEUR du dossier.
Pieds et pouces fédéraux.	Pouces.	Pouces.	Pouces.
3.0 à 3.3	13.5	7.5	9.8
3 3 à 3.6	14.7	8.5	10.8
3.6 à 3.9	15.8	9.5	11.9
3.9 à 4.2	17.0	10.3	12.9
4.2 à 4.5	18 1	11 2	14.0
4.5 à 4.8	19.2	12.2	15.0
4.8 à 5 1	20.4	13.1	16.1
5.1 à 5 4 (1)	21.6	14.1	17.2

4° Il résulte des recherches faites par le docteur Sovet, médecin belge, avec M. Guillery, architecte : 1° que la *hauteur du banc* qui convient à la taille d'un enfant égale cette taille divisée par 3,4 ; 2° que la *hauteur de la table* doit égaler la taille de l'enfant divisée par 2,1. (*Hygiène privée et publique* du docteur SOVET, p. 112.)

« Quant à la largeur du banc et de la table et à la longueur de cette dernière, je pense que celles indiquées par Barnard sont suffisantes, et c'est pour cette raison que je n'y reviens pas. Quant à la distance à mé-

(1) Il résulte des observations et des calculs du docteur Guillaume que la moyenne de l'accroissement pour un pouce détaillé, soit 3 centimètres, est :
Dans la hauteur de la table, de 1 centim. 14.
Id. du banc, de 0 — 93.
Id. du dossier, de 1 — 05.

nager entre la table et le banc, elle doit naturellement varier suivant la taille des élèves et les proportions de la table, mais elle ne doit en aucun cas dépasser 1 pouce 1/2. »

Voici les chiffres entre lesquels le docteur Sovet fait varier les dimensions des bancs et des pupitres des écoles primaires belges :

Hauteur de la table au bord antérieur	de 0m60 à 0m75
— — postérieur	0,63 à 0,76
Largeur de la tablette	0,35 à 0,42
Hauteur du banc.....................	0,30 à 0,36
Largeur du siége	0,16 à 0,18

« La tablette doit être, à son bord postérieur, revêtue d'une bande plate d'environ 10 centimètres, offrant une rainure pour les règles, plumes et crayons, et des trous pour loger des encriers fixes.

« On compte 0m45 de table pour chaque élève.

« La distance entre chaque banc doit être de 35 à 40 centimètres.

« Les pupitres doivent être pourvus chacun d'une case propre à recevoir le portefeuille et les livres; mais ces cases doivent être ouvertes par derrière comme par devant, afin que le maître puisse en tout temps voir à quoi sont occupées les mains des élèves. » (Docteur SOVET, *Hygiène*, p. 113.)

« Après avoir examiné les tables des élèves, nous devons ajouter quelques mots sur celles des instituteurs. Le *pupitre des maîtres* ne répond pas en général aux exigences actuelles. Il n'est pas toujours placé sur une estrade, ce qui est nécessaire pour la surveillance; quelquefois il est relégué dans un angle de la salle. Mais sa forme est souvent dans un état primitif et peu en rapport avec les besoins du maître, et par ses allures surannées n'inspire pas le respect aux élèves. Le siége est quelquefois un mauvais tabouret ou une vieille chaise caduque. Les Américains apportent le plus grand soin dans le choix des pupitres des maîtres, et nous aimerions voir nos commissions d'éducation les imiter. »

Salubrité des classes et des études — La salubrité des classes et des études dépend de bien des conditions d'installation qu'il n'est pas toujours facile de réunir. Nous citerons parmi les causes d'insalubrité l'insuffisance des dimensions des salles, celle des ouvertures, l'imperfection des moyens de chauffage et de ventilation, l'humidité, etc.

Ces causes principales d'insalubrité ont été signalées dans un rapport de MM. Chauveau-Lagarde et de Hennezel, rapport approuvé par la commission des logements insalubres de la Seine dans sa séance du 28 octobre 1865. La suite de cet article comprend des extraits de ce savant rapport.

Dimensions des classes et des études. — Une des conditions les plus essentielles de la salubrité des écoles est assurément l'étendue et la grande dimension des classes proportionnellement au nombre d'enfants qu'elles renferment.

C'est principalement dans les établissements privés, dit le rapport de la commission des logements insalubres, et presque exclusivement dans les écoles proprement dites, ainsi que dans les asiles, que l'accumulation des enfants en nombre excessif se rencontre. Cela s'explique facilement par le caractère particulier de ces établissements, qui ne peuvent et ne doivent pas être soumis à une règle aussi rigoureuse que les écoles communales.

Les dimensions de ces locaux sont donc de la plus haute importance à régler. Mais quelle est la limite en deçà de laquelle une habitation doit être réputée trop étroite?

« C'est là, dit A. Becquerel (1), une question assez difficile à résoudre, car la dimension trop peu considérable d'un local peut être compensée par le renouvellement plus actif et plus facile de l'air respirable. Ainsi, sous ce rapport, tel local qui est étroit en raison de son peu d'étendue ou des meubles qui l'encombrent, est plus salubre qu'un autre beaucoup plus grand, mais dans lequel cet air ne se renouvelle pas aussi facilement. »

Il est donc difficile d'établir à cet égard des limites absolues; en voici d'ailleurs la preuve :

1º M. Péclet, qui s'appuie exclusivement sur la quantité d'air atmosphérique nécessaire pour dissoudre la vapeur d'eau produite par l'exhalation pulmonaire et cutanée, trouve que l'homme a besoin de 6 mètres cubes d'air par heure.

Cet habile observateur a remarqué, au moyen d'un appareil combiné de chauffage et de ventilation établi dans une école primaire de Paris et qui permettait de mesurer l'air à sa sortie, que les enfants de cette école avec cette ration n'éprouvaient aucun malaise, que l'air de l'intérieur ne présentait aucune mauvaise odeur et produisait la même sensation que l'air du dehors.

On peut reprocher à ce système d'être trop exclusif et de ne tenir compte que d'un produit dont la quantité peut varier suivant l'individu et la température atmosphérique

2º M. Leblanc, qui ajoute à l'opération de M. Péclet celle de la quantité nécessaire pour dissoudre et atténuer l'influence de l'acide carbonique exhalé, demande 8 mètres cubes par heure.

3º M. Dumas porte cette même quantité de 8 à 10 mètres cubes ;

4º M. Poumet, qui fait entrer beaucoup plus d'éléments dans la solution de ce problème, élève cette quantité jusqu'à 20 mètres cubes au minimum par heure et par malade dans les hôpitaux pour les deux transpirations, la respiration et l'éclairage.

5ᵉ M. Foy pense qu'il faut pour les mêmes éléments 27 mètres cubes d'air par heure.

6º M. Béclard trouve que 10 mètres cubes d'air par heure et par individu sont suffisants pour la respiration, les deux exhalations et l'éclairage,

(1) *Traité élémentaire d'hygiène privée et publique*, 3ᵉ édit., 1864.

7° M. A. Becquerel pense qu'on peut prendre pour moyenne de ces appréciations différentes le chiffre de 10 mètres cubes par heure.

« Cette quantité, dit M. Becquerel, peut être fournie dans une chambre petite par une ventilation bien entendue, ou dans une chambre plus vaste par la grande étendue de la pièce elle-même. »

« Dans les établissements où quelques classes n'auraient pas une grandeur suffisante relativement au nombre des élèves, dans ceux où le renouvellement de l'air ne pourrait avoir lieu que d'un seul côté, et plus particulièrement encore dans ceux où la même salle sert à la fois de classe pour les leçons des professeurs, de quartier pour les études et de lieu de récréation dans les jours pluvieux, il conviendra de remplacer les poêles ordinaires par des poêles-ventilateurs, ou d'adapter aux poêles existants des moyens de ventilation pour remédier à la viciation de l'air.» (*Instruction du 14 mars 1849.*)

Insuffisance des ouvertures. — La disproportion entre le nombre des élèves et le nombre des places n'est pas la seule cause qui puisse rendre l'air respirable insuffisant ; lors même que la proportion est exactement observée, l'air devient impropre à la respiration s'il n'est pas renouvelé constamment, et si les ouvertures par lesquelles il peut s'introduire du dehors ne sont pas bien ménagées dans ce but.

Quand la température permet de tenir les croisées ouvertes, il n'y a d'autres précautions à prendre que d'éviter les inconvénients des courants d'air ; mais quand l'air extérieur est trop froid, on ne peut faire usage de ce moyen direct. On est obligé d'employer des appareils de chauffage, lesquels, par leur forme habituelle, ont pour effet de raréfier l'air. On n'obtient alors que difficilement de bons résultats.

Obscurité ou insuffisance de jour dans les salles. — L'obscurité ou l'insuffisance de jour dans les habitations a toujours été considérée comme nuisible, non-seulement à la vue, mais même à l'équilibre de la santé générale Si cela est vrai à l'égard des personnes adultes, il doit en être ainsi, à plus forte raison, à l'égard des enfants, dont les organes encore faibles ont besoin de se fortifier, et qui ne doivent être privés d'aucune des conditions normales d'un bon régime sanitaire.

Dans beaucoup de cas, la commission des logements insalubres a reconnu qu'il y avait possibilité de donner une quantité de jour suffisante en agrandissant ou en multipliant les croisées, et elle a indiqué les travaux de ce genre dont le local était susceptible ; mais d'autres fois aussi elle s'est assurée que la forme et la situation des bâtiments renfermant les écoles, ou des constructions élevées dans leur voisinage s'opposaient à toute espèce de changement efficace.

Imperfection des moyens de chauffage et de ventilation (1). Il est assez généralement reconnu que l'emploi des *cheminées*

---

(1) Nous avons déjà donné aux pages 45 à 52, pour la ventilation et le chauffage, ainsi qu'aux pages 57 à 64, les développements que nous avons crus nécessaires sur cette question si importante de l'hygiène des lycées.

à foyer largement ouvert est le moyen de chauffage qui réunit le plus de bonnes conditions pour la salubrité dans les habitations ordinaires ; il présenterait peut-être quelque danger dans des salles où sont réunis un grand nombre d'enfants. Soit par ce motif, soit par d'autres, il y a peu d'écoles qui soient chauffées par des cheminées. Dans les écoles libres, les *poêles* ordinaires sont le moyen de chauffage le plus fréquemment employé. Dans les écoles communales, au contraire, ou du moins dans celles qui ne sont plus à l'état provisoire, les moyens de chauffage consistent le plus souvent dans des *calorifères* de différents systèmes. Ce dernier moyen offre de grands avantages, si l'on choisit les meilleurs procédés et si ces procédés sont bien appropriés aux localités.

On donnera une attention spéciale à leur ventilation, qui, à cause du grand nombre d'élèves qui s'y trouveront réunis, doit être complétement assurée.

« Malgré la diversité des systèmes de chauffage, la commission des logements insalubres a constaté à peu près invariablement que dans toutes les écoles de Paris la température est entretenue en hiver à un degré suffisant de chaleur : c'est là un résultat essentiel ; mais elle a reconnu en même temps que les conditions d'une bonne aération ne se trouvent complétement accomplies que dans un petit nombre d'écoles.

« Il n'y a pas lieu de s'en étonner. Ce n'est pas seulement dans les écoles que le problème des moyens de chauffage combinés avec la ventilation a été souvent posé sans être résolu. Ce problème se présente toutes les fois que beaucoup d'individus se trouvent rassemblés dans un même local. Toutes les réunions publiques ou privées en fournissent des exemples. Aussi, avant d'être chargée de la visite des écoles, la commission avait-elle déjà nommé une sous-commission pour étudier tout ce qui concerne l'aération, la ventilation et le chauffage. Cette sous-commission, qui continue ses travaux, a étudié et examiné tous les systèmes connus. Elle a eu sous les yeux bien des appareils ingénieux qui témoignent de l'habileté des inventeurs, et cependant on est obligé de reconnaître qu'il manque quelque chose à la plupart de ces appareils, soit sous le rapport de la fixation de la température à un degré convenable, soit sous le rapport du maintien de la pureté de l'air respirable, soit enfin sous le rapport d'une ventilation suffisante et en même temps exempte des inconvénients qu'entraîne l'introduction trop brusque de l'air extérieur.

« Heureusement la science et l'industrie continuent à faire de nouvelles découvertes, et c'est en puisant à cette source que l'Administration pourra introduire dans les écoles un degré de perfection qui, jusqu'à présent, leur a manqué par la force des choses. »

On a vu, pages 45 et suivantes, que la ventilation artificielle n'a donné jusqu'à ce jour que des résultats incomplets. Cette question est encore à l'étude, comme le constate le passage suivant d'une instruction de M. le Ministre :

« Pour les salles d'étude, pendant l'hiver, des poêles à double enveloppe ont d'abord paru assurer le chauffage et la ventilation. C'est une question à reprendre pour examiner quels sont les appareils de ce genre les mieux confectionnés, et étudier la place et les dimensions qu'il faudrait donner à l'orifice de sortie de l'air vicié.

« Ces mêmes appareils pourraient, au moyen d'un foyer particulier, être employés à la ventilation d'été.

« Un système nouveau de cheminée d'appel méritera d'être étudié.

« Mais il ne faut pas oublier que les appareils les plus ingénieux ne dispensent pas l'administration d'un lycée du soin de renouveler l'air dans les locaux fréquentés par les élèves, en faisant ouvrir les fenêtres dès que l'étude ou la classe a cessé. » (*Instruction du* 10 *mai* 1864.)

On prendra tous les moyens nécessaires pour que les classes aient le renouvellement de l'air complet et aussi répété que l'exige l'hygiène.

Il doit être interdit de se servir de la même pièce pour classe, salle d'étude et lieu de récréation pendant les jours pluvieux.

Pendant le beau temps, les fenêtres des salles d'étude seront tenues ouvertes pendant tout le temps que les élèves n'y seront pas, et surtout pendant les classes du matin et du soir et après l'étude du soir.

En hiver et les jours de mauvais temps, les fenêtres seront ouvertes pendant tout le temps indiqué ci-dessus; mais elles seront fermées par les garçons un quart d'heure avant l'entrée des élèves en étude, au moment où les poêles seront allumés.

Humidité. — Le nombre des écoles de la ville de Paris atteintes d'insalubrité pour cause d'humidité est de 173, soit environ 12 sur 100. C'est ce que constate le rapport dont nous avons déjà parlé. Il s'exprime ainsi sur les causes principales de cette insalubrité et sur les moyens de la combattre :

« Presque toujours l'humidité est communiquée par le sol, les écoles étant, en général, situées au rez-de-chaussée.

« Quelquefois elle vient de la mauvaise qualité des matériaux employés dans la construction, ou de ce que les constructeurs, au lieu de se servir de mortier de chaux et de meulière, qu'on devrait employer de préférence dans les rez-de-chaussée, y ont mis des matériaux tels que du plâtre, du moellon, ou même de la pierre de taille des environs de Paris, qui, lors même qu'ils sont de bonne qualité, sont de nature hygrométrique et absorbent par conséquent l'humidité.

« Souvent aussi ce genre d'insalubrité doit être attribué au voisinage d'un cloaque ou d'un amas d'eaux stagnantes, ou au simple contact de réservoirs ou de fontaines.

« Dans ces diverses circonstances, et surtout lorsque l'humidité était assez forte pour salpêtrer les murs, la commission a indiqué des moyens d'assainissement de différentes sortes, tels que :

« 1° Les réparations à faire aux murs ou planchers, ou même leur réfection complète;

« 2° La substitution de matériaux imperméables, comme le bitume, le ciment, etc., aux matériaux détériorés;

« 3º L'application de lambris en bois le long des murs ;

« 4º L'établissement de parquets ou de planchers en bois ;

« 5º Et autres moyens habituellement pratiqués, qui suffisent pour assainir les localités humides lorsque les constructions sont faites avec des matériaux convenables. »

Précautions particulières aux laboratoires des lycées. — Dans l'état actuel de l'organisation des études scientifiques, les laboratoires de chimie des lycées et des collèges ont pris un développement qui mérite l'attention spéciale de l'Administration, tant au point de vue du service des leçons nombreuses et variées que la marche de l'enseignement comporte, qu'au point de vue du service des manipulations qui ont été instituées dans ceux des lycées où la classe de mathématiques spéciales a été établie.

L'extrait suivant de l'instruction du 25 mai 1860 aux recteurs fait connaître les principales précautions hygiéniques à prendre relativement aux laboratoires des lycées :

« Votre sollicitude, Monsieur le recteur, avait été particulièrement appelée sur la nécessité d'une surveillance qui devient de plus en plus nécessaire.

« En effet, les collections de produits chimiques, qui se complètent successivement, renferment des produits combustibles, vénéneux ou explosibles, dont il importe que le maniement ne puisse jamais être abandonné à des mains inexpérimentées. Les leçons elles-mêmes, si le professeur n'était pas suffisamment secondé par un aide intelligent, pourraient donner lieu à des accidents, les appareils en activité pour les démonstrations étant difficilement surveillés dans leur marche par le professeur, tout entier aux soins de son enseignement oral.

« Il est facile de comprendre, enfin, en ce qui concerne les manipulations que les élèves de la classe de mathématiques spéciales ont à effectuer, combien il importe de les entourer de toutes les précautions nécessaires pour prévenir les accidents auxquels leur imprudence ou leur inexpérience pourrait donner lieu.

« Vous aurez en conséquence à vous assurer que les précautions suivantes ont été prises et qu'elles continuent à être observées :

« 1º Les produits chimiques nécessaires à l'enseignement doivent être remis dans des armoires fermant à clé, sous la garde et sous la responsabilité du professeur.

« 2º Un inventaire de tous les produits de la collection sera dressé et tenu au courant, à mesure des acquisitions successives effectuées par le professeur.

« Les inspecteurs en prendront connaissance dans leurs tournées, et s'assureront que la collection ne renferme aucun produit étranger aux besoins de l'enseignement, et particulièrement aucun de ceux qui, par leurs propriétés vénéneuses, combustibles ou détonantes, pourraient devenir l'occasion de quelque accident.

« En particulier, les produits arsenicaux, mercuriels, les acides concentrés, le phosphore, l'éther, l'alcool, etc., doivent être soigneusement surveillés.

« 3° Pendant la durée des leçons, le professeur sera toujours assisté d'un préparateur en état de surveiller les appareils, de s'assurer que leur marche n'est point entravée, et de prévenir toutes les difficultés auxquelles elle pourrait donner lieu.

« 4° Il sera soigneusement interdit aux élèves de pénétrer dans le laboratoire, de séjourner dans la salle des leçons, soit avant, soit après la leçon, enfin de toucher aux produits et aux appareils exposés sous leurs yeux.

« 5° La salle des leçons doit toujours être pourvue d'une hotte destinée à recueillir les vapeurs, et d'un fourneau d'appel qui sera mis en activité avant la leçon pour déterminer l'expulsion des gaz ou émanations nuisibles. Le tuyau de la cheminée qui reçoit les produits des fourneaux, et où se rend la hotte, doit être large et droit. En général, la section de ce tuyau doit être égale au seizième ou au vingtième de la section de l'ouverture de la hotte. Il est utile que celle-ci soit pourvue d'un rideau de laine permettant d'en rétrécir l'entrée à volonté et d'en assurer le tirage.

« 6° Pour les séances de manipulation, conformément aux instructions générales précédemment données, il est indispensable que les opérations confiées aux élèves soient strictement renfermées dans les limites du programme. Chacune de ces séances doit toujours être précédée d'une explication spéciale indiquant la marche à suivre, les phénomènes à observer, les précautions à prendre. Le professeur montera les appareils sous les yeux des élèves et leur en fera voir les produits ou les effets. Enfin, pendant toute la durée de la manipulation, il demeurera dans le laboratoire des élèves, s'assurant qu'ils ne commettent aucune erreur et qu'aucune négligence ne les expose à des accidents.

« On comprendra facilement toute l'importance de ces prescriptions. La responsabilité des établissements de l'État envers les jeunes élèves et leurs familles en fait une loi à MM. les professeurs et à MM. les proviseurs, qui ont d'ailleurs à prévoir tous les dangers que la présence de matières inflammables ou détonantes serait de nature à faire courir à l'établissement confié à leur garde. Je donnerai, toutes les fois que la nécessité l'exigera, les autorisations convenables pour corriger les inconvénients que les salles actuelles qui sont consacrées aux dépôts de produits chimiques, aux leçons ou aux manipulations, pourraient présenter. »

Cette instruction rappelle les prescriptions de l'ordonnance du 29 octobre 1846 sur les substances vénéneuses, applicables aux lycées, aux termes de la circulaire du 17 mai 1847.

3° CHAPELLE.

Chapelle des lycées. — La chapelle doit être située au rez-de-chaussée. Elle sera disposée de telle sorte que toutes les divisions y trouvent place sans se confondre, et que, de tous les points, les assistants puissent suivre facilement les exercices religieux.

Elle doit être placée dans un endroit très-apparent, et consister en un édifice simple, mais ayant bien, dans son ensemble et dans ses détails, le caractère religieux. Il convient qu'on puisse l'apercevoir du dehors, au moins dans sa partie supérieure.

Tout en lui donnant le caractère qu'elle doit avoir, on s'efforcera de réduire la dépense par l'emploi de matériaux légers et économiques.

Dans un lycée de 200 pensionnaires, les dimensions seront calculées de manière que 300 élèves au moins puissent y prendre place, sans compter les fonctionnaires.

Dimensions : largeur, 10 à 12 mètres dans œuvre ;
— longueur, 25 à 30 mètres ;
— hauteur, 12 mètres au moins.

La chapelle se composera d'une nef simple et sans transept.

Une tribune est très-utile pour recevoir les familles les jours de grande solennité.

Il serait même bien que la chapelle fût précédée d'un vestibule qui p't servir à l'agrandir en quelque sorte dans les circonstances exceptionnelles, et où pourraient se tenir les parents qui n'auraient pu trouver place dans l'intérieur.

Les voûtes seront en bois ou en briques, les piliers en fonte, s'il y a lieu, et les vitraux peints.

Dans l'intérieur, la décoration sera de bon goût, simple et sévère.

Il faut une chaire, deux confessionnaux, des bancs avec agenouilloirs, et une sacristie attenante, avec des armoires pour renfermer les vêtements et ornements sacerdotaux.

L'éloignement de toute humidité, la pénétration suffisante de la lumière solaire, la ventilation en toute saison, le facile renouvellement de l'air, enfin l'échauffement artificiel pendant l'hiver, voilà les seuls principes d'hygiène qu'on puisse établir à l'égard des chapelles des lycées et des collèges.

On devra pouvoir se rendre à couvert dans la chapelle.

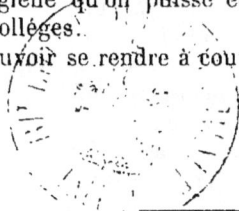

CHAPITRE V.

Latrines et urinoirs.

SOMMAIRE. — Considérations générales sur les latrines. — Nombre et situation des latrines. — De divers systèmes de latrines : à la turque, avec siége, à l'anglaise. — Nombre, situation et disposition des urinoirs. — Cabinets d'aisances et siéges. — Fosses d'aisances. — Tuyau de chute. — Tuyau d'évent; son utilité. — Conditions de salubrité des latrines; propreté et moyens de l'obtenir et de la conserver. — Ventilation. — Désinfection : procédés divers et formules.

Considérations générales sur les latrines. — « Dans l'architecture scolaire, on devrait apporter la plus grande attention à l'emplacement et à l'arrangement des latrines. Jusqu'à présent (1865) on ne peut dire que, sous ce rapport, cette branche de l'architecture se soit efforcée de remplir toutes les exigences de l'hygiène. Dans la plupart de nos bâtiments d'école, on observe que cette partie de l'édifice a été traitée avec une économie mesquine et une négligence souvent choquante, de manière à nuire à la santé des élèves aussi bien qu'à blesser leur dignité et leur pudeur. » (Docteur GUILLAUME.)

« La structure vicieuse des latrines, dit M. Lévy, est le fléau d'un grand nombre d'habitations privées, et surtout des établissements scolaires; il importe donc d'apporter le plus grand soin dans leur installation et dans le choix des matériaux à employer. »

On ne saurait donc trop recommander aux architectes chargés de construire un établissement scolaire, de veiller à ce que les latrines soient commodes, faciles à tenir propres, assez nombreuses, et qu'elles soient construites de manière à ne répandre aucune odeur.

Ce problème, qui paraît simple à la première vue, est rarement résolu avec quelque satisfaction, même dans les établissements les mieux tenus, même dans les lycées les plus récemment créés et qui pouvaient mieux que d'autres réaliser les améliorations reconnues nécessaires dans cette partie, la plus importante au point de vue hygiénique des bâtiments scolaires. Nous pourrions en effet citer plus d'un exemple du peu de soins qu'il a été apporté à cet égard dans l'installation matérielle des lieux d'aisances de plusieurs établissements. On sait que, quand ils laissent à désirer sous le rapport de leur construction et de leur disposition, ces lieux deviennent un foyer permanent d'infection pour toutes les autres parties de l'établissement, et ce n'est que par les soins les plus grands, les plus difficiles et les plus coûteux, que l'on peut pallier les vices des constructions premières. Ainsi nous avons été témoin, pendant dix ans, au lycée Napoléon, de tous les efforts dirigés dans ce but : là, malgré des lavages continuels faits cinq à six fois et plus le jour, malgré un service coûteux de désinfection régulièrement organisé, on ne saurait affirmer que la salubrité des lieux d'aisances soit irréprochable, et cependant aucun soin, aucune dépense n'est épargnée pour atteindre ce but. Ce qui laisse surtout à désirer, là comme ailleurs, c'est une bonne installation des différentes parties qui doivent composer ce tout si complexe qu'on appelle lieux d'aisances.

Ainsi une bonne installation matérielle des latrines et des urinoirs dans toutes leurs parties, tel est le problème à résoudre, telle est surtout la difficulté à vaincre.

Cette bonne installation tient, comme l'indique sommairement M. Vernois dans son *Questionnaire sur l'hygiène des lycées*, « à la disposi- « tion des cabinets tant à l'intérieur qu'à l'extérieur, au mode de siège, « au mode d'aération, aux fosses mobiles ou fixes, au mode de vidange, « au mode de distribution des eaux de lavage, à leur écoulement, au « rapport des cabinets avec les autres parties de la maison, au mode « de clôture de ces cabinets, etc. etc. »

« Le système à suivre pour l'établissement des latrines doit réunir, autant que faire se peut, les conditions suivantes :

« 1º Absence de miasmes ou d'odeurs nuisibles ou désagréables ;

« 2º Solidité, simplicité et économie des appareils ;

« 3º Conservation des matières à l'état naturel, et enlèvement aussi prompt que possible de ces mêmes matières à l'aide de procédés propres à écarter tout danger et tout inconvénient. » (A. TARDIEU.)

Voilà bien pour la partie matérielle; mais est-ce tout, car le plus essentiel peut-être est oublié? N'est-il pas vrai que, quelque bien disposées que soient les latrines dans nos maisons scolaires, elles deviennent et restent insalubres si l'action disciplinaire n'impose pas à chacun le respect de ces lieux ; si chaque fois que s'y rend un élève la propreté s'en trouve altérée? N'y a-t-il pas, dans ce dernier cas surtout, impossibilité de tenir ces lieux constamment propres et inodores? Un lavage et une désinfection de tous les instants y parviendraient à peine. Ce service serait coûteux, et par le personnel, et par les désinfectants à employer. Le budget de bien des établissements, d'ailleurs, ne permettrait pas toujours une telle dépense, et, lorsqu'il la permettrait, n'est-il pas préférable de n'avoir pas à la faire, c'est-à-dire de détruire le mal dans sa racine au lieu d'être constamment forcé d'y appliquer des remèdes qui ne sont au demeurant que des palliatifs? Voilà ce que demande avec raison la commission des logements insalubres de la ville de Paris par l'organe de M. le docteur Perrin, un de ses rapporteurs, dont nous citons avec étendue le rapport dans la suite de ce chapitre.

Mais, avant de clore ces observations générales, il convient de ne pas oublier de dire quelques mots, au point de vue moral, sur le sujet qui nous occupe; nous les empruntons au docteur Pointe :

« Sous ce rapport, les lieux d'aisances doivent être disposés de manière à ce qu'aucun des désordres à craindre ne puissent y être commis. On ne doit pas prendre cependant, comme on le fait dans quelques établissements, de trop grandes et trop minutieuses précautions. En effet des précautions exagérées et trop visibles peuvent étonner les enfants, les exciter à en chercher la cause, et, quand ils l'ont découverte, leur donner connaissance de choses qu'il importe de leur laisser ignorer. Mais on doit en prendre assez pour que, lors même qu'ils auraient déjà la connaissance du mal, la crainte d'être surpris les empêchât de s'y livrer. Des cabinets qui sont voisins des lieux surveillés, des portes qui ne bouchent pas complètement l'entrée, qui laissent dans le haut et dans le bas des ouvertures par lesquelles celui qui se renferme dans ces lieux peut, avec raison, redouter d'être aperçu de plus ou moins loin, sont, à notre avis, des dispositions suffisantes. D'ailleurs ces ouvertures ont aussi l'avantage de favoriser l'aération des latrines, où il est essentiel de ne pas laisser séjourner la mauvaise odeur et les gaz méphitiques. »

Les moyens de réaliser ces conditions varient selon les circonstances et les localités; ils peuvent être cependant ramenés à quelques principes généraux que nous développerons dans le courant de ce chapitre.

En vue de l'attention toute particulière que ce sujet réclame, nous avons été conduit à développer, autant que le permettent les limites de ce livre, tout ce qui est essentiel à connaître relativement à l'établissement et à la tenue des lieux d'aisances. A cet effet, nous nous sommes entouré des documents les plus autorisés, et, grâce à eux, nous sommes convaincu qu'on ne nous lira pas sans quelque utilité, et qu'on arrivera bientôt à comprendre la nécessité d'un changement radical, tant dans l'installation que dans la tenue des lieux d'aisances, qui laisse tant à désirer dans nos établissements scolaires.

Nombre et situation des latrines. — On ne peut assez insister sur la nécessité qu'il y a d'établir des latrines en assez grande quantité, c'est-à-dire pour chaque classe au moins *un* cabinet. On respecte ainsi beaucoup mieux toutes les convenances, et on ôte aux élèves de différentes classes l'occasion de se trouver ensemble, et de pratiquer, en les propageant, de mauvaises habitudes.

Des latrines doivent être placées dans toutes les cours de récréation et dans la cour des classes.

Quatre ou *cinq* loges dans chaque cour, accolées l'une à l'autre sur la même fosse, complètement séparées par des cloisons en émail, sont demandées par le docteur Pavet de Courteille. Un projet sur l'installation matérielle des lycées voudrait pour chaque cour *six* loges de lieux d'aisances et *dix* urinoirs.

Si les études sont au premier étage, il est nécessaire d'avoir des latrines à proximité et au même étage, pour que les élèves ne soient pas obligés de descendre dans la cour.

Il est bien entendu que les appartements particuliers des fonctionnaires auront leurs latrines à part.

Il doit y avoir aussi des latrines particulières pour les gens de service.

Il importe de les éloigner des logements, surtout des chambres à coucher; l'espace qui les sépare sera converti en un vestibule sinueux, et fermé par des portes doubles.

Ainsi il n'y aura pas de latrines à côté des dortoirs. L'expérience a démontré que, dans ces conditions, les latrines avaient plus d'inconvénients que d'avantages. Elles sont inutiles aux élèves pendant le jour, et il est difficile d'empêcher les domestiques de s'en servir. Malgré toutes les précautions, elles ne sont jamais complétement inodores.

Il suffit d'avoir une chaise percée dans un cabinet à côté de chaque dortoir.

Les instructions hygiéniques demandent que les cabinets d'aisances soient établis, autant que possible, dans un préau découvert, isolés, regardant le nord, convenablement aérés et ventilés, et situés de manière que, de leurs classes ou de leurs études, les maîtres puissent les surveiller.

Séparées des bâtiments, les latrines présentent des inconvénients pour les enfants. Elles peuvent, en hiver surtout, compromettre gravement leur santé, lorsque, au sortir d'une chambre chaude, ils se trouvent soudain au contact de l'atmosphère glaciale de la cour.

Si on les maintient dans le bâtiment même, elles doivent être placées dans un endroit abrité contre le vent (au nord par exemple), être complétement séparées du corridor par un mur et avoir des portes doubles. Si on leur assigne un bâtiment spécial séparé de l'édifice, on doit les faire communiquer avec ce dernier au moyen d'un corridor couvert et fermé, afin que les élèves n'aient pas à subir de brusques changements de température.

« Il n'est même pas nécessaire, dit le docteur Sovet, que les lieux soient en communication couverte avec les salles d'étude. Nous recommandons au contraire de laisser une petite cour clôturée entre la porte de communication de la salle et la porte du cabinet; par ce moyen il est plus facile d'éviter l'expansion des gaz odorants dans la salle, expansion que nous avons toujours rencontrée dans les écoles qui étaient mises en communication couverte avec les cabinets. »

Divers systèmes de latrines. — Voici de quelle manière se trouvent appréciés les systèmes de latrines en usage aujourd'hui. Nous commençons par le système dit à la turque ou sans siége, celui qui est le plus en usage dans les établissements universitaires.

1º *Système à la turque.* — « Le système à la turque est celui qui jusqu'ici a paru devoir être préféré. Des siéges en porcelaine seraient d'un usage difficile pour les plus jeunes enfants. Ils ont en outre l'inconvénient d'obliger les élèves à s'asseoir les uns après les autres à la même place. » *(Projet d'installation des lycées.)*

« Quant aux lieux d'aisances, le meilleur système est le système à semelles, dans lequel la section des lunettes est aussi réduite qu'il est possible. » (DUMAS.)

« Depuis quelque temps, dit le docteur Simon (1), l'usage s'introduit de ne plus établir d'assises, parce qu'elles étaient une source de malpropreté. On se borne à faire dans le pavé une ouverture au-dessus de laquelle on se tient accroupi, au moyen de poignées placées à droite et à gauche ; la position accroupie est certainement la plus convenable à des jeunes gens pour l'accomplissement de la fonction à laquelle on va satisfaire dans ces lieux, car dans cette position l'abdomen est plus ou moins comprimé par les cuisses, ce qui rend inutiles les grands efforts des muscles abdominaux ; d'un autre côté, les anneaux inguinaux sont fortement pressés, de sorte qu'il est absolument impossible qu'il se forme une hernie, tandis que la contraction des muscles abdominaux peut produire cet accident lorsque l'on est assis sur un siége.

« Cette nouvelle forme est aussi plus favorable à la propreté ; on nomme lieux à la turque les latrines ainsi disposées. Le caveau qui reçoit les déjections lorsqu'il n'est pas traversé par un courant d'eau qui les emporte, doit être vidé souvent, à moins que l'on n'emploie le procédé dont on se sert depuis quelques années pour rendre les fosses inodores. »

M. A. Tardieu pense avec raison « qu'il faut proscrire d'une manière absolue les cabinets dits à la turque, parce que cette disposition implique forcément la malpropreté et qu'elle constitue un écueil contre lequel viendront échouer toutes les tentatives d'amélioration. »

« Nous devons signaler ici, pour la proscrire d'une manière absolue, une disposition qui se rencontre encore dans beaucoup d'établissements. Nous voulons parler de siéges multiples, ou plutôt de trous à la turque séparés les uns des autres par de simples barres d'appui. Cette disposition est contraire à la décence et blesse trop directement des sentiments qu'il faut chercher à maintenir et à développer. » (A. TARDIEU.)

2° *Système avec siége*. — La commission des logements insalubres de la ville de Paris voudrait voir s'introduire dans les écoles l'usage de siéges sur lesquels on puisse s'asseoir ; elle indique en général, pour le siége, des cuvettes à fermeture hermétique et souvent à bascule, et, pour le sol, une inclinaison suffisante, afin que les liquides s'écoulent facilement par la goulotte au-dessus de la soupape. « Nous n'espérons pas, dit-elle, obtenir immédiatement le changement des mauvaises habitudes qui entretiennent si souvent dans les latrines la plus hideuse malpropreté ; mais nous croyons que le seul moyen d'agir efficacement sur ces mauvaises habitudes est de les combattre avec une infatigable persévérance, en mettant d'ailleurs à la disposition des visiteurs des locaux propres et commodes.

« La commission a profité avec empressement de la visite générale des écoles pour agir sur la jeune population qui les fréquente. Partout la commission a recommandé l'installation de latrines d'une propreté irréprochable et placées sous la surveillance d'une personne spéciale. On a

(1) *Hygiène appliquée à l'éducation.* 1827.

lieu d'espérer que les enfants prendront dans nos écoles, sous l'influence de ces mesures, et grâce aussi à la bonne volonté des instituteurs, des habitudes d'ordre et de propreté, et formeront une génération plus disposée à respecter les règles de l'hygiène. Les idées de la commission à cet égard ont été développées dans un rapport confié à M. le docteur Perrin, et dont nous avons donné des extraits aux articles *Ventilation, Désinfection.* »

Ce rapport conclut ainsi :

« 1° Les moyens actuellement usités dans nos écoles, dans le but d'assurer la bonne tenue et l'entretien de salubrité des cabinets d'aisances à l'usage des enfants, sont insuffisants.

« 2° Ces moyens, comme tous ceux qu'on pourra prescrire encore, resteront incomplets tant qu'on n'aura pas fait cesser la mauvaise habitude qu'ont les enfants de monter sur les siéges, et de transformer les cabinets d'aisances en autant de foyers d'infection permanents.

« 3° Parmi les mesures susceptibles de remédier aux inconvénients signalés, nous indiquerons, comme indispensables, les deux suivantes : 1° substitution aux siéges en pierre et aux trous dits à la turque de siéges recouverts en bois, sur lesquels tous les enfants seront tenus de s'asseoir; 2° établissement, dans chaque école, d'un service spécial de surveillance et d'entretien de propreté des cabinets, placé sous la responsabilité personnelle du directeur ou de la directrice.

« 4° Les nouveaux siéges devront réunir les dispositions principales suivantes : hauteur, 30 centimètres ; cuvettes émaillées, profondes, béantes; lunette à 10 centimètres du bord antérieur du siége, pour les écoles, et à 6 ou 7 seulement pour les salles d'asile ; pour celles-ci, les siéges continueront à avoir la hauteur réglementaire habituelle, soit 15 centimètres.

« La tablette du siége sera en bois de chêne non peint, raboté, lisse et bien doux.

« Les parois intérieures des cabinets seront peintes en couleur claire à l'huile, à base de blanc de zinc.

« 5° Dans les écoles et les salles d'asile destinées aux garçons, établir en nombre suffisant des urinoirs en stalles d'ardoise, munis, toutes les fois que la situation de l'établissement le permettra, d'un filet d'eau fonctionnant à volonté.

« 6° Les améliorations qui précèdent, une fois introduites dans nos établissements scolaires, rendront alors possible la suppression d'un service spécial de désinfection.

« 7° Quant à l'infection des cabinets produite par les émanations directes de la fosse d'aisances, il y aura lieu, dans le cas d'insuffisance du tuyau d'évent, de recourir à d'autres moyens éprouvés de ventilation que la commission des logements insalubres, qui les expérimente en ce moment, fera connaître ultérieurement.

« 8° Les agencements strictement indispensables pour chaque école, qui viennent d'être énumérés, n'excluent en aucune façon les améliorations particulières que certaines conditions spéciales à quelques établissements scolaires pourront exceptionnellement nécessiter. » (*Rapport lu et approuvé dans la séance du 20 mai 1865.*)

3º *Système à l'anglaise.* — Dans les appartements particuliers des fonctionnaires on doit préférer le système des lieux dits à l'anglaise, à cuvettes en porcelaine, se fermant par le fond à l'aide d'une soupape ou d'un piston qui empêche les gaz de s'échapper au dehors.

Cette cuvette doit être maintenue très-propre, et certaines se lavent presque d'elles-mêmes lorsqu'on y a ajouté un réservoir d'eau et un tuyau qui amène l'eau dans la partie supérieure de la cuvette, et la projette fortement en lui donnant une direction spirale qui lui en fait faire plusieurs fois le tour.

Nombre, situation et disposition des urinoirs. — Parmi les conditions de salubrité et de propreté les plus essentielles dans les lieux habités par les élèves, il importe de ne pas négliger celles qui se rapportent à l'écoulement des urines.

Il faut dans chaque cour environ dix urinoirs.

Il convient de réserver, à côté des cabinets d'aisances qui sont à siège, une petite pièce avec cuvettes destinées à recevoir les liquides des vases de nuit et à servir d'urinoirs. Il serait très-difficile de maintenir la propreté dans les latrines à siège, et cela à cause de la manière même dont l'homme satisfait à ses besoins les plus habituels. Dans les établissements réservés aux femmes, le siège étant le lieu naturel de l'émission des urines, les cuvettes placées dans le cabinet spécial serviront à recevoir les liquides des vases de nuit.

Les urinoirs doivent être séparés des latrines ; les chéneaux de bois, en s'imbibant d'urine, répandent toujours une odeur ammoniacale qui peut nuire à la santé ; c'est pourquoi on doit leur préférer les chéneaux en métal ou en ardoise, et y faire filtrer, quand cela est possible, un filet d'eau. On doit leur donner une pente convenable et les faire aboutir à un réservoir mobile, quand, du reste, il n'existe pas de canaux-égouts. L'avantage qu'on tire du réservoir mobile c'est de pouvoir le changer souvent, sans être obligé de puiser son contenu pour le vider ; il remplit ainsi mieux les conditions hygiéniques, et contribue à entretenir la propreté des lieux et la pureté de l'air.

Le plancher des urinoirs doit être construit de la même manière que celui des latrines.

Les parois des urinoirs doivent être garnies de lave émaillée ou de porcelaine, et continuellement arrosées par un filet d'eau qui se rendra, mélangé avec les urines, dans un réservoir dont la communication doit être obtenue par une cuvette à fermeture hydraulique.

« Les urinoirs communs seront désormais enduits en laque sur leurs parois et présenteront, un peu au-dessous du sol, une cuvette fermée par une petite grille et aboutissant au bas, par un conduit, à un puisard ou à un réservoir ; des urinoirs de ce genre sont établis aujourd'hui en très-grand nombre, à Paris, dans les angles rentrants des maisons. » (*Instruction du 14 mai 1849.*)

Disposition des cabinets et des siéges. — La disposition de ces deux parties des latrines a une grande influence sur l'infection qu'elles occasionnent, par l'odeur qu'elles peuvent donner elles-mêmes, ou par le passage facile qu'elles peuvent offrir aux émanations de la fosse.

Les latrines des cours doivent se composer d'une suite de petits cabinets avec portes à claire-voie, s'ouvrant facilement et se refermant d'elles-mêmes.

Ces cabinets doivent être réduits à l'espace strictement nécessaire, disposition qui n'est pas sans importance pour la propreté.

On empêchera les infiltrations d'urine en recouvrant le *sol* des cabinets d'une planche de métal, ou en le pavant avec des pierres, briques ou carreaux plongés au préalable dans du bitume brûlant, puis hourdés et mastiqués de bitume.

« Il faudra revêtir le sol des cabinets ainsi que les parois inférieures de dalles parfaitement jointes, ou d'une couche imperméable qu'on puisse laver deux fois par jour. » (*Circulaire du* 11 *septembre* 1866.)

L'asphalte, l'ardoise sont les matériaux les meilleurs pour faire un bon plancher. Les plus mauvais sont le bois, qui s'imbibe trop facilement des liquides et des miasmes.

On donnera au sol une pente légère qui se termine en une rigole pour le lavage et l'écoulement des liquides.

Si le sol des cabinets d'aisances n'a pas une inclinaison suffisante, n'est pas uni, et présente des cavités où puissent séjourner les liquides, ceux-ci peuvent se putréfier et occasionner une infection indépendante de celle qui pourrait venir de la fosse.

Les parois de chaque cabinet seront recouvertes de faïence, d'ardoise, ou de pierres polies jusqu'à une hauteur convenable, 1 mètre au moins.

On ménagera dans le haut des cabinets un espace vide pour la circulation de l'air.

On facilitera l'aération à l'aide de fenêtres en claire-voie.

Siéges. — Les siéges seront en bois de chêne avec un couvercle également de chêne, le tout bien poli et soigneusement ciré. Il faut, en le surmontant d'une niche ou d'un obstacle quelconque, empêcher les visiteurs de monter dessus et de prendre une position autre que celle indiquée par le nom même de cette partie les latrines.

La lunette sera garnie d'une cuvette à entonnoir de faïence ou de terre cuite vernie.

La cuvette devra fermer hermétiquement. (V. note 1, page 111.)

Fosses d'aisances. — « Les matières peuvent s'écouler soit dans une fosse permanente, soit dans une fosse mobile, soit dans un égout commun.

« Dans la première hypothèse, la fosse doit être construite selon les règles de l'art et les prescriptions des règlements locaux.

« Dans la deuxième hypothèse, on peut adopter pour les fosses mobiles les arrangements et les précautions en usage à Paris et à Lyon.

« Enfin la troisième hypothèse n'est admissible que dans les localités et pour les habitations où l'établissement des fosses permanentes ou mobiles est absolument impraticable ; il convient en tout cas de combiner cet expédient avec un système d'égouts et de réservoirs qui empêche la perte absolue des matières, mais qui ne permet pas malheureusement de les conserver dans toute leur utilité et leur valeur. » (A. Tardieu.)

Les fosses d'aisances seront placées loin des caves, loin des puits. Leurs angles seront arrondis ; toutes leurs parties seront en meulière bituminée, sans crevasses, sans fissures.

Doit-on avoir des fosses permanentes, ou n'est-il pas préférable d'avoir des fosses mobiles qui permettent d'enlever la matière pour ainsi dire jour par jour ?

M. Lévy répond ainsi à cette question de l'instruction du 10 mai 1864 :

« Le système des fosses mobiles est une invention précieuse pour la salubrité des habitations, et déjà le temps en a sanctionné l'usage. Un appareil du genre de celui que M. Casencuve a proposé se trouve figuré dans un ouvrage ancien que possède M. Chevallier. Déjà, en 1788, Gautier en avait proposé un autre pour la séparation des matières liquides et solides. Il convient d'établir les fosses mobiles, composées, comme on sait, de deux étages de tonneaux qui communiquent par des cylindres, non dans des caves profondes dont les marches se dégradent par le passage fréquent des tonneaux, et où la surveillance est difficile, mais dans des rez-de-chaussée auxquels on applique des tuyaux d'évent. De cette manière on les rend parfaitement inodores : il faut veiller à ce que les tuyaux soient bien placés, et empêcher que les matières ne se déversent sur le sol. Avec les soins de simple propreté, le système des fosses mobiles est infiniment préférable aux latrines avec fosses. « Il « peut s'appliquer partout : il facilite l'enlèvement des matières et « permet de le faire sans odeur et sans malpropreté ; il préserve les « ouvriers des dangers de l'asphyxie ; il empêche la dégradation de nos « édifices, et contribue à augmenter la masse disponible des engrais. » (Parent-Duchatelet.)

Tuyau de chute. — Les cabinets d'aisances communiquent directement avec la fosse par le tuyau de chute : il faut donc prévenir le reflux de l'air intérieur de la fosse. On y parvient soit par une soupape qui ferme hermétiquement les sièges, soit par un tuyau d'évent tout à fait distinct du tuyau de chute.

Les tuyaux de décharge ou d'évacuation doivent communiquer aussi directement que possible avec la fosse permanente ou mobile, ou l'aqueduc destiné à recevoir les matières.

Leur surface doit être complétement lisse et polie, et la matière dont ils sont composés doit n'être point susceptible d'être corrodée ou oxydée par le contact des déjections et l'action des gaz qui se dégagent de celle-ci.

Le mauvais état des tuyaux de chute est une des causes les plus ordinaires de l'infection qui provient des latrines ; ils se font en poterie mal cuite dont les joints ne sont pas ajustés exactement; les plâtres qui les enveloppent s'imprègnent d'une humidité fétide qui s'étend aux murs d'adossement; ceux-ci se dégradent; leur mortier, leur plâtre surtout se décomposent; les bois de charpente ou de cloison pourrissent. On substitue avantageusement à ces conduits en poterie des tuyaux en fonte dont les joints sont bouchés avec un soin particulier par du mastic : cette précaution ne suffit pas pour empêcher les émanations : il faut encore isoler le tuyau dans un coffre en plâtre, libre dans toute la hauteur du bâtiment, ouvert en bas et au-dessus du toit seulement; ce coffre laisse entre sa face interne et le tuyau une couche d'air dont le courant emporte les exhalaisons.

Les tuyaux de raccordement des sièges aux tuyaux de chute doivent être établis à chute directe, à coupe-air ou à siphon, selon les circonstances; dans ce dernier cas surtout, il convient de pouvoir les laver de temps à autre au moyen d'un jet d'eau modéré.

Les tuyaux de chute doivent être combinés avec un système d'aérage et de ventilation qui donne issue au gaz, entraine les odeurs, et les empêche ainsi de se dégager de la lunette du siège d'aisances et de là dans les diverses parties des bâtiments.

« Le système de latrines généralement adopté est celui des latrines à la turque. Il a l'inconvénient de laisser les fosses ouvertes, et il y aurait une amélioration véritable à trouver le moyen d'arrêter les émanations par une fermeture mobile. Peut-être arrivera-t-on à combiner cette fermeture avec la ventilation même, ainsi qu'on l'a déjà essayé, ou avec le poids de l'eau, que le plus simple mouvement y ferait descendre. » (*Instruction du 10 mai 1864.*)

L'appareil Rogier-Mothes répond à cette question du Ministre sur une fermeture mobile des latrines. « Cet appareil réunit, dit M. Tardieu, des conditions de simplicité, de solidité et de prix relativement peu élevé. Cet appareil est bien conçu et fonctionne régulièrement. Placé au bas du tuyau de descente, il arrête les émanations de la fosse. Si un autre appareil ou un tube à siphon se trouve à la cuvette ou au tuyau de descente, on peut avec un tube d'évent ventiler le tuyau de descente, qui se trouve ainsi bouché à ses deux extrémités. La ventilation porte sur un volume d'air très-restreint, et peut donner un résultat parfait, même avec une très-petite énergie. »

Tuyau d'évent. — Le tuyau d'évent, d'un diamètre égal à la somme des tuyaux de chute, s'établit sur la partie culminante de la voûte de la fosse, dans laquelle il plonge plus profondément que les tuyaux de chute, et s'élève verticalement jusqu'au-dessus des toits pour s'ouvrir au midi, à l'abri des vents du nord. Il sert ainsi à l'écoulement des gaz légers qui se forment dans la fosse et qui en sont expulsés par la pression de l'air agissant sur les tuyaux de chute.

Afin d'activer le tirage du tuyau d'évent, on y place un fourneau d'appel qu'alimente l'air qui passe par l'ouverture de vidange, ou l'on fait passer par son calibre un tuyau de poêle, ou mieux encore on l'adosse aux cheminées de cuisine, dont la chaleur dilate l'air du tuyau d'évent et détermine le courant ascensionnel des gaz méphitiques.

La communication que le tuyau d'évent établit entre la fosse et l'air extérieur produit simultanément les trois effets suivants :

« 1º La pression des gaz de la fosse se met constamment en équilibre avec la pression atmosphérique. Si une circonstance quelconque donne lieu à un dégagement instantané de gaz, comme cela arrive quelquefois dans les ménages, par exemple quand on jette dans la fosse du vinaigre ou tout autre acide pouvant décomposer le sulfhydrate d'ammoniaque, les gaz qui se dégagent trouvent immédiatement une issue par le tuyau d'évent, et si les siéges ou le tuyau de chute ont des fermetures convenables, on n'a pas à craindre que la pression devienne assez forte dans la fosse pour que les gaz pénètrent dans l'intérieur des habitations.

« 2º Le second effet que produit le tuyau d'évent, c'est qu'il donne lieu à un échange incessant entre les gaz de la fosse et ceux de l'atmosphère. Cet effet résulte de la propriété de diffusion que possèdent les gaz, et par suite de laquelle, lorsqu'on fait communiquer ensemble deux capacités contenant des gaz différents, ces gaz ne restent pas superposés dans l'ordre des densités, mais chacun d'eux s'étend dans la capacité occupée par l'autre, jusqu'à ce qu'il se soit opéré un mélange uniforme des deux gaz.

« Les deux premiers effets, qui tendent à amener par le tuyau d'évent l'équilibre de pression et l'uniformité de composition entre les gaz de l'intérieur de la fosse et ceux de l'atmosphère, ont peu d'intensité et ne se produisent que lentement, surtout quand le tuyau d'évent est très-long ; mais ils suffisent pourtant pour empêcher que les gaz délétères de la fosse ne s'accumulent et ne fassent une irruption brusque dans l'intérieur des habitations, dès qu'ils peuvent trouver une issue de ce côté. L'expérience semble prouver aussi qu'ils suffisent pour empêcher les gaz de la fosse de se trouver dans la proportion des mélanges explosifs, que des circonstances accidentelles peuvent rendre si dangereux. Il se passe peu d'années à Paris où il n'y ait une explosion dans quelque fosse dépourvue d'un tuyau d'évent, soit qu'un imprudent jette un corps enflammé dans le tuyau de chute, soit même (comme cela paraît avoir eu lieu) que, le gaz sulfhydrique s'étant épanché par un siége béant dans un cabinet d'aisances en quantité suffisante pour que son mélange avec l'air soit devenu explosif, on pénètre dans ce cabinet avec une lumière.

« La sous-commission ne connaît qu'un seul exemple d'un accident de ce genre pour une fosse pourvue d'un tuyau d'évent, et encore ce tuyau était-il très-étroit (0m17 de diamètre), peut-être obstrué. On ne peut douter que la même cause de danger n'existe à un degré beaucoup plus élevé pour une fosse dépourvue d'une communication avec l'air extérieur.

« 3º Toutes les fois que, indépendamment du tuyau d'évent, la fosse communique au dehors avec un autre orifice, tel qu'un siége de cabinet d'aisances, il s'établit en général un courant très-prononcé d'un orifice à l'autre, et par conséquent une ventilation de la fosse.

« Le troisième effet signalé plus haut, et relatif au cas où la fosse communique au dehors par plus d'un orifice, est plus énergique que les deux autres, et il doit être particulièrement examiné ici. Il présente beaucoup d'analogie avec ce qui se passe dans une mine ayant deux entrées à des niveaux différents. On sait que dans ce cas il s'établit, d'une entrée à l'autre, un courant intérieur dont la direction et la vitesse dépendent du sens dans lequel la température intérieure diffère de celle du dehors et de l'écart qui existe entre ces deux températures. En général, pendant l'hiver, l'air est plus chaud et plus léger dans la mine qu'au dehors, et les deux orifices étant supposés à des niveaux différents, il arrive, comme dans un siphon renversé, que l'air entre dans la mine par l'orifice inférieur et qu'il sort par l'orifice le plus élevé. Le contraire a lieu pendant l'été.

« Des faits semblables se manifestent pour les fosses qui sont pourvues de tuyaux d'évent et qui communiquent en même temps avec un siége ouvert d'une manière permanente ou accidentelle. Selon que la température moyenne de la colonne d'air qui pèse sur l'orifice de ce siége est inférieure ou supérieure à la température moyenne de l'intérieur du tuyau d'évent, il arrive (abstraction faite des causes perturbatrices dont il sera question plus loin) que, dans le premier cas, le courant d'air va du siége au tuyau d'évent ; que, dans le second, il entre par celui-ci et entraîne les gaz de la fosse dans le cabinet d'aisances, et que la vitesse du courant direct ou inverse est d'autant plus grande que les deux températures diffèrent davantage.

« Voilà, d'une manière générale, ce que l'ensemble des observations a pleinement confirmé. Mais la température n'est pas la seule circonstance qui agisse dans ces phénomènes, et ils sont modifiés dans les détails par diverses causes de perturbation. C'est ainsi que la direction et la vitesse du vent, la forme et la position des orifices, les courants d'air accidentels, tels qu'en produit l'ouverture ou la fermeture d'une porte ou d'une fenêtre, ou l'appel d'une cheminée peu éloignée, sont autant de causes accessoires qui exercent une action très-complexe et qui peuvent, lorsque la différence des températures est faible, devenir tout à fait prédominantes. » (*Extrait du rapport de* M. PERRIN *du* 20 *mai* 1865.)

Utilité des tuyaux d'évent. — « Les tuyaux d'évent, dit le docteur Beaugrand, sont souvent plus nuisibles qu'utiles. Ainsi, quand la température du cabinet est supérieure à la température extérieure, quand les tuyaux de chute sont dans le voisinage d'une cheminée, quand les cabinets ouvrent sur une cage d'escalier où existe un courant ascensionnel rapide, alors l'appel se fait par les tuyaux de chute ; les gaz de la fosse s'y précipitent, et l'air extérieur descend par le tuyau d'évent pour s'y rendre à son tour chargé des produits fétides exhalés par les matières de la fosse, alimentant ainsi le courant, qui devient continu tant que la cause persiste. » (A. BECQUEREL, *Hygiène*.)

« Ainsi l'application du tuyau d'évent à l'assainissement des fosses et de leurs dépendances n'est pas un de ces moyens dont on puisse dire que, s'ils ne font pas de bien, ils ne peuvent pas nuire. Essentiellement utile d'une manière générale, le tuyau d'évent devient une cause grave d'infection et d'insalubrité toutes les fois que, au lieu d'aspirer les gaz de la fosse, il donne lieu à un courant inverse qui les comprime et tend à les fouler vers l'intérieur des habitations, et la principale condition à laquelle il doit satisfaire pour produire un bon effet, c'est que l'air y prenne une température qui soit supérieure à la température moyenne de la colonne d'air qui doit venir le remplacer dans la fosse.

« Ce résultat sera presque toujours obtenu, du moins en partie, par les moyens indiqués au commencement de cet article sur les tuyaux d'évent. On recommande aussi, pour atteindre ce but, de disposer l'orifice d'évacuation du tuyau d'évent de manière non-seulement à le mettre à l'abri de l'action nuisible du vent, mais de plus à faire concourir les courants extérieurs à l'effet utile du tirage qu'on veut produire. Tous les dispositifs qui sont employés avec succès pour les cheminées ordinaires peuvent être appliqués aux tuyaux d'évent. Ils sont très-nombreux.

« Pour empêcher la communication des gaz de la fosse avec les cabinets, c'est-à-dire pour remédier à l'insuffisance du tuyau d'évent, deux moyens principaux peuvent être mis en usage.

« L'un consiste à garnir le siége d'un appareil de *fermeture hermétique* qui oppose un obstacle direct et permanent à l'invasion des gaz.

« L'autre, qui est plus nouveau et qui n'a été encore employé que dans de grands établissements, consiste à opérer dans l'intérieur des fosses une *ventilation* tellement *énergique* que les gaz prennent forcément leur issue par les branches des tuyaux d'évent qui leur sont destinées.

« Cette ventilation énergique s'opère soit à l'aide d'un mécanisme mis en mouvement par une force motrice quelconque, soit par un tuyau d'appel dans lequel on allume un bec de gaz d'éclairage dont le tirage détermine un courant.

« Chacun de ces procédés de ventilation a été appliqué dans certaines localités et a fonctionné souvent avec régularité ; cependant, par suite de la dépense et des soins continus qu'ils exigent, de la difficulté qu'on éprouve à les poser dans les emplacements défavorables, et aussi par suite de la résistance que rencontre toute innovation, ils n'ont pas encore reçu d'applications assez nombreuses pour qu'on puisse être certain qu'ils rendent l'emploi de tout autre moyen inutile.

« On est donc forcé et on sera probablement forcé pendant longtemps encore d'en revenir aux appareils à fermeture hermétique pour suppléer aux procédés de ventilation ou même quelquefois simultanément avec ces procédés, à cause des variations et des inégalités inévitables auxquels les uns et les autres sont sujets.

« Quant au choix à faire entre les appareils à fermeture hermétique (1), nous dirons, comme nous l'avons fait pour les moyens de chauffage et d'aération des classes, qu'il serait assez difficile de se prononcer sur ceux qui méritent la préférence. Ils ont tous des avantages ; ils ont aussi des inconvénients qui tiennent moins à leur imperfection intrinsèque qu'à la négligence avec laquelle on s'en sert.

« Ceux de ces appareils qui ont l'usage de l'eau pour accessoire, comme on en voit dans toutes les habitations particulières entretenues avec soin, seront toujours préférables aux autres, et la facilité avec laquelle ils fonctionnent dans ces habitations prouve qu'avec de la bonne volonté on pourrait s'en servir partout ailleurs ; mais jusqu'à présent l'incurie et l'indifférence de ceux qui fréquentent les lieux communs se sont opposées à leur adoption.

« Les seuls appareils qu'on ait pu prescrire dans les lieux communs sont ceux qui fonctionnent automatiquement par des moyens mécaniques, sans exiger aucun soin de la part des personnes qui fréquentent ces lieux. S'il est vrai que les appareils mécaniques sont sujets à se déranger et exigent assez souvent des réparations, ils ont d'un autre côté l'avantage inappréciable d'intercepter presque constamment la communication des gaz de la fosse avec les cabinets ; or cette communication est ce qui produit la plus grande de toutes les infections. La commission, tout en regrettant l'imperfection de ces sortes d'appareils, a donc cru devoir en indiquer l'usage comme nécessaire dans un certain nombre d'écoles. Elle a dû néanmoins, dans quelques circonstances, tolérer les ouvertures libres ou béantes des tuyaux de chute ; mais elle a exprimé et elle exprime encore le vœu qu'on puisse arriver un jour à la suppression radicale et absolue de ces sortes d'ouvertures, dont l'existence sera toujours inconciliable avec une parfaite salubrité, tant que l'emploi des moyens énergiques de ventilation ne sera pas assez généralisé et rendu assez praticable pour qu'on puisse s'en contenter. » (*Extrait du rapport de M.* Perrin *du* 20 *mai* 1865.)

Conditions de salubrité des latrines. — « Les latrines présentent aujourd'hui, dans toutes les institutions publiques et privées, de mauvaises conditions : elles sont à la fois repoussantes par leur *malpropreté* et leur *odeur* ; elles sont en même temps *insalubres*, à raison des courants d'air qui les traversent, et qui frappent les enfants dans l'état d'immobilité et de nudité ; elles peuvent devenir la cause occasionnelle de nombreuses maladies, et présenter, dans une épidémie

---

(1) « L'ouverture du siége doit pouvoir se fermer hermétiquement. Dans les écoles primaires de Boston, les charnières du couvercle sont faites en caoutchouc, afin que le couvercle se referme de lui-même, et parce que les charnières en métal s'oxydent et se détériorent. On fait aussi en cristal les charnières de la valve inférieure qui sert à la fermeture de l'orifice. Un appareil en forme de soupape, qui ferme le tuyau au moment où on quitte le siége, devrait être introduit partout. Les frais sont peu considérables, comparés aux avantages qu'offrent ces appareils. » (Docteur Guillaume, *Hygiène.*)

cholérique, des dangers bien autrement sérieux, soit en déterminant une diarrhée qui dispose éminemment au choléra, soit en transformant une diarrhée déjà existante, et dont on aurait pu facilement arrêter le cours, en un choléra souvent mortel. » (*Instruction du 14 mars 1849.*)

Jamais on ne jettera dans l'intérieur des latrines des débris de végétaux ou d'animaux, d'eau de savon, qui hâteraient le développement du méphitisme.

M. le docteur Perrin signale en ces termes une des causes d'insalubrité des latrines qu'il voudrait justement voir disparaître de nos établissements scolaires :

« Il est facile de reconnaître que le méphitisme spécial constaté dans nos écoles dépend moins peut-être de la tenue insuffisante des cabinets, au point de vue de l'entretien de salubrité, que du détestable usage que les enfants font des siéges d'aisances en montant dessus. L'insalubrité qu'on y rencontre tient moins à la disposition des lieux d'aisances qu'au mauvais usage qu'on en fait.

« Les cabinets d'aisances auront beau être convenablement disposés, bien situés, suffisamment aérés et éclairés, munis même d'un siége de la forme la mieux comprise, rien ne s'opposera au méphitisme qui leur est inhérent si on ne réforme les habitudes actuelles et repoussantes des enfants, et si en même temps les mesures propres à assurer dans cette importante dépendance des établissements un entretien complet et permanent de salubrité laissent à désirer.

« Ce méphitisme subsistera, d'ailleurs, tant que nous ne proscrirons pas, dans nos écoles, l'habitude qu'ont les enfants de monter sur les siéges, et de créer ainsi autour d'eux, et à tout moment, la source permanente et irrémédiable d'infection dont on se plaint. Là est la plaie, l'unique plaie qu'il s'agirait d'abord de faire disparaître; cela fait, comme nous allons actuellement essayer de le démontrer, toutes les autres améliorations suivront d'elles-mêmes et deviendront alors sûrement efficaces (1). » (*Extrait du rapport de* M. PERRIN *du 20 mai 1865.*)

Propreté des latrines. — On doit recommander aux commissions d'hygiène de veiller à ce que les soins de propreté soient donnés aux lieux d'aisances avec la même régularité et la même ponctualité qu'aux autres parties de l'édifice.

« Il faut tenir les dalles et le siége dans un état constant de propreté, à l'aide de lavages fréquents. On doit renouveler souvent aussi le lavage du sol et celui des murs, qui doivent être peints à l'huile et au blanc de

(1) « Il n'est point hors de propos, dit Adelon, de parler ici d'une tradition des écoliers paresseux qui passent une partie des heures de la classe dans les lieux d'aisances. Tandis qu'ils croient ainsi échapper à la surveillance des maîtres, au travail, et qu'ils s'abandonnent à des habitudes que la fainéantise seule conseille, que l'hygiène et la morale réprouvent également, ils compromettent leur santé de la manière la plus grave; rarement ils échappent aux maux d'yeux, aux douleurs de tête, aux maladies de poitrine et d'estomac. La laideur et la mauvaise santé sont le châtiment infaillible de leur déplorable conduite. »

zinc; chacun de ces cabinets doit être clos au moyen d'une porte; enfin il faut autant que possible éviter les angles dans la construction des cabinets. » *(Instruction du conseil d'hygiène.)*

A cet effet l'eau de pluie devrait être rassemblée dans un réservoir pour servir au nettoyage quotidien des fosses d'aisances. Partout d'ailleurs où l'on pourra utiliser le trop-plein des fontaines ou une distribution d'eau dans les latrines et les urinoirs, on ne devra pas manquer de le faire, comme mesure de propreté trop rarement employée dans nos établissements scolaires.

« Quant à la propreté, on parviendra certainement à la maintenir, quoique avec difficulté; les chefs d'établissement, il faut le reconnaître, auront besoin de toute leur fermeté pour lutter contre la force d'anciennes habitudes que la malpropreté habituelle de ces lieux rendait pour ainsi dire excusable, mais dont on devra triompher quand les anciennes dispositions de ces lieux auront disparu. On obtiendra certainement ce résultat important en tenant les latrines nouvelles parfaitement propres et sèches, en remplaçant les siéges en pierre par d'autres en bois, en s'abstenant de tout lavage, et en plaçant à une hauteur déterminée une planche qui empêchera les élèves de monter sur ces siéges, où ils ne pourront plus se placer autrement que dans la position assise. » *(Instruction du 14 mars 1849.)*

« Je suis porté à croire qu'en mettant un certain luxe d'installation et de propreté dans ce local, on habituera, avec de la vigilance, les enfants à le respecter. C'est par une propreté très-grande et par des observations faites à propos qu'on obtiendra que les élèves respectent les locaux qui sont à leur usage. » *(Instruction du 10 mai 1864.)*

Ce respect des lieux, cette extrême propreté de la part des enfants, tant désirés par l'hygiène, et qui au premier abord peuvent paraître impossibles à acquérir, ont été cependant obtenus dans plusieurs écoles par la commission des logements insalubres de Paris. C'est ce que constate l'extrait suivant du rapport de M. le docteur Perrin du 20 avril 1865 :

« Parmi les objections que l'on peut faire au but que la commission poursuit, c'est-à-dire l'extrème propreté de la part des enfants dans la fréquentation des cabinets d'aisances, il en est une, non sans quelque valeur en apparence, qui concerne particulièrement les écoles de garçons. On a dit que les garçons, de nature plus turbulente, moins dociles, ne se plieraient que bien difficilement à la réforme hygiénique projetée. C'est à ces objections que nous allons essayer de répondre. Et d'abord nous dirons que si dans toutes les écoles primaires municipales de garçons nous n'avons pas rencontré un seul établissement dans lequel les enfants aient les habitudes de propreté dont nous avons cité quelques exemples dans les écoles de filles, c'est que dans les premières tous les siéges sont en pierre, ou remplacés par des trous à la turque, ce qui a empêché absolument jusqu'à présent toute réforme à cet égard de la part des directeurs les mieux intentionnés. Aussi quand, dans le cours

de ses investigations, quelques-uns d'entre eux sont venus déclarer à la
sous-commission qu'ils étaient prêts à seconder ses efforts dans la réforme qu'elle se proposait si l'Administration consentait à mettre à la
disposition des enfants des cabinets d'aisances convenablement installés,
c'est-à-dire avec siéges en bois, cuvettes émaillées, et, extérieurement
à ces cabinets, un certain nombre d'urinoirs salubres, n'avons-nous plus
hésité à mettre à profit une aussi bonne occasion de fournir la preuve
que nous cherchions.

« L'école de garçons rue de la Réunion, n° 4, à Auteuil-Paris, école
dirigée par M. Thouroude, fut entre autres choisie pour les expériences.
Cette école, plus que médiocre au point de vue de son installation générale, privée de concierge, n'ayant pour cent cinquante enfants que deux
cabinets d'aisances situés dans un des angles du préau découvert, loin
de toute surveillance facile, fut désignée par la sous-commission précisément à cause de cette mauvaise installation, afin que, en cas de succès
dans l'expérience qui allait être tentée, il en résultât pour tout le monde
la certitude que partout ailleurs la même expérience pourrait également
réussir.

« Les agencements demandés furent les suivants :

« Substitution, dans les deux cabinets d'aisances à l'usage des enfants,
« aux siéges en pierre actuels, de siéges en bois peint, de 0ᵐ30 de hau-
« teur, béants et munis de cuvettes émaillées et profondes.

« Recouvrement desdits siéges d'une tablette en bois blanc, sapin
« choisi, non résineux, raboté et lissé bien doux.

« Le pourtour de chaque cabinet, au bas des cloisons et au-devant du
« siége, sera revêtu d'une planche de 0ᵐ10 de hauteur environ, et
« peinte en gris ou en brun foncé.

« Les murs intérieurs seront peints en couleur à l'huile, à base de
« blanc de zinc, et à trois couches, couleur de pierre ton clair.

« Les menuiseries, les portes et le devant du siége seront peints à
« l'huile en gris clair.

« A titre d'expérience accessoire, un seul cabinet aura ses murs re-
« vêtus de carreaux de faïence blanche dans une hauteur de 1ᵐ30. Ce
« revêtement gagnera le pourtour entier en régnant à la même hau-
« teur.

« Le sol sera formé par une dalle de pierre plate (pierre dure), avec
« légère inclinaison du côté de la porte, et élevé de 0ᵐ10 environ au-
« dessus du sol de la cour.

« Établir quatre stalles d'urinoirs en cloisons d'ardoise à côté et à
« l'extérieur des cabinets, avec seuil en pierre de 0ᵐ10 à 0ᵐ15 de sur-
« élévation par rapport au sol de la cour, et incliné vers le caniveau
« d'écoulement pour les urines, qui sera en forme de gargouille pour le
« creusement.

« Prolonger de 3 mètres au moins le tuyau d'évent actuel, surmonter
« ce tuyau d'un chapeau métallique. Placer à hauteur d'homme, dans
« ledit tuyau, un bec de gaz du plus petit calibre ; au droit pratiquer un

« guichet avec porte de lanterne fermant bien hermétiquement et garnie
« d'un verre épais.

« En contrebas, à 0m40 au-dessous environ du bec de gaz, établir une
« soupape à clé, dont la plaque sera une toile métallique à mailles de
« 0m005 à 0m007 environ (il serait à désirer que le guichet et la clé de
« la soupape fussent placés dans le cabinet de l'instituteur). »

« Votre sous-commission a hâte de le déclarer, l'expérience tentée a
réussi de la manière la plus complète, et nous ajouterons qu'elle se continue avec le même succès depuis cette époque : quelques jours seulement ont suffi à M. Thouroude pour faire oublier à ses élèves leurs
tristes habitudes d'autrefois. Tous les enfants actuellement se placent
assis sur les siéges. Ajoutez à cette surveillance, ce qui est également
d'une importance extrême, quelques mesures réglementaires relatives
aux heures de fréquentation des cabinets, et vous aurez tout le secret
des améliorations remarquables si rapidement obtenues dans cette école.

« Ces améliorations incontestables, que nous n'avons rencontrées dans
aucune de nos écoles primaires municipales de garçons, sont réalisées
depuis longtemps dans quelques établissements d'instruction d'un ordre
plus élevé. Sous ce rapport, le collége municipal Chaptal peut être considéré comme un modèle parfait à suivre, modèle qu'il serait bien
désirable de voir imposer d'office par Son Exc. M. le Ministre de l'instruction publique aux établissements d'instruction de la même importance,
et spécialement à tous les lycées impériaux.

« Chacune des deux grandes divisions de ce collége, composée de cinq
cents élèves environ, possède, dans son préau découvert, des cabinets
d'aisances et des urinoirs avec filet d'eau, d'une propreté admirable. Les
siéges sont recouverts en bois ; les cuvettes, émaillées et béantes.

« Chaque visiteur s'assied, et un surveillant est toujours prêt à réparer
ou à prévenir toute souillure accidentellement produite. Cette surveillance, déjà si précieuse à tant de titres, a pu, en outre, dans une
circonstance grave, et à l'époque du règne, à Paris, d'une épidémie de
diarrhée de nature suspecte, être utilisée de la manière la plus ingé-
nieuse dans l'intérêt de la santé menacée des élèves et dans le sens des
visites dites préventives dont notre président vous a, avec tant d'autorité, rappelé les précieux avantages (1).

« Quoi qu'il en soit, il est donc possible d'obtenir, dans les écoles destinées au sexe masculin, les usages de propreté que nous avons recon-
nus dans quelques écoles de filles. Aucun doute à cet égard ne peut
plus s'élever désormais.

« Maintenant par quels moyens pratiques étendre successivement, à
plus de deux cents établissements scolaires indistinctement, des améliorations aussi désirables ? Ce qui précède doit déjà le faire pressentir :
il faudra de toute évidence, dans chaque établissement, installer d'abord

(1) L'installation des cabinets d'aisances de l'École commerciale de l'avenue
Trudaine est également très-satisfaisante.

des siéges convenables, puis organiser une surveillance active, qui pourra peut-être varier dans ses moyens d'exécution, mais sans que jamais elle puisse faire défaut un seul jour.

« Le genre de surveillance le plus parfait, celui auquel la commission des logements insalubres a, dans plusieurs discussions sur ce sujet, paru donner la préférence, serait sans contredit l'installation dans chaque école, et peut-être seulement dans chaque maison d'école, comme cela précisément existe au collège Chaptal que nous venons de citer, d'une femme de service spécialement attachée à l'entretien de salubrité et à la surveillance des cabinets d'aisances.

« Une pareille surveillance, outre qu'elle serait le moyen par excellence d'atteindre le but qu'on se propose, aurait probablement encore pour conséquence peu éloignée, sinon immédiate, la suppression du service de la désinfection. A quoi bon, en effet, le maintien d'un pareil service, si désormais les causes d'insalubrité qui l'ont motivé ne doivent plus réellement exister? N'est-il pas certain qu'avec les habitudes de décence et de propreté inculquées aux enfants dans le nouveau mode d'usage des siéges, le nettoyage du cabinet se réduira le plus souvent, pour la femme de service, à balayer le sol, qui ne sera plus que rarement mouillé, à essuyer à sec la tablette du siége, qui ne sera plus qu'accidentellement humide ou salie, et à laver seulement les parois souillées de la cuvette. »

Ventilation des lieux d'aisances. — « Il n'est guère de cause plus grave d'insalubrité que les lieux d'aisances : un seul cabinet mal ventilé ou tenu malproprement suffit pour infecter une maison tout entière. On évite autant que possible cet inconvénient en pratiquant à l'un des murs du cabinet une fenêtre suffisamment large pour opérer une ventilation et pour éclairer. » *(Instruction du conseil d'hygiène.)*

La ventilation des cabinets d'aisances est d'une importance majeure. Quand ils sont étroits et mal aérés, l'odeur qui s'en exhale, surtout à certaines époques de l'année, peut donner lieu aux accidents les plus fâcheux. Il est toujours possible de prévenir ces accidents, et de ventiler complétement ces cabinets, par des ouvertures ou par un tuyau d'évent convenablement disposés, et dont nous avons déjà parlé page 107.

Un système de ventilation devrait être introduit dans les cabinets, et, en tous cas, les fenêtres devraient pouvoir servir de ventilateurs et donner sur la rue ou un espace libre, de manière que les émanations puissent s'échapper à l'air libre.

Divers procédés de désinfection. — La désinfection des latrines a une grande importance. Presque partout ce service laisse beaucoup à désirer.

Les latrines mal construites, que l'on ne peut éloigner pour des motifs quelconques, et celles qui, après de fortes pluies ou une chaleur trop grande, répandent une mauvaise odeur, doivent être régulièrement désinfectées.

« On remédiera à la fétidité en jetant dans les fosses, en proportion convenable et aussi souvent qu'il sera nécessaire, l'un des agents chimiques préparés dans ce but, tels que le proto-chlorure de manganèse (résidu de la préparation du chlore), ou le sulfate de protoxyde de fer (couperose verte), ou mieux encore en établissant un ventilateur qui emporte au-dessus des maisons les émanations qui se dégagent des matières fécales. » (*Instruction du 14 mars* 1849.)

Nous avons déjà parlé, pages 52 à 56, des différents désinfectants. Il nous reste à compléter ces notions générales par l'énumération des différents procédés employés à la désinfection des latrines. Nous terminerons ce chapitre par les formules de désinfection récemment recommandées :

1° Pour opérer la désinfection des fosses d'aisances, on avait recours, il y a une trentaine d'années, au chlorure de chaux dissous dans l'eau (1 kilog. dans 10 litres). La liqueur blanche ainsi produite servait aux lavages des cabinets, urinoirs, etc.

Employé pendant longtemps, ce moyen a été délaissé, parce qu'on s'est aperçu que l'excès de chaux ne tardait pas à provoquer un dégagement plus intense d'ammoniaque.

L'action du chlorure de chaux s'exerçait presque exclusivement sur l'hydrogène sulfuré, qui se trouvait détruit. L'imperfection de cette méthode ne doit donc pas empêcher de reconnaître qu'elle avait réalisé un véritable progrès.

2° Dans son instruction du 1 mars 1849, M. le Ministre de l'instruction publique recommande, pour désinfecter les fosses d'aisances, l'usage des deux moyens suivants : une poudre désinfectante et la modification des tuyaux de descente.

On prend les résidus de l'opération qui fournit le chlore ; on sature l'excès d'acide par la chaux, et l'on fait évaporer jusqu'à siccité ; la matière sèche constitue la poudre. Les résidus des ateliers où l'on décape les métaux en grand, ceux des fabriques de galvanoplastie, peuvent remplir la même destination.

Si l'on ne peut pas se procurer les résidus dont il est fait mention, on achètera la poudre toute préparée. M. Roques, pharmacien, rue Saint-Antoine, en débite à très-bon compte ; en effet il ne la vend que 24 cent. le kilog. En jetant deux fois par semaine, le jeudi et le dimanche, 4 kilog. de cette poudre sur le sol des lieux, sur les sièges et dans les lunettes, on peut assurer que les latrines des établissements les plus considérables ne dégageront plus l'odeur infecte qu'on y respire aujourd'hui. Comme on le voit, la dépense ne sera guère que de 92 fr. par an.

3° Dans l'état actuel, la descente des matières finit à la voûte des fosses. Il faut continuer cette descente dans la fosse même, en l'évasant doucement sous forme d'entonnoir renversé, et en la conduisant jusqu'aux deux tiers de la hauteur totale de la fosse. Dans les premiers temps de l'accumulation des matières, tout se passera comme à l'ordinaire ; mais alors les matières seront encore récentes ; leur putréfaction donnera encore peu de produits, qui s'élèveront d'ailleurs dans l'atmosphère de la fosse au-dessus de l'ouverture de la descente. Lorsque le niveau des matières aura atteint cette ouverture, les matières nouvelles n'entreront dans la fosse que par une pression sur la colonne contenue dans la descente. Alors l'atmosphère de la fosse ne communiquera plus avec les tuyaux de chute, et il ne s'élèvera dans les maisons que les produits gazeux de la surface représentée par la largeur du tuyau de chute. Cette disposition, qui détruira presque complétement la communication des fosses avec l'intérieur des habitations, présente l'avantage d'être applicable partout; elle est à peine dispendieuse, et la dépense une fois faite ne se renouvelle plus.

La chute des matières imprime à l'air qui parcourt ces matières des qualités nuisibles. Les émanations s'échappent actuellement par la lunette la plus élevée. Il est urgent de prescrire que la conduite générale soit élevée désormais jusqu'au-dessus des toits. Cette modification, peu coûteuse en elle-même, aura pour effet de ventiler activement les descentes, et de perdre toute émanation dans l'air extérieur, au lieu de les faire déboucher à l'étage le plus élevé dans les habitations elles-mêmes. *(Extrait du mémoire du docteur* Sucquet, *couronné par la Société d'encouragement.)*

4° On réalise la désinfection si l'on crée ou si l'on favorise la direction des courants qui entraînent les gaz méphitiques loin des organes olfactifs. Il est bien vrai que ce n'est là qu'un résultat relatif, puisqu'on se borne à rejeter un peu plus loin, vers un voisin, le méphitisme qui nous embarrasse.

On a vu précédemment, page 107, que, pour ventiler une fosse, on établit un tuyau qui part de la voûte de la fosse et se prolonge jusqu'au-dessus des toits ; c'est le chemin que les gaz méphitiques doivent parcourir. Un règlement de police de 1810 oblige chaque propriétaire à adopter cette disposition. Il est vrai de dire que les gaz trouvent bon, le plus souvent, de ne point se plier aux lois de police, et, par esprit de contradiction, ils font précisément le contraire de ce qui avait été prévu : au lieu de s'échapper par ce long tube ménagé pour leur passage, ils reviennent avec plus d'intensité dans l'intérieur des habitations, poussés qu'ils sont par les courants d'air extérieur. Dans ce cas, le tuyau d'évent, au lieu d'être une soupape de sûreté et un exutoire, devient un propagateur du méphitisme.

Cet inconvénient a nécessité le recours au *tirage forcé* ; on a *contraint* l'air à traverser le tuyau d'évent ; pour cela on a disposé un foyer de combustible enflammé dans l'intérieur dudit tuyau, lequel se trouve de la sorte transformé en une véritable cheminée. L'air de la fosse venait ainsi se brûler et subir d'importantes modifications. L'hydrogène sulfuré de la fosse était détruit et transformé en acide sulfureux.

Mais la condition essentielle du succès c'est la combustion incessante, non interrompue.

5° Il restait à produire un progrès plus complet encore. Il fallait trouver un réactif qui, tout en exerçant une destruction de l'hydrogène sulfuré, permit la fixation de l'ammoniaque et débarrassât nos organes de l'influence fâcheuse qu'exerce sur eux l'excès de chlore.

Les sels métalliques ont offert ce triple avantage.

Le *sulfate de fer*, d'abord employé à la désinfection des matières putréfiées, retient toujours un excès d'acide, lequel excès d'acide est nuisible à l'action désinfectante

Les *sels de zinc*, plus neutres, permettent d'obtenir un meilleur résultat ; à la différence des sels de fer, ils ne tachent pas en rouille le manipulateur et ne laissent point après eux cette odeur spéciale, nauséabonde, qu'entraîne l'usage des sels ferriques.

6° Une composition très-efficace pour la désinfection est celle dont M. le Ministre de l'instruction publique a ordonné l'emploi dans tous les lycées de Paris (1). Ce sel énergique, dont l'invention et la préparation sont dues à MM. Paulet et Courtois, permet la destruction complète de l'hydrogène sulfuré et la fixation de l'ammoniaque des fosses d'aisances.

Cette matière pulvérulente (coût : 50 fr. les 100 kilog.) est d'abord dissoute dans l'eau (1 kilog. par 5 litres d'eau). Elle sert ensuite aux aspersions des murs, siéges d'aisances, urinoirs. Tout méphitisme disparaît lorsqu'elle est employée dans la proportion de 2 litres environ de solution par jour, et pour cent élèves.

Ce moyen est employé depuis quelques années, avec une certaine efficacité, dans les lycées de Paris, dans toutes les écoles communales, les palais impériaux, etc. etc.

Formules de désinfection. — Le rapport du comité consultatif d'hygiène du 28 juillet 1866, qui a été annexé à la circulaire ministérielle du 11 septembre 1866, et dont nous avons donné un extrait à l'article *Désinfectants*, page 53, renferme les formules suivantes relatives à la désinfection des latrines et des urinoirs :

1° *Désinfection des bassins et des urinoirs*. — Vider les bassins et les urinoirs, puis les tremper immédiatement dans un baquet ou grand seau renfermant un mélange composé de :

Chlorure de chaux sec. . . . . •   500 grammes.
Eau, environ. . . . .   9 litres.

Délayer le sel avec soin et agiter le dépôt au moment de l'immersion. Les vases doivent être passés dans un seau d'eau ordinaire, puis essuyés avant d'être remis en service.

A la fin de la journée, verser le contenu du récipient dans le vidoir ou dans le tuyau de chute des lieux, et renouveler la solution.

2° *Désinfection des fosses d'aisances, des cabinets et des urinoirs*. — Là

(1) Un marché pour la désinfection des lieux d'aisances, approuvé par M. le Ministre de l'instruction publique, a été passé entre tous les lycées de Paris et MM. Paulet et Courtois, rue Saint-Ambroise, 35, à Paris.

où il existe des urinoirs perfectionnés, il suffira de laver le vidoir et les urinoirs avec le mélange de chlorure de chaux indiqué ci-après.

Matin et soir, jeter dans l'orifice du tuyau de chute des lieux d'aisances ordinaires un seau (environ 10 litres) de la solution suivante :

Sulfate de fer... .... 500 grammes.
Eau .... 10 litres.
Acide phénique à 1/100°.. .... 100 grammes.

Le lavage des surfaces se fera avec le mélange déjà indiqué :

Chlorure de chaux sec..... .... 500 grammes.
Eau ... . 9 litres.

(Circulaire du 11 *septembre* 1866. — *Annexe.)*

Emploi des désinfectants. — Une fois la construction des latrines et des urinoirs et le service de l'eau en abondance bien établis, il ne reste plus qu'à assurer l'usage régulier des désinfectants.

M. le docteur Vernois indique, dans son *Hygiène industrielle,* un procédé permanent de désinfection mis en pratique à Hambourg par un appareil indépendant de la volonté des visiteurs. « Ce procédé consiste en un réservoir contenant une dissolution de sulfate de fer (couperose verte), et placé au-dessus du siége, dont l'orifice est toujours ouvert (la ventilation s'exerçant de haut en bas). Le mouvement de la porte des latrines pendant l'entrée et la sortie fait jouer un mécanisme qui ouvre le réservoir et donne lieu à un flot abondant de liquide désinfectant. Il y a donc deux lavages opérés chaque fois qu'on se sert de ces latrines ou urinoirs. Toute la dépense est dans la grande quantité d'eau qui peut être employée ; mais l'avantage est supérieur, car il n'y a ni odeur ni malpropreté dans ces latrines. »

CHAPITRE VI.

Réfectoires, cuisines et dépendances ; vases et ustensiles des réfectoires et des cuisines.

SOMMAIRE. — Nombre et situation des réfectoires. — Installation des réfectoires. — Mobilier. — Tables. — Conditions générales de salubrité des réfectoires. — Ventilation. — Chauffage. — Situation des cuisines. — Installation des cuisines. — Leurs dépendances. — Conditions générales de salubrité des cuisines et de leurs dépendances. — Vases et ustensiles des cuisines et des réfectoires : fer, verre, poterie, argent, étain, zinc, plomb, cuivre. — Étamage des ustensiles.

1º RÉFECTOIRES.

Nombre et situation des réfectoires. — Trois ou quatre réfectoires sont nécessaires, de manière que les divisions des petits élèves, des moyens et des grands aient chacune le leur.

Ils doivent être assez vastes pour contenir quatre-vingts élèves environ et même davantage, selon les besoins de l'établissement.

Les réfectoires seront à proximité des cuisines, pour la facilité du service ; mais afin d'être dans de bonnes conditions d'hygiène et de confortable, les réfectoires doivent être suffisamment éloignés des cuisines pour qu'on n'y ressente aucune odeur.

Ils seront ventilés convenablement, afin que l'odeur ne rappelle pas à la fin du repas ce que l'on a mangé en commençant.

Installation des réfectoires. — Les réfectoires seront nécessairement carrelés (1) ; il serait avantageux de faire usage des carreaux mosaïques. On peut citer, comme réunissant des conditions avantageuses, ceux de la fabrique de Viviers (Ardèche). Ces carreaux durent beaucoup plus longtemps que les autres et se conservent facilement propres. Ils sont de couleurs différentes, ce qui permet d'adopter des combinaisons qui plaisent à la vue.

Le carrelage remplacé par du bitume serait plus sain, moins humide et d'un entretien plus facile ; mais il importe que les élèves aient du bois sous leurs pieds quand ils sont à table.

Il importe aussi que les réfectoires soient peints à l'huile et décorés de manière à offrir un aspect agréable.

Mobilier des réfectoires. — L'arrêté du 21 avril 1860 indique comme devant faire partie du mobilier des réfectoires les objets suivants :

1º Tables en marbre avec supports et bancs adhérents.

---

(1) Un parquet en chêne posé sur asphalte, dit parquet Gourguechon, serait de beaucoup préférable.

2° Porcelaine opaque et vaisselle nécessaires au service de trois cents personnes au moins.

3° Rouleaux de serviette.

4° Cuillers à potage et à ragoût.

5° Couverts en argent.

6° Armoires pour renfermer l'argenterie.

7° Rayons et tablettes mobiles pour le service des réfectoires.

8° Appareils à étages ou compartiments pour porter les plats.

Tables des réfectoires. — Les *tables* peuvent être en marbre ou en bois.

Les tables *de marbre* sont celles qu'il est le plus facile de tenir propres. On ne prendra pas de marbre Sainte-Anne : il est trop foncé ; mais on choisira des marbres de teinte plus claire, comme, par exemple, le marbre rouge de Flandre.

Les tables peuvent être aussi *en bois*, recouvertes d'un vernis comme les panneaux de voiture, et bordées d'une tringle en cuivre. Ces tables ne glacent pas les élèves par leur contact en hiver, et les enfants ne peuvent pas en tailler les bords avec leurs couteaux.

La longueur des tables est d'environ 2^{m}50 pour dix élèves (cinq de chaque côté).

Les tables sont de dix élèves. il faut compter 3 mètres par table, savoir :

La table...	1^{m}00
Un banc...	0,50
Un deuxième banc..	0,50
Espace intermédiaire entre les tables...................	1,00
Total	3,00

Il y a deux manières de ranger les tables : ou parallèlement, ou perpendiculairement aux murs.

Cette dernière manière est préférable.

L'intervalle à laisser entre les deux rangées de tables, au milieu du réfectoire, est de 2 mètres environ.

Conditions de salubrité des réfectoires. — « A la bonne nourriture on doit joindre la *propreté*, qui en relève le prix et en fait l'assaisonnement. Il faut que le linge soit blanc, la vaisselle bien écurée, les salles où l'on mange bien balayées régulièrement tous les jours après les repas, et chaque chose toujours rangée à sa place. Un principal ne peut pas regarder cette attention importante comme indigne de ses soins. Il faut qu'il puisse dire de lui-même ce que nous lisons dans Horace :

Hæc ego procurare, et idoneus imperor, et non
Invitus, ne turpe toral, ne sordida mappa
Corruget nares ; ne non et cantharus et lanx
Ostendat tibi te.

(Livre I, épître 5, vers 21-24.)

« Le même poète, dans un autre endroit, remarque que cette propreté ne demande point de dépense, mais seulement un peu de soin et d'exactitude ; la négligence en ce point n'est pas pardonnable.

> Vilibus in scopis, in mappis, in scobe, quantus
> Consistit sumptus ? Neglectis flagitium ingens.
> (Livre II, satire 4, vers 81-82.)

(ROLLIN, *Traité des études*, livre VIII, 2e partie, chapitre 1er.)

« Les réfectoires les mieux entretenus ont souvent une odeur nauséabonde ; cela s'explique par les particules animales qui flottent dans l'air, se déposent sur les murs ou sur le sol.

« Il serait nécessaire de laver les parois et le carrelage à l'eau tiède deux fois par semaine. Pour cela il est indispensable que les murs soient peints à l'huile. » *(Instruction du 10 mai 1864.)*

En conséquence « on lavera à grande eau le pavé et les murs des réfectoires, cuisines, couloirs, etc. » *(Circulaire du 11 septembre 1866.)*

Le service des réfectoires est celui de tous qui demande le plus d'ordre et de propreté. On doit y apporter constamment le plus grand soin, et y consacrer le temps nécessaire pour qu'il soit bien fait et avec promptitude, mais néanmoins sans précipitation et sans bruit.

Les couverts et assiettes, les plats, aussi tout ce qui est sur les tables doit être parfaitement propre, et placé d'une manière régulière et uniforme.

Les tables seront desservies immédiatement après le départ des élèves.

Les croisées seront ouvertes et assujéties après chaque repas.

Pendant l'hiver on ne les ouvrira pas après le souper.

Lorsque les tables auront été complètement desservies, on s'occupera à laver l'argenterie, et on devra le faire avec soin, en évitant de mouiller les bancs ou le plancher.

« Les couverts et les timbales, après chaque repas, doivent être laissés par les élèves à la place qu'ils occupent, sans être pliés dans leurs serviettes ; il faut que ces objets soient immédiatement lavés par les garçons, table par table, dans une bassine d'eau chaude. » *(Circulaire du 27 septembre 1853.)*

Après chaque repas, les réfectoires seront balayés, les bancs et les tables seront essuyés et frottés avec soin.

Tous les huit jours, les réfectoires seront nettoyés à fond, et lavés s'il y a lieu.

On ne laissera séjourner dans les réfectoires ni aliments, ni matières quelconques pouvant vicier l'air ; immédiatement après le service de chaque repas, on rapportera dans le lieu indiqué les torchons, balais, éponges, seaux, etc., qui ont servi à la propreté et qu'il ne faut jamais laisser à demeure dans les réfectoires, à cause des mauvaises odeurs qu'ils peuvent répandre.

Ventilation des réfectoires. — Les réfectoires ne sont habités que pendant des instants très-courts, et on a, entre les repas, le temps de les ventiler.

Chauffage des réfectoires. — « Il serait à désirer que les réfectoires fussent chauffés pendant l'hiver ; car, si des jeunes gens vigoureux peuvent sans danger passer pour prendre leurs repas de salles chauffées dans un réfectoire de température froide et humide, il n'est pas à douter que cette transition n'ait une influence fâcheuse sur des enfants délicats, ne trouble leurs fonctions digestives, et ne puisse être la cause première de maladies et peut-être d'infirmités graves pour l'avenir. » (*Instruction du 14 mars 1849.*)

Il paraîtrait suffisant d'y placer des poêles d'un bon modèle.

2° CUISINES ET DÉPENDANCES.

Situation des cuisines. — La cuisine pourra être installée dans le sous-sol, si la disposition des lieux le permet.

Lorsque les cuisines sont reléguées dans les caves, il faut que les étages souterrains soient d'une grande étendue, très-secs et abondamment aérés ; encore la réunion de ces conditions ne suffit-elle point pour préserver ceux qui y travaillent de l'étiolement et de douleurs rhumatismales.

Elle doit être en communication directe avec une cour de service ayant une entrée particulière et un accès facile du dehors, pour que les approvisionnements se fassent sans embarras.

Il faut éloigner les cuisines des appartements, surtout des chambres à coucher ; leur proximité n'est pas seulement désagréable à cause des exhalaisons culinaires, mais elle a causé plus d'une asphyxie, tant parmi les maîtres que parmi les cuisiniers.

Installation des cuisines. — La construction des cuisines est en général négligée.

On devrait donner aux cuisines une dimension plus grande qu'on ne le fait généralement, et y faire des fenêtres et des portes aussi nombreuses et aussi vastes que possible.

La cuisine sera donc vaste, bien éclairée, et on y établira une ventilation spéciale au moyen des tuyaux servant à porter la fumée au dehors.

Les cuisines doivent être dallées en pierres ou en briques plutôt qu'en bois ; de cette façon le lavage est plus facile et les dangers d'incendie sont moins à redouter. On doit laver ce dallage assez souvent pour qu'il soit propre.

En substituant l'asphalte au pavage et même au dallage, on aurait l'avantage de pouvoir laver le sol à grande eau et de le débarrasser de toutes les matières susceptibles de décomposition.

Il devra y avoir un *guichet de distribution* par lequel les domestiques recevront les plats sans entrer dans la cuisine.

Les fourneaux seront placés sous une hotte communiquant à celle du foyer principal, et dont l'ouverture soit calculée pour produire un courant d'air qui entraîne les émanations du charbon.

Dépendances de la cuisine. — Les dépendances de la cuisine consistent dans :

1º Un *rôtissoir* combiné de manière à ce qu'on y puisse faire rôtir, au moyen de foyers superposés, toute la viande nécessaire à un service.

2º Un *endroit* pour éplucher les légumes et déposer les fruits.

3º Un *réduit frais* et exposé au nord pour recevoir la viande en attendant le moment de la cuisson ; il pourra servir de *garde-manger*.

4º Une *laverie* bien aérée avec conduite pour l'écoulement des eaux.

5º Un *office* avec des armoires fermant à clé ; il servira de réfectoire pour les domestiques.

6º Une *dépense* avec planches pour le pain, et armoires à compartiments pour les divers approvisionnements.

Des casiers à jour pour le pain seront bien préférables à de simples planches sur lesquelles les pains, s'entassant les uns contre les autres, manqueraient d'air et de lumière.

7º Il y aura à côté une *petite pièce* pour préparer l'abondance.

8º Les *caves*, qui doivent être à l'exposition du nord.

9º Le *service des bains* entiers et des bains de pieds doit être placé de manière à pouvoir profiter de l'eau chaude fournie par la cuisine ou la buanderie.

Conditions de salubrité des cuisines et des dépendances. — Mal situées, mal éclairées, mal ventilées, les cuisines deviennent un foyer d'insalubrité par la vapeur de charbon qui s'en dégage, par l'odeur des débris alimentaires.

« Les cuisines exposent les personnes qui s'y trouvent habituellement à une chance spéciale de maladie : c'est celle qui résulte de la combustion d'une grande quantité de charbon de bois, du dégagement d'acide carbonique, et de l'asphyxie qui peut en être la conséquence. Les moyens employés pour prévenir les accidents sont les suivants :

« 1º Donner à ces pièces l'étendue la plus grande possible, dans toutes les dimensions ;

« 2º Y placer un dallage en pierre plutôt qu'un plancher en bois ;

« 3º Etablir une ventilation énergique et facile, à l'aide de grandes croisées ;

« 4º Prolonger la hotte de la cheminée jusque sur les fourneaux spécialement destinés à la combustion du charbon, de manière à leur constituer une voie d'appel considérable. » (A. BECQUEREL.)

La commission des logements insalubres de la ville de Paris s'est appliquée à remédier aux inconvénients et aux dangers même résultant de l'existence de fourneaux de cuisine dépourvus de tout moyen d'évaporation pour les vapeurs dégagées pendant le fonctionnement de ces fourneaux. Elle a proposé l'établissement de hottes avec conduit spécial pour les vapeurs ; elle a rendu ainsi beaucoup moins insalubre le séjour prolongé dans les cuisines, et préservé les appartements situés au-dessus d'un état de choses qui obligeait souvent à priver ces appartements du renouvellement de l'air le plus indispensable, par la nécessité de les défendre de l'introduction des buées sortant des cuisines.

On a conseillé de blanchir à la chaux les murs des cuisines au moins une fois tous les deux ans ; leurs murs s'imprègnent facilement de fumée et des émanations dont s'accompagne la fermentation des substances alimentaires.

On doit veiller à ce que tout, dans la cuisine et ses dépendances, soit entretenu dans un état de propreté parfaite.

Il y a peu de choses à dire des *caves* sous le rapport de la salubrité. Cependant il est bon d'insister sur l'utilité des soupiraux. On voit encore aujourd'hui construire des maisons dont les caves n'ont aucune communication avec l'extérieur. Sans parler des inconvénients d'une telle disposition pour la conservation des différents objets contenus dans les caves et des fondations de l'édifice lui-même, cela peut devenir, en cas d'incendie, de dégagement de gaz insalubres, de fuite des fosses d'aisances ou des égouts, la cause d'accidents graves pour les individus qui viendraient à s'y exposer.

Une bonne cave doit être, comme nous l'avons déjà dit, à l'exposition du nord.

Il faut qu'elle soit construite sur un sol à base pierreuse, et de manière à n'être ni trop sèche ni trop humide : trop sèche, elle accélère l'évaporation des vins ; trop humide, elle pourrit les fûts et donne au vin un goût de moisi détestable et que rien ne peut lui enlever.

La cave doit être garnie de soupiraux disposés de telle sorte que lorsqu'on ouvre la porte de cette cave il s'établisse aussitôt un courant d'air.

Les murs de certaines caves sont enduits d'une sorte d'humidité visqueuse que beaucoup de personnes prennent pour un indice de fraîcheur bienfaisante ; c'est une erreur : cette crasse visqueuse accélère la corruption de tout ce qu'elle environne ; lorsqu'elle se produit, il faut se hâter de la faire disparaître en faisant gratter et blanchir à l'eau de chaux les murs de la cave.

Une extrême propreté doit régner dans toutes les parties de la cave. Il faut la balayer souvent, détruire avec soin les limaces et les araignées qui s'y produisent.

Mobilier des cuisines. — L'arrêté du 21 avril 1860 indique comme mobilier des cuisines et de leurs dépendances les objets suivants :

1° Casseroles, tamis, couteaux, tables, couperets, fontaines, mannes, et autres ustensiles.

2° Fourneau économique chauffant un réservoir contenant l'eau nécessaire au service des bains de pieds, avec une marmite, deux bassines, bouilleur, réservoir en cuivre, et une étuve à étages pour tenir les plats chauds.

3° Balance à peser les portions.

3° Vases et ustensiles des cuisines et des réfectoires.

Vases et ustensiles de cuisine. — Tous les vases et ustensiles employés dans les cuisines doivent être tenus dans le plus grand état de propreté. Le beurre, l'huile, les graisses, les acides laissés dans des vases de cuivre, d'étain ou de plomb peuvent donner lieu à la formation de sels vénéneux. Il y a donc un choix à faire sous ce rapport relativement aux ustensiles de cuisine, qui ne peuvent être employés indifféremment.

Nous empruntons à MM. A. Tardieu et Michel Lévy les considérations générales suivantes sur les avantages, les inconvénients et les dangers même que peuvent présenter, au point de vue de l'hygiène, les différentes matières dont sont composés les vases et les ustensiles employés dans les cuisines des maisons d'éducation et leurs dépendances.

Les vases de cuisine doivent être choisis parmi ceux qui ne peuvent altérer les aliments ; de ce nombre sont les vases en fer, en grès, en porcelaine, en verre, en faïence et autres terres vernissées.

1° **Fer.** — Le fer s'oxyde ; mais les composés qu'il fournit sont exempts de nocuité, contenus dans une si grande quantité d'eau.

Les vases de *fer battu* ou de tôle étamés à l'étain, c'est-à-dire de *fer blanc*, sont faciles à nettoyer, propres à tous les usages, inaltérables au contact des agents chimiques, et par conséquent préférables à tous les autres.

Ainsi les vases en fer et surtout en fer émaillé ne présentent aucun danger.

2° **Verre.** — Le *verre*, inattaquable même par la plupart des réactifs les plus énergiques, est la substance qui convient le mieux pour conserver les différentes espèces d'aliments solides ou liquides.

3° **Poteries.** — La *porcelaine* est fabriquée avec de l'argile blanche revêtue d'un enduit ou vernis terreux ; elle exempte de tout inconvénient.

« La vaisselle des réfectoires doit être de porcelaine opaque, beaucoup plus propre et plus solide que la faïence. » (*Instruction de* 1857.)

Les vernis blancs des autres *poteries* ont pour base l'oxyde d'étain, et le vernis des poteries communes l'oxyde de plomb ; le premier oxyde n'a rien de dangereux ; le second ne se communique jamais aux aliments, tant le vernis, dont il est l'ingrédient principal, acquiert de dureté et résiste, par sa combinaison intime avec la masse du vase, aux frottements mécaniques, et même aux agents chimiques. (Voir 7°, *Plomb*, ci-après.)

Il est dangereux de faire bouillir dans la poterie une matière acide, parce que le vernis composé d'oxyde de plomb peut se dissoudre et peut donner lieu à un empoisonnement.

Il faut choisir les poteries *bien cuites*, d'un vernis parfaitement vitrifié et non rayable avec la pointe d'un couteau. donnant un son clair à la percussion faite avec un corps dur.

Les poteries *mal cuites* s'exfolient au feu, le vernis adhérant mal à la masse argileuse, et contractent un goût détestable que le nettoyage ne peut enlever et qui imprègne les aliments.

La poterie neuve doit tremper quelque temps dans l'eau chaude avant d'être mise en usage.

4° **Argent.** — L'*argent* au premier titre n'expose à aucun danger, si l'on remplit d'ailleurs deux précautions qui s'appliquent à tous les vases métalliques : les tenir très-propres, et n'y pas laisser séjourner les mets; mais la vaisselle en argent est souvent au deuxième titre et contient alors assez de cuivre pour altérer les aliments.

5° **Étain.** — L'*étain* contient souvent une proportion de plomb qui excède la limite légale et oblige alors à des soins de surveillance. C'est pourquoi, d'après plusieurs arrêtés de l'autorité, les *vases d'étain* employés pour contenir, déposer, préparer ou mesurer les substances alimentaires ou des liquides, ainsi que les lames de même métal qui recouvrent les comptoirs des marchands de vin ou de liqueurs, ne devront contenir au plus que 10 p. 0/0 de plomb ou des autres métaux qui se trouvent ordinairement alliés à l'étain du commerce.

Le *fer blanc* ou *fer étamé* est excellent: c'est dans des boîtes de fer blanc que l'on a conservé pendant seize ans, suivant le procédé d'Appert, des préparations culinaires qui, envoyées à l'épreuve du soleil de l'équateur, rapportées à Londres, puis expédiées au pôle boréal, où elles ont séjourné plusieurs années parmi les glaces, ont été trouvées, à l'ouverture des boîtes, parfaitement fraîches et du meilleur goût.

6° **Zinc.** — Le *zinc* paraît avoir moins d'avantages pour la confection des *vases* et *ustensiles* d'économie domestique. Ce n'est pas que pour cet emploi il ne puisse être utilisé, et qu'on n'en ait singulièrement exagéré les inconvénients.

S'il n'est pas plus que les autres métaux exempt de dangers lorsqu'il est en contact avec des acides ou des substances grasses, surtout à une température élevée, comme dans les opérations culinaires, il s'en faut qu'il expose à des accidents aussi graves que les autres; mais, dans un très-grand nombre de cas, il peut être dangereux.

Quant aux propriétés nuisibles qu'acquerraient les eaux pluviales recueillies à la surface des toitures de zinc, les faits cités à cet égard par un ingénieux observateur, M. Boutigny, ne se sont pas confirmés, et doivent être considérés comme absolument exceptionnels et dus sans doute à quelque circonstance particulière et fortuite. L'expérience si répandue aujourd'hui des *couvertures de zinc* a surabondamment démontré ce que la théorie permettait de prévoir, c'est-à-dire l'innocuité des eaux qui ont coulé à leur surface et dont on fait usage, sans aucun inconvénient, dans une foule de localités.

Les mêmes considérations doivent faire considérer comme d'un très-bon emploi hygiénique les *citernes* et *réservoirs*, les *conduites d'eau*, les *tuyaux*, les *pompes* et les *baignoires* en zinc. Déjà leur usage est extrêmement répandu en Angleterre, et les bons effets qu'on en a obtenus, comparés aux accidents auxquels ont trop souvent donné lieu les réservoirs en plomb, ne permettent pas d'hésiter à leur accorder la préférence.

Nous devons signaler d'une manière générale les inconvénients du *fer* dit *galvanisé*, qui n'est autre chose que du fer trempé dans un bain de zinc. Le contact des deux métaux, leur inégale dilatabilité amènent une altération plus facile des surfaces, et en rendent les applications beaucoup moins avantageuses à tous égards que celles du zinc pur.

7° **Plomb**. — « L'emploi de cette substance dans la construction des habitations, dans la composition d'une foule d'ustensiles de cuisine ou d'usage domestique, dans la confection de tuyaux de conduite ou d'enveloppes pour certaines substances ; l'addition accidentelle ou artificielle de certains sels de plomb aux aliments ou aux boissons, et enfin la composition de divers cosmétiques, constituent autant de sources diverses, et trop souvent méconnues, de l'empoisonnement saturnin.

« Nous n'avons qu'un mot à dire des *appartements fraîchement peints* à la céruse, qui passent pour insalubres à cause des émanations de plomb que l'on suppose devoir s'en échapper. C'est là une erreur qui doit être combattue. La céruse, combinée avec l'huile et avec le siccatif dans la peinture, est absolument fixe et ne subit aucune volatilisation. Les belles recherches expérimentales de M. Chevreul sur la peinture à l'huile ne laissent aucun doute à cet égard. C'est à l'essence que doivent être attribués les accidents qu'ont éprouvés un si grand nombre de personnes, pour avoir habité des appartements trop récemment peints.

« Les *réservoirs* et les *tuyaux de plomb* qui contiennent et conduisent les eaux employées aux usages alimentaires et domestiques, ont été souvent l'occasion des plus graves maladies et de malheurs irréparables. » (A. Tardieu, *Hygiène*.)

« On a peut-être exagéré, dit M. Lévy, les dangers des tuyaux de plomb ; le dépôt de matière terreuse qui se fait à leur intérieur les empêche le plus souvent de s'oxyder ou de laisser dissoudre des parcelles de plomb à la faveur de l'acide carbonique de l'eau. M. Marc n'a pas constaté d'oxydation dans des tuyaux de plomb qui, pendant un grand nombre d'années, avaient servi à charrier l'eau dans Paris ; néanmoins la prudence conseille d'en proscrire l'emploi. On doit leur substituer les conduits de fonte, les conduits en verre épais et recouverts d'une poterie. »

« Quant aux *ustensiles* et aux *vases* destinés à la cuisine, à la table ou à la conservation des aliments, il est difficile de calculer quelle peut être l'influence du plomb qui entre dans la composition d'objets si universellement employés. Lorsque l'on considère que toutes les faïences communes sont recouvertes d'un *émail plombeux* attaquable par la plupart des condiments, matières grasses et acides, on est invinciblement conduit à se demander si le mélange incessant de ces petites quantités de substances vénéneuses ne peut pas à la longue exercer une action plus ou moins profonde sur la santé publique.

« Mais, outre l'emploi des vernis et des émaux plombeux dans la fabrication des *ustensiles de vaisselle*, quelques vases employés aux mêmes usages sont faits tout de plomb ; et à cet égard on ne doit pas hésiter à se prononcer formellement sur les inconvénients qu'ils présentent. Barruel avait indiqué, il y a longtemps, la nécessité de substituer aux saloirs de plomb dont se servaient les charcutiers, des saloirs de bois ou de grès.

« Il faut donc rejeter les vases de plomb de la manière la plus absolue.

« Nous devons mentionner encore les feuilles de plomb employées comme *enveloppes* pour certaines substances alimentaires, notamment pour les *conserves*, et les préparations de plomb qui entrent dans la composition des *cosmétiques*, blanc de fard, pommades ou eaux pour teindre les cheveux, etc. » (A. TARDIEU, *Hygiène*.)

Il est bon de savoir que les grains de plomb que l'on emploie quelquefois au nettoyage des bouteilles peuvent causer des accidents. Des arrêtés de l'autorité ont interdit aux industriels qui relèvent de sa surveillance l'emploi du *plomb*, du *zinc* et du *fer galvanisé* dans la fabrication des vases destinés à préparer ou à contenir les substances alimentaires et les boissons.

Les mêmes arrêtés ont défendu particulièrement aux marchands de vin l'usage des comptoirs revêtus de lames de plomb.

8º **Cuivre.** — « Le *cuivre*, le plus usité des métaux pour la fabrication des vases culinaires, est aussi celui qui donne lieu aux accidents les plus fréquents et les plus graves ; l'air, l'eau, la chaleur, les corps gras, les acides forts, le vinaigre même, le vin, le sang des animaux, l'eau salée, etc., attaquent le cuivre avec une facilité telle que le vert-de-gris, qui est un poison, se forme presque inévitablement.

« Tous les mets préparés dans des vases de cuivre contiennent ce poison en certaine proportion ; pour l'empêcher de s'y former en quantité notable, il faut que la chaleur des mets soit portée promptement à l'ébullition, que celle-ci dure peu, et que les mets soient transvasés encore bouillants ; dès que l'ébullition cesse, le vert-de-gris se produit assez facilement pour qu'il devienne imprudent de laisser les aliments séjourner dans le vase même au delà d'un quart d'heure. » (M. LÉVY, *Hygiène*.)

« Il est important de dire que le cuivre, mis en contact avec la bière à l'air libre, y produit des combinaisons de cuivre très-dangereuses ; qu'il serait imprudent de l'employer pour tuyau de conduite, car si la présence de ce métal n'a pu être révélée dans les bières en contact avec les corps de pompe, cela ne peut tenir qu'à la non-intervention de l'air, et que cette condition ne serait pas toujours remplie avec des tubes qu'il faut souvent monter ou démonter pour les ajuster. Ils pourraient s'oxyder en certains points et donner lieu à des accidents avant d'être rendus impropres à fonctionner. » (A. TARDIEU, *Hygiène*.

« Les bassins en cuivre dans lesquels on prépare les cornichons ne pourraient être remplacés que par des vases en argent ou en porcelaine d'une acquisition fort dispendieuse (le vinaigre attaquant les autres métaux). Que l'on se rappelle donc que tous les cornichons d'un beau vert renferment de l'acétate et du tartrate double de cuivre et de potasse, tandis que ceux faits à froid dans un vinaigre non bouilli ont à la fois pour eux l'innocuité et la qualité. » (M. Lévy, *Hygiène*.)

« Mais le défaut de soins et de précautions ou l'ignorance rend excessivement fréquents les accidents causés par l'emploi des vases ou ustensiles de cuivre, soit pour les préparations alimentaires, soit pour des usages industriels.

« On trouve dans le *Journal de médecine*, dans le *Journal de chimie médicale*, et dans d'autres ouvrages, des détails sur un grand nombre d'accidents, entre autres sur ceux qui survinrent en 1825 à plusieurs élèves de l'Ecole polytechnique pour avoir mangé de la charcuterie où il y avait du cuivre. » (A. Tardieu, *Hygiène*.)

Ainsi les vases de cuivre réclament beaucoup de précautions dans leur emploi et les plus grands soins de propreté. Le meilleur est de n'en jamais faire usage.

On a recours à l'étamage pour prévenir ces graves inconvénients. (Voir *Etamage*, page suivante.)

L'autorité supérieure a pris, relativement à l'emploi des vases et ustensiles de cuivre, divers arrêtés dont il est bon de connaître les principales prescriptions :

1° Les *ustensiles* et *vases de cuivre* ou d'alliage de ce métal dont se servent les marchands de vin, traiteurs, aubergistes, restaurateurs, pâtissiers, charcutiers, bouchers, gargotiers, fruitiers, etc., devront être étamés à l'étain fin et entretenus constamment en bon état d'étamage.

Sont exceptés de cette disposition les vases et ustensiles dits d'*office* et les balances, lesquels devront être constamment tenus en bon état de propreté.

2° Il est défendu aux marchands ci-dessus désignés de laisser séjourner dans des vases de cuivre étamés ou non étamés aucun aliment et aucune préparation, quand même ils seraient enveloppés de linge. Ces vases doivent être en fonte ou en fer battu.

3° Il est défendu aux raffineurs de sel de se servir de chaudières de cuivre pour le raffinage ; aux vinaigriers, épiciers, fabricants et marchands de liqueurs, de déposer et de transporter dans des vases de cuivre ou de plomb leurs liqueurs, vinaigres et autres acides.

4° Les robinets fixés aux barils des liquoristes doivent être étamés à l'étain fin, ou remplis d'un cylindre d'étain fin dans lequel sera fixé le conduit d'écoulement.

Ces robinets devront être de bois lorsqu'ils seront fixés aux barils dans lesquels les vinaigriers, épiciers ou autres marchands renferment leur vinaigre.

5° Il est défendu aux débitants de sel de se servir de balances de cuivre, et aux nourrisseurs de vaches, crémiers et laitiers, de déposer le lait dans des vases de cuivre.

6° Il est défendu de renfermer de l'eau de fleurs d'oranger ou toutes autres eaux distillées dans des vases de cuivre, tels que les estagons de ce métal, à moins que ces vases ou ces estagons ne soient étamés à l'intérieur à l'étain fin.

Etamage des ustensiles. — « On appelle *étamage* une opération qui consiste à appliquer à la surface des objets de cuivre une couche plus ou moins épaisse d'étain, ou d'alliage d'étain et de plomb, destinée à empêcher le contact, et à prévenir ainsi les conséquences funestes dont on a vu qu'il pouvait devenir l'occasion. L'étamage est également employé pour les vases de fonte, non pour les propriétés nuisibles que ceux-ci pourraient acquérir, mais à cause d'une saveur et d'une couleur particulière qu'ils peuvent communiquer à certains aliments.

« L'étain fin n'est employé que pour les objets d'un prix assez élevé. Des alliages d'étain et de plomb servent pour la plupart des usages. Vauquelin a fait des expériences dans le but de s'assurer si les craintes manifestées à plusieurs reprises au sujet de la présence du plomb dans l'étamage auraient quelque fondement, et il a reconnu qu'un alliage de 25 p. 0/0 de plomb n'est pas attaqué même par le vinaigre ni le vin qu'on y laisse aigrir. Proust a poussé encore plus loin ces expériences et les conséquences que l'on en peut tirer.

« Il ne se fait guère d'alliage entre la couche métallique qui sert à l'étamage et la surface du cuivre sur laquelle elle est étendue. Il n'y a qu'une simple adhérence entre les deux surfaces, et le succès de l'opération dépend surtout du soin qu'a l'ouvrier de la répandre sur tous les points et de l'y faire exactement adhérer. Mais il résulte de là que cette couche mince et adhérente doit facilement s'user, moins par des actions chimiques que par l'usage même et le frottement, et qu'une surveillance attentive est nécessaire pour renouveler l'étamage aussitôt qu'il en est besoin. » (A. TARDIEU, *Hygiène*.)

L'étamage du cuivre, comme le fait observer le docteur Guersent, n'inspire qu'une sécurité souvent dangereuse. « C'est une espèce de voile très-léger qui nous cache le danger, plutôt qu'un véritable préservatif » On voit toujours, à la loupe, dans une casserole nouvellement étamée, beaucoup de points rouges qui ont échappé à l'étamage.

« Quand les vases sont d'un usage habituel, il importe de renouveler l'étamage au moins une fois par mois, l'écurage, le frottement et les acides mettant çà et là le cuivre à nu. » (M. LÉVY, *Hygiène*.)

CHAPITRE VII.

Dortoirs et dépendances.

SOMMAIRE. — Nombre des dortoirs. — Leurs dimensions. — Situation des dortoirs. — Installation des dortoirs : fenêtres, planchers et plafonds, alcôves, arrangement des lits. — Dépendances des dortoirs : chambres des maîtres, des domestiques, vestiaires, cordonnerie. — Mobilier des dortoirs et de leurs dépendances : considérations hygiéniques sur le lit, couchette en fer, matelas, sommier, draps de lit, traversins, oreillers, couvertures, couvre-pieds, etc., rideaux de lit, tables et vases de nuit, tapis de pied, lavabos. — Salubrité des dortoirs : aération diurne et nocturne, chauffage, désinfection. — Surveillance nocturne. — Service de salubrité.

Nombre des dortoirs. — Malgré les recommandations d'un avant-projet d'installation matérielle des bâtiments des lycées, on doit chercher, pour les dortoirs, des divisions qui répondent, aussi exactement que possible, à celles des salles d'étude.

Cependant on tiendra compte, avant tout, de la disposition des localités, en ayant soin de ne pas mettre plus de cinquante élèves par dortoir (1), et en séparant, autant que possible, les diverses catégories d'élèves, c'est-à-dire les petits, les moyens et les grands.

D'ailleurs « l'étude attentive des lois de l'hygiène a fait connaître l'inconvénient d'une trop grande réunion de personnes dans une même pièce, quelle que soit d'ailleurs sa capacité, ce qui tient à ce que toutes les personnes réunies sont affectées presque simultanément par les émanations dues à chacune d'elles. On ne doit donc pas réunir un trop grand nombre de lits dans un même dortoir. Mais comme, d'un autre côté, en subdivisant outre mesure le local dont on dispose on aurait besoin, pour la surveillance, d'un personnel beaucoup trop considérable, il en résulte qu'il y a une limite au-dessous de laquelle on ne peut descendre. La commission pense que des dortoirs de vingt-cinq à trente lits sont ceux qui présenteront le moins d'inconvénients. » (*Rapport sur l'organisation matérielle des lycées, par M.* DANTON, *du 17 juillet* 1853.)

Dimensions des dortoirs. — Le projet d'installation matérielle des lycées, que nous avons souvent cité, donne pour les dortoirs les dimensions suivantes :

« La hauteur minimum des dortoirs est de 4 mètres 50 centimètres « dans œuvre.

----

(1) On peut très-bien mettre dans le même dortoir les élèves de deux études; mais il importe beaucoup, pour l'ordre et le service des domestiques, qu'il y ait autant de dortoirs que d'études.

« La largeur variera suivant celle des bâtiments, selon qu'ils auront 11,
« 9 ou 7 mètres de large.

« Il est indispensable, comme nous le verrons plus loin, que chaque
« élève ait un cube d'air de 30 mètres environ.

« Les dortoirs doivent être assez grands pour contenir chacun une
« quarantaine d'élèves au moins, sous la surveillance d'un maître. »

Nous venons de voir que les dortoirs de vingt-cinq à trente lits sont
ceux qui présentent le moins d'inconvénients, car il est plus facile, avec
ce nombre de lits, de rencontrer des locaux donnant 25 à 30 mètres
cubes par élève. D'ailleurs *quarante* élèves ne peuvent être surveillés
convenablement au dortoir par un *seul* maître et soignés par un *seul*
domestique. Il y a donc avantage, à tous les points de vue, à ce que le
nombre des dortoirs corresponde aussi exactement que possible à celui
des études.

Quant à la capacité que devront avoir les dortoirs par rapport au
nombre des élèves, il est aussi difficile d'établir pour les dortoirs des
limites absolues que nous l'avons vu pour les classes et les études (pages
90 à 92). Nous dirons cependant que cette condition de salubrité est plus
indispensable là qu'ailleurs, parce que le séjour qu'on y fait est beaucoup plus long que dans les autres parties de l'établissement. Nous allons
citer, comme nous l'avons fait pour les études et les classes, plusieurs
autorités, afin de fixer quelques chiffres à ce sujet.

1° « Le nombre des lits doit être, autant que possible, proportionné à
l'espace du local, de sorte qu'il y ait au moins 14 mètres cubes d'air
par individu indépendamment de la ventilation.

« On estime que le cube d'une pièce dans laquelle des hommes sont
réunis pour passer la nuit ou pour séjourner, doit présenter au moins
14 mètres cubes par homme.

« C'est une règle qui est aujourd'hui adoptée par le ministère de la
guerre pour le casernement des troupes et dans la plupart des grandes
administrations. » (*Instruction du Conseil d'hygiène*, 1849.)

Le comité d'hygiène publique indique ce chiffre non comme une
règle absolue et invariable, mais il pense qu'il sera bon de le faire connaître aux commissions, à titre de renseignement. Il n'y a aucun inconvénient à donner un plus grand volume d'air ; mais on devrait
considérer comme étant dans des conditions très-défavorables les
hommes qui se trouveraient placés dans un espace moindre, surtout si
le renouvellement de l'air ne pouvait pas s'effectuer fréquemment.

Quinze mètres cubes représentent la capacité intérieure d'un cabinet
qui aurait 3 mètres de longueur, 2 de largeur, et 2 mètres 1/2 de hauteur.

Il est bien évident que, dans l'évaluation ci-dessus, il est nécessaire
de retrancher tout l'espace qui pourrait être occupé par le lit ou par
les meubles qui existeraient dans la pièce.

2° « Une capacité de 15 à 30 mètres cubes par élève, selon la ventilation, sera, en général, suffisante pour l'établissement d'un dortoir ;

mais la ventilation est indispensable. On peut l'obtenir à peu de frais
en profitant du tirage déterminé par la combustion des lampes qui
éclairent le dortoir; il suffit pour cela de les surmonter d'une petite
cheminée de tôle traversant le plafond et communiquant avec l'extérieur. » (*Rapport de la commission sur l'organisation matérielle des lycées,
par* M. DANTON, 17 *juillet* 1853.)

3° « M. le docteur Vernois indique comme nécessaires 15 mètres
cubes pour les plus jeunes élèves; il faut 25 mètres cubes pour les
grands. »

Cette quantité peut être fournie dans une chambre petite par une
ventilation bien entendue, ou dans une chambre plus vaste par la grande
étendue de la pièce elle-même.

4° « Pour les dimensions d'une chambre à coucher, d'un dortoir, dans
lesquels il est en général difficile d'établir une ventilation régulière, il
faudrait, en admettant la nécessité d'un sommeil de huit heures, donner
à ces pièces une dimension de 80 à 90 mètres cubes par chaque individu
qui y coucherait, déduction faite des meubles qui peuvent les remplir. »
(A. BECQUEREL, *Hygiène*.)

Ainsi les dortoirs qui n'admettent point de ventilation efficace doivent
être cubés d'après le temps du séjour au lit; celui-ci étant de sept à
huit heures, ils exigent de 84 à 96 mètres cubes pour chaque individu,
si l'on prend la moyenne des évaluations ci-dessus indiquées.

Situation des dortoirs. — « Une disposition excellente, selon
un projet d'organisation matérielle des lycées, consisterait à avoir un
bâtiment à un seul étage, comprenant les classes et les études au rez-
de-chaussée, les dortoirs au premier étage, et les chambres de domestique dans les combles, avec une sonnette ou un moyen de communication quelconque dont le maître userait en cas de besoin. »

« Il faut, dit le docteur Simon, que les salles où les élèves doivent
rester le plus longtemps soient aussi les plus saines. Ainsi les dortoirs
seront composés de grandes pièces bien aérées et bien exposées, situées
au premier ou au deuxième étage, prenant jour sur des cours, et ayant
même des ventilateurs qui s'ouvrent sur le corridor qui règne le long
d'un côté de ces salles. »

Les dortoirs doivent en conséquence être placés aux étages supérieurs,
jamais au rez-de-chaussée, qui, quelque salubre qu'il soit, ne l'est jamais
assez pour le coucher.

Installation des dortoirs. — Il est complétement inutile
d'avoir une galerie de communication devant les dortoirs, mais il est
nécessaire qu'ils aient tous un accès facile pour le service, au moyen,
s'il y a lieu, de vestibules et d'escaliers spéciaux.

Les murailles doivent être peintes à l'huile, afin de pouvoir être souvent lavées.

Fenêtres. — « Les fenêtres doivent être convenablement espacées, d'une
embrasure assez large, et fermant bien. Elles doivent avoir des contre-
ouvertures plus ou moins larges, pour favoriser le passage d'un courant

ventilateur qui balaie l'air stagnant et assainisse promptement les pièces. » (Docteur PAVET DE COURTEILLE.)

Dans les chambres à coucher, les châssis des fenêtres devraient être divisés en deux parties, dont la supérieure, plus petite et basculant par un cliquet, permettrait d'aérer de bonne heure, sans inconvénient pour les personnes encore couchées. Si l'on ne peut établir deux rangs opposés de fenêtres, on aura soin de disposer la porte en face d'une croisée ou de la cheminée ; elle fermera exactement pour prévenir les courants d'air partiels ou vents coulis.

Planchers et plafonds. — Les *plafonds* et les *parquets* sont des conditions essentielles de salubrité. C'est pourquoi les dortoirs doivent être planchéiés et plafonnés.

Des planchers *non plafonnés* tombe ordinairement de la poussière qui rend l'entretien de la propreté difficile ; les fentes et les fissures qu'ils présentent sont favorables à la multiplication des insectes, surtout dans les grands établissements, où la salubrité est très-difficile à entretenir sur tous les points.

Les *parquets* sont encore plus utiles que les plafonds. Ils préviennent le froid aux pieds, la suppression subite de la transpiration des pieds, qui parfois causent des maladies sérieuses. Le froid aux pieds habituel et fréquent entretient les affections catarrhales, les rend chroniques, peut causer des congestions sanguines au cerveau, aux poumons, hâter la marche d'une maladie tuberculeuse, etc. etc.

Il est essentiel que le parquet soit ciré.

Alcôves. — « L'usage à peu près général qui existe en France de renfermer le lit dans une alcôve ou de l'entourer de rideaux épais capables d'en faire le tour et de créer ainsi une atmosphère artificielle d'air confiné, est mauvais et funeste à la santé. Il s'oppose au renouvellement facile de l'air ; il concentre dans un espace resserré le produit des exhalaisons pulmonaire et cutanée, et vicie l'air qui est respiré immédiatement par la personne couchée dans le lit.

« L'hygiène doit donc donner le conseil de rejeter toute *alcôve* qui ne serait pas largement ouverte ; elle doit également engager à ne faire usage que de *rideaux* légers et incomplets, destinés plutôt à servir d'ornement qu'à s'opposer au facile renouvellement de l'air. » (A. BECQUEREL.)

C'est donc avec raison que dans les lycées et les collèges, pour la plupart, il n'y a point de dortoirs à alcôves ou à cellules pour les élèves bien portants ; on a préféré les dortoirs libres. La surveillance est rendue plus facile. L'isolement dans des alcôves fermées est beaucoup plus nuisible, plus dangereux qu'utile ; il porte davantage aux désordres et à de funestes habitudes. Quand les élèves savent qu'ils peuvent être vus, un sentiment de crainte et de pudeur les retient contre les pratiques vicieuses.

Arrangement des lits des élèves. — On peut mettre dans les dortoirs, suivant leurs dimensions, deux, trois ou quatre rangées de lits.

La disposition la plus économique consiste à en avoir quatre.

La longueur de chaque l t peut être évaluée à 1 mètre 80 centimètres, et on doit tenir compte en outre de l'intervalle à laisser entre les lits et la muraille.

L'intervalle à laisser entre les rangées de lits est de 1 mètre 50 centimètres au moins.

Il doit y avoir entre les lits une distance d'un mètre.

Il est également de toute nécessité que les élèves ne soient pas exposés aux courants d'air provenant des croisées ; il faut donc éviter de placer les lits devant les fenêtres. D'un autre côté, si on donnait aux trumeaux une trop grande largeur, on sacrifierait le jour et l'aération des étages supérieurs.

Voici les dispositions qui paraissent concilier le mieux ces diverses exigences :

1° Pour deux rangées de lits une largeur de 7 mètres est suffisante.

Les dortoirs à deux rangées de lits seront partag s dans le sens de leur longueur par une cloison en bois ou en tôle de 1 mètre 30 à 1 mètre 50 centimètres de hauteur (1), surmontée d'un grillage de 50 à 60 centimètres, contre laquelle on appuiera toutes les têtes de lits, en leur donnant les distances prescrites par les règlements.

Tous les élèves sont ainsi placés dans des conditions de salubrité parfaitement identiques et indépendantes de la position des fenêtres.

Quant à la surveillance, elle peut s'exercer avec la plus grande facilité ; il suffit pour cela que le lit du maître soit élevé sur une estrade à l'extrémité du dortoir.

2° Pour trois rangées de lits il faut 9 mètres de largeur, savoir : pour les rangées de lits, 6 mètres environ, et pour les deux intervalles, 3 mètres.

La rangée du milieu doit être adossée à une cloison ne dépassant pas la hauteur du lit, ce qui permettra de maintenir les lits sur la même ligne.

Des intervalles de communication doivent être ménagés de distance en distance dans cette petite cloison.

Dans les dortoirs à trois rangées de lits, on ne disposera qu'un lit par trumeau pour les deux rangées établies le long des murs.

Les lits de la rangée du milieu seront placés à la distance réglementaire.

3° Pour quatre rangées de lits il faut que les bâtiments aient une largeur de 11 mètres environ. Au moyen d'une cloison grillagée dans sa partie inférieure et dans sa partie supérieure on obtiendra deux dortoirs de 5 mètres 50 centimètres environ.

Dans les dortoirs à quatre rangées de lits, on suivra la même disposition : un lit par trumeau et une double rangée au milieu du dortoir.

_____

(1) L'établissement de cloisons dans les dortoirs ne peut que donner lieu à de graves inconvénients au point de vue de la discipline et au point de vue de la morale.

Place du lit du maître. — Le lit du maître sera sur une estrade et entouré de rideaux que le maître laissera ouverts quand il sera couché.

Dépendances des dortoirs. — 1° *Chambres des maîtres.* — On disposera une petite chambre ouvrant sur le dortoir pour le service du maître ; ses effets y seront déposés, mais son lit restera dans le dortoir.

2° *Chambres des domestiques.* — Il n'est pas convenable qu'un domestique couche à côté des élèves. Il est bien préférable de lui ménager une petite chambre à proximité, mais en dehors du dortoir.

3° *Vestiaires.* — On établit habituellement un vestiaire, avec une pièce pour le nettoyage des habits, à la suite de chaque dortoir. Il paraîtrait favorable à la surveillance de ne pas multiplier autant les vestiaires, et, à défaut d'un vestiaire unique, de n'en avoir qu'un pour deux dortoirs.

Si on a des vestiaires particuliers, ils seront établis à proximité des dortoirs auxquels ils correspondent. Un vestiaire général peut être installé dans les étages supérieurs, et même dans les combles, s'ils ont une élévation suffisante.

Les vestiaires se composent d'une suite de cases à claire-voie pour les vêtements des élèves. On peut y placer les vêtements pliés ou les suspendre à des patères dans toute leur longueur. Ce dernier système est le meilleur.

Les vestiaires sont en conséquence garnis de casiers comprenant une double rangée de compartiments à claire-voie de 1 mètre de hauteur sur 0m40 environ de largeur. Il y a des crochets pour la tunique, le pantalon, le gilet et le képi des jours de sortie. Le second vêtement, quand il n'est pas sur l'élève, est plié et déposé dans le bas du casier.

Les casiers sont placés tout autour des murs, et on en dispose en outre, dans le centre de la salle, de doubles rangées adossées l'une à l'autre.

4° *Pièce pour le nettoyage des habits.* — Il faut une pièce à proximité pour le nettoyage des habits, avec un cabinet spécial pour le dégraissage et pour l'enlèvement des taches.

5° *Pièce pour la chaise percée.* — Il y aura à côté de chaque dortoir un cabinet où l'on placera une chaise percée pour la nuit.

6° *Cordonnerie.* — Il importe, à cause des émanations très-fortes que répand le cuir, surtout la nuit, de ne pas mettre de cordonneries à côté des dortoirs.

On peut installer une cordonnerie générale dans les combles, dans les cours près des latrines, ou bien encore dans les soubassements, s'ils sont dans de bonnes conditions.

Il doit y avoir :

1° Une pièce ou cabinet pour le décrottage des souliers ;

2° Une pièce pour le cirage ;

3° Une cordonnerie contenant des casiers à claire-voie dans lesquels chaque élève aura sa case numérotée, et dont les dimensions seront calculées de manière à renfermer trois paires de souliers.

Les cases à claire-voie seront séparées des murs, afin de faciliter la ventilation.

La cordonnerie sera chauffée en hiver et pendant les temps humides.

Mobilier des dortoirs, etc. etc. — Le mobilier des dortoirs dans les lycées se compose des objets suivants, selon l'arrêté du 21 avril 1860 :

1° Lits garnis ;

2° Tables de nuit ;

3° Vases de nuit ;

4° Tapis de pied ;

5° Estrades pour les lits des maîtres ;

6° Rideaux de fenêtres et rideaux pour les lits des maîtres ;

7° Un christ par dortoir ;

8° Un lavabo ;

9° Brocs, seaux, balais ;

10° Compteur pour la surveillance de nuit.

Le mobilier des vestiaires et cordonneries comprend :

1° Casiers à claire-voie, tringles, rideaux ;

2° Tables pour le nettoyage des habits ;

3° Casiers pour les souliers ;

4° Paniers à étages pour porter les souliers.

Le mobilier doit remplir certaines conditions nécessaires au point de vue de l'hygiène.

Nous allons les faire connaître, en parcourant successivement les objets dont il se compose.

Considérations hygiéniques sur le lit. — Le lit est le vêtement de l'homme malade ; c'est dans le lit que l'homme bien portant passe la moitié ou au moins le tiers de son existence. L'examen des diverses parties qui le composent n'est donc pas sans importance.

« Un lit mollet, où l'on s'ensevelit dans la plume ou dans l'édredon, fond et dissout le corps pour ainsi dire. Les reins, enveloppés trop chaudement, s'échauffent ; de là résulte souvent une foule d'incommodités et infailliblement une complexion délicate qui les nourrit toutes. » (*Emile*, liv. II, J.-J. Rousseau.)

« Les lits, dit le docteur Pointe, ne doivent être ni trop doux (1) ni trop chauds, car il faut éviter tout ce qui peut favoriser l'afflux du sang vers les organes dont le développement précoce peut hâter le dévelop-

---

(1) Le lit doit être plutôt un peu dur que trop mou ; il est bon que le corps y éprouve une certaine résistance, car la mollesse du lit se communique aisément à celui qui y couche. Ce précepte est important, surtout pour les enfants, chez lesquels il faut chercher à développer la force et la souplesse des membres. Chez les vieillards, au contraire, qui supportent parfois avec peine le propre poids de leur corps, on doit admettre et même recommander un lit doux et mollet. La femme exige un lit moins dur que l'homme. Enfin, dans l'état de maladie, il faut être couché plus mollement que dans l'état de santé ; cependant il est quelques affections qui demandent l'usage d'un lit dur.

pement de la puberté. Voilà pourquoi la toile est préférable au coton pour les draps; voilà pourquoi il serait bon d'avoir des matelas de laine et de crin mélangés, et même de faire coucher sur des matelas de crin, sans aucun mélange de laine, les élèves soupçonnés d'avoir de mauvais penchants, précautions que l'on pourrait et qu'il conviendrait de prendre à leur insu. »

La nature des diverses parties de la literie n'est pas indifférente. Il vaut mieux coucher sur un matelas de laine ou de crin que sur un lit de plume. On forme à peu de frais un excellent lit avec un sommier élastique, sur lequel on étend un simple matelas.

Après ces considérations générales sur le lit, nous passons aux différentes parties qui le composent.

Dans les lycées, un lit se compose réglementairement des objets suivants :

1º Une couchette en fer, forme demi-bateau ;
2º Un matelas ;
3º Un sommier élastique ;
4º Un traversin ;
5º Une courte-pointe ;
6º Et deux couvertures.

Couchette en fer. — Le fer est préférable à toute autre matière ; il offre plus de solidité, présente moins d'encombrement, et il est plus facile à maintenir propre.

Pour éviter l'inconvénient de placer des *porte-serviettes* au milieu des dortoirs, les lits auront derrière le chevet une barre de fer où sera suspendue la serviette.

Les dimensions de la couchette varient selon la division d'élèves à laquelle elle est destinée. Il serait peut-être meilleur d'adopter une longueur et une largeur moyennes, convenables aux plus grands comme aux plus petits élèves.

Quant à sa hauteur à partir du sol, elle ne doit pas être supérieure à celle de 0m70 , suffisante pour assurer la salubrité en facilitant la circulation de l'air sous les lits et pour empêcher les chutes d'être dangereuses.

Matelas. — « Les lits, dit Pavet de Courteille, doivent être garnis d'un ou de deux *matelas ;* mais un seul suffit. »

Les matelas sont ordinairement remplis avec de la laine ou du crin, avec un mélange de laine et de crin, ou bien encore avec de la plume.

Les matelas de *crin*, d'après les recherches de Starck, doivent être préférés ; ils s'imprègnent moins facilement du produit de l'exhalation cutanée.

Les matelas de *laine* seule ou mélangée d'un peu de crin sont en usage en France ; c'est un coucher doux, élastique et reposant bien.

« Les matelas de *plume* ne devraient jamais être employés seuls : ils sont trop chauds, et s'imprègnent trop facilement des émanations du corps ainsi que de l'humidité. Placés sous d'autres matelas, ils augmentent un peu la mollesse du lit et deviennent sans inconvénient.

« Un coucher trop chaud et trop mou énerve les personnes qui s'y livrent, prolonge le sommeil, affaiblit le système musculaire, et rend la digestion pénible et languissante. » (A. BECQUEREL, *Hygiène*.)

« On ne devra les carder que tous les trois ans, parce qu'ils ne doivent jamais être trop mous. » (PAVET DE COURTEILLE.)

Cette opinion est tout à fait en opposition avec celle du docteur Tessereau :

« Les matelas doivent être battus souvent, et assainis au moins chaque année par le lavage de la toile et le cardage de la laine. » (P. TESSEREAU.)

On prendra la précaution de battre chaque jour les matelas et de les exposer à l'air.

Sommier. - Les lits doivent être munis d'un sommier en crin ou d'un sommier élasti que.

Draps de lit. — Les draps de lit sont la partie du lit avec laquelle le corps de l'homme est immédiatement en contact. Leur usage est analogue à celui que remplit le linge de corps. Ils sont destinés à absorber le produit de l'exhalation cutanée ; aussi leur emploi est-il indispensable chez les peuples qui se couchent dépouillés de leurs vêtements, comme dans nos contrées.

Les draps de lit sont de toile ou de coton. Nous établirons, lorsque nous parlerons des *vêtements*, l'avantage de la toile sur le coton.

Traversins, oreillers. — Les *traversins* et les *oreillers* sont avantageux, parce qu'ils maintiennent la tête élevée.

C'est en crin qu'il faut les préférer ; ils échauffent moins la tête et disposent moins aux congestions cérébrales.

Courte-pointe. — La courte-pointe n'est qu'un objet d'ornement.

Couvertures. — On doit éviter de recouvrir le lit pendant la nuit avec des couvertures imperméables à l'air et à l'humidité : les édredons et couvre-pieds de soie sont un peu dans ce cas.

Une transpiration exagérée et s'attachant à la chemise et aux draps en serait la conséquence. C'est ce qui arrive infailliblement quand on recouvre le lit, une fois couché, d'une enveloppe de caoutchouc ou de toute autre matière imperméable ; c'est même un moyen médical employé pour amener une forte transpiration.

Les couvertures doivent être simplement en laine, ou en laine et coton.

On a reconnu que :

1° Deux couvertures de laine ou une de laine et une de coton suffisent en hiver ;

2° Une seule de laine au printemps et en automne ;

3° Une seule de coton ou les draps seuls pendant les chaleurs de l'été.

Cependant dans notre pays la température est rarement assez élevée pour qu'il soit prudent de se débarrasser de toutes ses couvertures.

De toutes les parties constituantes d'un lit, les draps seuls et l'enveloppe des oreillers sont fréquemment changés. Cependant les matelas et les couvertures s'imprègnent avec facilité des produits de la transpiration cutanée, qui finirait bientôt par les rendre fétides et malsains si l'on ne prenait les soins de propreté convenables. Il est donc essentiel d'exposer souvent ces parties à une aération active ; il est avantageux en outre, pour les couvertures, de les secouer et de les battre.

Couvre-pieds, édredons, fourrures. — Les *couvre-pieds*, les *édredons*, les *fourrures* ne doivent pas, autant que possible, être employés, surtout pour l'homme ; il faut les laisser à quelques femmes frêles et délicates. Ils doivent être proscrits surtout pour les enfants.

Les individus jeunes ont besoin d'un coucher ferme et épais ; c'est pourquoi il faut rejeter, surtout pour eux, les couvre-pieds volumineux et les édredons. C'est le contraire chez les vieillards.

Rideaux de lit. — Nous avons vu (1) qu'il ne faut pas de cellules dans les dortoirs ; il ne faut pas non plus de rideaux aux lits. L'air y circule mieux, il est meilleur ; la salubrité y gagne, et la surveillance est bien plus facile.

Les rideaux de lit sont des réceptacles, des cribles où s'accumulent toutes les poussières impures ; ce sont des écrans qui gênent tous les mouvements de l'air : c'est leur but principal ; ce sont des obstacles absolus à une surveillance bien entendue : ils servent à cacher ce qu'on ne sait pas empêcher.

Ainsi le lit ne devrait pas être entouré de rideaux ; on ne doit en placer que lorsqu'ils sont nécessaires pour empêcher un courant d'air vif qui viendrait frapper le visage ou les parties découvertes pendant la nuit, et encore on doit éviter d'en placer de tous les côtés ; l'air doit circuler librement autour du lit.

Cependant les lits des maîtres et des domestiques, lorsque ceux-ci couchent dans les dortoirs, doivent être à rideaux. On sait que les premiers sont placés sur une estrade de 0m30 de haut.

Les rideaux, dans tous les cas, doivent servir simplement de séparation aux lits, sans fermer le pied du lit complétement.

Tables de nuit. — La *table de nuit* ou le petit tabouret servant de table de nuit doit fermer exactement afin de prévenir les émanations ammoniacales dangereuses là où un grand nombre d'individus se trouvent réunis.

Les meubles dits tables de nuit doivent être tenus dans le plus grand état de propreté, et ne doivent jamais avoir la moindre odeur. Les parfums qu'on y place sont souvent plus nuisibles qu'utiles.

Les tables de nuit devront toujours être propres ; elles seront nettoyées à fond et cirées tous les ans pendant les vacances.

Vases de nuit. — Le vase de nuit devrait toujours être en porcelaine

(1) Se reporter à la page 136 ci-dessus.

et non en terre vernissée, parce que cette dernière se fendille, se détache, et rend difficile, sinon impossible, les soins de propreté.

Il ne faut jamais laisser séjourner l'urine ou les matières fécales dans les vases de nuit ; ces vases doivent être nettoyés dès qu'ils sont salis, et toujours contenir un peu d'eau.

Tapis de pied. — « Partout enfin où les dortoirs sont *carrelés*, on devra mettre entre chaque lit un petit paillasson ou tapis sur lequel l'élève place ses pieds au moment du coucher et du lever. » (*Instruction du 14 mars 1849.*)

Lavabos. — Le service de la toilette des élèves mérite une attention spéciale. Il importe de leur faire prendre de bonne heure des habitudes de propreté. Il serait à désirer que chacun d'eux eût son lavabo avec cuvette en porcelaine fixée dans un appareil et tuyau avec soupape pour la descente des eaux sales. Cette amélioration a déjà été réalisée dans plusieurs établissements publics.

Les lavabos consistent le plus souvent en une grande cuvette en zinc ou en fer blanc, avec conduite pour l'écoulement des eaux, supportant un vase de même métal auquel sont adaptés des robinets.

On les met au milieu des dortoirs, ou mieux dans une annexe quand cela est possible.

Les lavabos du lycée Napoléon sont établis à peu près sur ces données. Ils se composent chacun d'un réservoir supérieur en zinc supporté par des colonnes en fonte. C'est dans ce réservoir que se met l'eau nécessaire au service.

A la partie inférieure de ce réservoir et sur le côté sont disposés des robinets dont les enfants se servent pour se laver.

L'eau sale tombe dans une vasque doublée en plomb et faisant partie du piédestal ; elle se rend, par un tuyau placé dans le fond de cette vasque, dans un réservoir mobile situé dans l'intérieur du piédestal.

Ce piédestal forme une capacité assez grande pour qu'il n'y ait pas à craindre de mauvaise odeur, et, de plus, de petites grilles placées dans les panneaux permettent un renouvellement complet de l'air qui s'y trouve.

L'appareil présente une masse assez forte pour que les enfants ne puissent pas le déranger.

Il vaut mieux, surtout si on a l'eau dans la maison, disposer les robinets le long de la muraille, à l'extrémité des dortoirs, avec un tuyau qui les desservira tous à la fois. Au-dessous des robinets serait une rigole pour l'écoulement des eaux. Au-dessus on placerait un petit grillage où les élèves déposeraient leurs brosses et leur savon.

Salubrité des dortoirs, etc. — Toutes les parties des dortoirs seront constamment tenues en parfait état de propreté.

Les plafonds ainsi que les murs des dortoirs seront époussetés tous les huit jours lorsque le temps sera sec.

Le nettoyage des portes, croisées et vitrés se fera toutes les fois qu'il en sera besoin, et principalement trois fois par an : à Pâques, pendant les vacances, et à l'époque de l'inspection générale.

On ne doit jamais laver les dortoirs à grande eau pendant la présence des élèves. Les planchers ne sèchent pas assez promptement, et les émanations humides qui en sortent peuvent causer de graves accidents. Lorsque la nature du sol des dortoirs permettra ces lavages, ils seront faits seulement pendant les vacances.

Les plafonds et les murs qui ne seront pas peints à l'huile doivent être blanchis à l'eau de chaux tous les deux ans.

« On apportera le plus grand soin à tout ce qui est relatif au coucher des élèves, au renouvellement quotidien de l'eau des lavabos, à la propreté des vases et des tables de nuit. » (Circul. du 11 septembre 1866.)

On ne doit pas laisser séjourner de linge sale autour du lit et entre les matelas, comme le font beaucoup de personnes.

Aucun effet d'habillement ne devra être toléré soit sur les lits, soit sur les tables de nuit. Aucune malle, sac de nuit. boite. paquet, ne devra séjourner dans les dortoirs. Les peignes, brosses, etc., seront toujours renfermés dans les tiroirs des tables de nuit.

« Le renouvellement des draps de lit doit se faire au moins une fois par mois, et plus fréquemment pour les personnes qui transpirent. » (TESSEREAU, Hygiène.)

Dans les lycées, les draps sont changés une fois par mois.

Le nettoyage complet de la literie aura lieu deux fois par an : à Pâques et aux grandes vacances.

Les garçons de dortoir préviendront l'économe s'ils rencontrent des traces de punaises dans les lits et les dortoirs (1).

Aération des dortoirs. — C'est dans les dortoirs que les élèves passent le plus de temps ; c'est aussi dans ces lieux qu'il est besoin d'apporter le plus de surveillance sous le rapport de l'aération et de la ventilation, en un mot de la salubrité.

Un moyen pratique de s'assurer si l'air d'un dortoir est dans des conditions hygiéniques favorables, c'est de constater, le matin au lever, et en venant de l'extérieur, de l'air libre, si les dortoirs répandent une mauvaise odeur et offrent de la difficulté pour la respiration.

« Il faut, dit M. le Ministre, ventiler les dortoirs, où quelques ouver-

_____

(1) Voici une recette destructive des punaises au suprême degré :

Dissolvez 50 grammes sublimé corrosif dans un litre alcool.

Prenez un pinceau imbibé de cette eau et frottez-en bois de lit, coins de paillasse, matelas, lits de plume, traversins, et généralement tout ce qui est susceptible d'avoir des punaises.

Procédez d'un seul coup dans chaque dortoir, c'est-à-dire que tous les lits d'un dortoir soient passés dans la même journée et dans le même instant, si c'est possible.

Pour éviter l'odeur de l'alcool, qui peut porter à la tête des élèves le soir au moment de se coucher, il faut opérer dès le matin de bonne heure, en ayant soin de laisser les fenêtres ouvertes toute la journée. Comme les punaises qui se trouveront hors de la portée de cette eau ne seront pas atteintes, il faudra recommencer le lavage à quelques jours de distance, afin de n'en épargner aucune.

tures faites au plafond, et communiquant par un tuyau ou une colonnette creuse avec l'air extérieur, produiront l'effet de cheminée d'appel et enlèveront l'air vicié par la respiration nocturne. » (*Circulaire du* 17 *septembre* 1866.)

On tiendra compte des prescriptions suivantes :

1º On ne négligera aucune précaution pour que l'aération soit complète.

2º On se préoccupera des moyens d'établir une ventilation nocturne de la manière la plus simple et la plus économique, conformément aux données fournies par la science.

3º Il faut se servir de lits sans rideaux.

4º Il faudra faire attention que l'ouverture des portes et des fenêtres n'ait lieu qu'après qu'on sera entièrement vêtu, afin de ne pas s'exposer au refroidissement.

5º C'est encore dans la crainte du refroidissement qu'en été même il faudra s'abstenir de coucher les croisées ouvertes. On maintiendra aussi dans les habitations une chaleur *tempérée*, car les chambres trop chaudes rendent les individus qui les habitent plus impressionnables au froid auquel ils peuvent être exposés en sortant.

6º Beaucoup d'élèves ont la très-mauvaise habitude en se couchant et plus encore en se levant de poser les pieds nus sur le sol froid, et même d'y marcher. On ne saurait trop blâmer cet usage.

7º L'air humide des habitations, malsain en tout temps, devient très-dangereux lorsqu'une épidémie règne. Il faut donc s'abstenir de faire sécher du linge dans la chambre qu'on habite, surtout si l'on y couche.

8º Pendant la nuit, les dortoirs ne doivent contenir rien qui puisse altérer l'air : « point de lampe, point de feu, point d'animaux, point de fleurs » (LONDE). Ce sont là, pour les chambres à coucher, les dortoirs, comme pour toutes les autres pièces habitées, les causes ordinaires de la viciation de l'air.

Toutes ces recommandations, utiles en temps ordinaire, doivent surtout être observées en temps d'épidémie.

Aération diurne. — On s'empressera de les aérer le matin, et les fenêtres resteront ouvertes pendant le jour.

Les fenêtres des dortoirs seront toutes grandes ouvertes pendant que les dortoirs seront mis en ordre ; elles seront laissées entr'ouvertes seulement, mais bien arrêtées, le reste de la journée.

Elles seront fermées le soir avant le souper.

Pendant les temps pluvieux et humides, on laissera les fenêtres ouvertes seulement pendant une couple d'heures, le matin, pour renouveler l'air.

Les dortoirs qui n'auraient de croisées que d'un seul côté ou qui manqueraient d'ouvertures terminales doivent être considérés comme n'étant qu'imparfaitement aérés.

Si on pouvait avoir, en effet, à l'extrémité des dortoirs, une grande fenêtre ouvrant dans toute la hauteur de l'étage, elle contribuerait puissamment à la salubrité et à l'aération.

Aération nocturne. — « Je ne saurais trop recommander d'assurer la ventilation nocturne des dortoirs. Les élèves y font un séjour de plus de huit heures, et, quelle que soit la capacité des salles, si on n'a pas établi une ventilation suffisante, l'air ne tarde pas à s'y vicier ; au bout de quelques heures, ses conditions normales ont subi une altération annoncée par l'odeur désagréable qui se répand dans les dortoirs vers le milieu de la nuit. » (*Instruction du 10 mai* 1864.)

On se préoccupera donc des moyens d'établir une ventilation nocturne de la manière la plus simple et la plus économique, conformément aux données fournies par la science.

1° « Les *dortoirs* qui seraient imparfaitement aérés, qui n'auraient des croisées que d'un seul côté ou qui manqueraient d'ouvertures terminales, qui n'auraient pas l'étendue et la hauteur que réclamerait le nombre des élèves qui y sont réunis, devront être assainis, en attendant des changements plus définitifs, au moyen de lampes-ventilateurs qui, en renouvelant incessamment l'air pendant la nuit, préviennent ou atténuent sa viciation. Les chefs d'établissement, en visitant ces dortoirs à diverses heures, et particulièrement à celles qui précèdent le lever des élèves, jugeraient par eux-mêmes de l'état de l'air et de la nécessité d'établir et de multiplier les moyens d'assainissement.

2° « On s'est quelquefois servi avec succès d'une lampe placée au bas d'une gaîne ou tuyau communiquant avec le dehors et faisant office de cheminée d'appel pour évacuer l'air vicié, tandis que l'air froid arrive par un orifice situé dans le parquet. La place respective des deux orifices d'entrée et de sortie doit être combinée avec soin, de manière à éviter la formation de courants d'air froid passant dans la direction des lits des élèves.

3° « Les lampes dites Péclet sont en usage dans plusieurs lycées pour établir cette ventilation nocturne. Elles ont produit de bons effets ; mais peut-être convient-il de leur préférer deux cheminées pratiquées aux extrémités des dortoirs, s'ils sont vastes, et une seule dans les dortoirs ordinaires.

« L'appareil de ventilation, distinct de la lampe, est facile à établir. Il suffit de poser un tuyau au-dessus de la cheminée de la lampe, et de faire communiquer ce tuyau avec l'air extérieur. Voici à cet égard quelques renseignements extraits du *Traité sur la chaleur*, par M. Péclet :
« On pourrait produire la ventilation d'hiver et d'été par les lampes, en
« plaçant au-dessus de chacune un tuyau de zinc de 0m05 de section, et
« qui s'élèverait en dehors de 2 ou 3 mètres ; une lampe brûlant 0k040
« d'huile à l'heure suffirait pour vingt ou trente lits, et la ventilation de
« la nuit pour chacun coûterait de 2 à 3 centimes. Ces dispositions, qui
« sont applicables partout, seraient très-importantes à introduire dans
« un grand nombre de maisons d'éducation, où les dortoirs, par leur
« peu de hauteur et par le rapprochement des lits, renferment le matin
« de l'air tellement vicié, qu'il est impossible que la santé des enfants
« n'en soit pas altérée. »

4° « Enfin, sans avoir un calorifère général, on pourrait avoir plusieurs calorifères très-simples, spéciaux pour un ou deux dortoirs, dans lesquels ils introduiraient l'air pur, qui serait alors chauffé, ce qui serait un grand avantage. Les frais d'établissement et d'entretien de ces calorifères ne sembleraient pas devoir être considérables. » (*Instruction du 10 mai* 1864.)

Chauffage des dortoirs. — « Il ne doit pas y avoir de chauffage dans les dortoirs, même en hiver, dit le docteur Pointe. Ils doivent être ventilés soigneusement, mais d'une manière mesurée, selon la rigueur de la saison, pour que les enfants n'aient pas à souffrir du froid. »

Cependant « en temps d'épidémie, il serait à désirer que l'on fît, en hiver, un peu de feu le soir, et surtout le matin, dans les dortoirs des plus jeunes enfants. » (*Instruction du 14 mars* 1849.)

On doit éviter dans un dortoir une température trop élevée; en hiver, 10 ou 15 degrés centigrades suffisent parfaitement, et le sommeil est bien plus calme à cette température, et même à une température plus basse, qu'à une plus élevée, qui donne un sommeil pénible et agité, des rêvasseries, des cauchemars, et une transpiration trop abondante qui rendent le repos impossible ou tout au moins fatiguant.

Surveillance nocturne. — « Les dortoirs seront éclairés pendant la nuit.

« Un domestique sera chargé, à tour de rôle, de veiller, de parcourir les cours, les escaliers, les corridors, afin de prévenir les désordres et les incendies. » (*Règlement du 10 juin* 1803, *article* 147.)

« La surveillance nocturne des dortoirs, établie par les règlements et exercée avec une scrupuleuse exactitude dans tous les établissements universitaires, sous le double rapport de la santé et de la discipline, devra devenir plus active encore, s'il était possible, dans le cas d'invasion de maladies épidémiques, et plus particulièrement de maladies cholériques. Un simple dérangement d'entrailles peut être alors le début d'une maladie très-sérieuse, surtout si, en descendant de son lit, l'enfant était frappé par le froid. Toutes précautions seront donc prises, dans cette éventualité, pour que les élèves qui éprouveraient ce genre d'indisposition soient mis à l'abri de tout refroidissement ; et si, nonobstant ces précautions, ce dérangement d'entrailles offrait quelque intensité, ou s'il était accompagné de froid général ou partiel, ou de quelque autre symptôme inaccoutumé, on devrait immédiatement, à quelque heure de la nuit que ce fût, faire appeler le médecin de la maison. » (*Instruction du 14 mai* 1849.)

Service de salubrité des dortoirs. — Si toutes les parties d'un établissement doivent être placées dans les meilleures conditions de salubrité, c'est principalement pour les dortoirs qu'il importe de tenir compte des prescriptions de l'hygiène, attendu le séjour long et continu que les élèves doivent y faire. Aussi trouvons-nous dans tous les lycées les prescriptions les plus minutieuses sur la tenue par les gens de service de cette partie importante des bâtiments occupés par les élèves. Il n'est pas inutile de consigner ici le règlement d'un lycée dans lequel les principales de ces prescriptions sont indiquées et recommandées.

Aussitôt après le départ des élèves, les garçons auront soin :

« 1º D'ouvrir toutes les fenêtres et de les retenir par les crochets.

Les fenêtres resteront toutes grandes ouvertes pendant que les dortoirs seront mis en ordre, et lorsque les dortoirs auront été mis en bon état, le garçon laissera les croisées entr'ouvertes seulement, mais bien arrêtées.

« 2º De découvrir les lits entièrement.

Les lits doivent être découverts tous les jours, et les objets de literie, matelas, draps, couvertures, exposés à l'air et au soleil le plus longtemps et le plus souvent possible.

Si nous avons dit que les fenêtres doivent être largement ouvertes, c'est afin de dissiper les mauvaises odeurs que produit toujours la transpiration nocturne, et c'est pour cela aussi qu'il est utile que l'air dessèche l'humidité qui s'est communiquée aux draps, couvertures et matelas. Si l'on oubliait de prendre cette précaution, les objets de literie resteraient humides, et, en outre de la mauvaise odeur qu'ils contracteraient, ils ne seraient pas, les nuits suivantes, en état d'absorber la transpiration cutanée.

« 3º De vider les vases de nuit, de les nettoyer et d'y verser environ un demi verre d'eau propre, puis remettre les vases dans les tables de nuit.

Chaque semaine, le mardi, il y aura une visite spéciale des vases de nuit. Après avoir été nettoyés, ils seront placés au pied du lit, afin de faciliter cette visite.

« 4º De vider et de nettoyer les fontaines-lavabos, dont les robinets seront constamment tenus en parfait état de propreté ;

« 5º De nettoyer la chaise percée de leur dortoir ;

« 6º De vider l'urine dans les latrines, et les eaux sales dans les endroits indiqués (1).

Après ces opérations terminées, et jamais auparavant, le garçon s'occupera :

« 7º De ranger les effets d'habillement laissés par les élèves ;

« 8º De porter à la cordonnerie les souliers sales ;

« 9º De faire les lits, en commençant par celui qui a été découvert le premier, et ainsi de suite jusqu'au dernier.

Les lits doivent être faits avec soin, les draps parfaitement secoués et tirés ainsi que les couvertures.

Il faut secouer les matelas et les couvertures pour les débarrasser, autant que possible, des exhalaisons corporelles qu'ils ont reçues pendant la nuit.

---

(1) On a vu, page 112, que les eaux de savon ne doivent pas être jetées dans les latrines à cause des gaz infectants dont elles ne feraient que hâter le développement.

Les matelas et sommiers seront retournés avec soin deux fois par semaine.

« 10° De balayer le dortoir et de le frotter ;

« 11° De revêtir chaque lit de sa courte-pointe ;

« 12° De placer les descentes de lit après les avoir époussetées. »

Les fenêtres seront refermées le soir avant souper. Mais, par les temps pluvieux et humides, on les laissera ouvertes seulement pendant une couple d'heures, le matin, pour renouveler l'air.

Lorsque le temps est à l'orage, le garçon doit au plus vite se transporter dans les dortoirs, vestiaires, salles d'étude, corridors et réfectoires pour en fermer toutes les croisées afin d'éviter les accidents.

Tous les dortoirs, vestiaires et dépendances seront constamment fermés à clé.

L'aspect général des dortoirs doit être tel qu'il présente la propreté et le bon ordre qui plaisent tant aux familles et qui sont nécessaires dans un lycée.

CHAPITRE VIII.

Infirmerie, lingerie, et leurs dépendances.

SOMMAIRE. — Situation de l'infirmerie. — Son installation. — Ses dépendances. — Son mobilier. — Dimensions des salles des malades. — Conditions de salubrité. — Chauffage et ventilation. — Désinfection des salles et formules de désinfection. — Désinfection des vêtements et de la literie. — Situation et disposition de la lingerie. — Ses dépendances. — Son mobilier. — Conditions de salubrité.

1° INFIRMERIE ET DÉPENDANCES.

Situation de l'infirmerie. — L'infirmerie doit être établie dans l'endroit le plus retiré et le mieux aéré de la maison, et d'un accès facile.

L'infirmerie doit être isolée de tous les autres bâtiments du lycée; « elle doit être assez éloignée, dit le docteur Pointe, des lieux occupés par les élèves en bonne santé pour qu'aucun inconvénient ne puisse résulter de ce voisinage, mais assez rapprochée cependant pour ne causer aucune fatigue et ne point faire perdre de temps à ceux que leur état met dans la nécessité de se rendre à l'infirmerie même plusieurs fois par jour. Comme on le voit, je ne partage pas l'opinion des auteurs qui veulent que l'infirmerie d'un collége soit placée dans un bâtiment séparé et fort éloigné des autres constructions. Un tel éloignement n'offre aucun avantage pour les élèves gravement malades, et il a beaucoup d'inconvénients pour le plus grand nombre, c'est-à-dire pour ceux qui continuent leurs études tout en venant recevoir quelques soins à l'infirmerie. »

Sa position la plus favorable est celle du soleil levant, parce que cet astre à son lever dissipe par ses rayons les brouillards et les vapeurs qui remplissent l'atmosphère et nuisent à sa pureté.

L'exposition du couchant est la plus mauvaise de toutes, et on doit toujours éviter d'y pratiquer les principales ouvertures.

Les étages supérieurs au rez-de-chaussée sont préférables pour établir une infirmerie, qui doit être régulièrement ventilée.

Installation de l'infirmerie. — L'infirmerie appelle l'attention spéciale des proviseurs; les dortoirs doivent être spacieux et élevés, percés de croisées des deux côtés, et, s'ils ne l'étaient que d'un seul, avoir des ouvertures aux deux extrémités.

Les principales ouvertures doivent être faites de manière que l'air entrant ne vienne jamais frapper directement sur les lits et commencer le plus près possible du sol de la salle, afin de mieux balayer les couches inférieures de l'air stagnant.

« Les *fenêtres*, larges, percées à l'opposite, donnant du nord au midi, doivent occuper au moins le tiers de l'étendue totale de la muraille à laquelle elles appartiennent.

« Les fenêtres, élevées de 1 mètre à 1 mètre 50 centimètres au-dessus du plancher, atteindront la corniche du plafond ; sur cette hauteur leur châssis sera divisé en deux compartiments inégaux, dont le supérieur, plus petit, pourra s'ouvrir, indépendamment de l'inférieur, à l'aide d'un cliquet à bascule, ce qui permettra d'écouler les couches d'air supérieures et viciées des salles, sans exposer les malades à une ventilation trop directe. » (M. Lévy, *Hygiène*.)

« Les fenêtres, dit le docteur Pavet de Courteille, devraient être des châssis mobiles sur des châssis dormants qu'on élèverait et qu'on abaisserait plus ou moins à l'aide de contre-poids. »

Les *salles* destinées aux malades auront des *plafonds* arrondis dans leurs angles, sans poutres découvertes.

Les *murs* doivent être couverts d'une couleur claire et gaie, vert ou bleu-clair.

« Il serait bon de revêtir les murs d'un ciment en forme de stuc, ce qui permettra de les nettoyer fréquemment à l'aide de grosses éponges humides fixées à l'extrémité de longs bâtons, et de les essuyer immédiatement avec des éponges ou des linges secs. » (M. Lévy, *Hygiène*.)

« Les salles doivent être carrelées plutôt que parquetées, à cause des lavages qu'il est quelquefois indispensable d'y faire, mais rarement, et aux époques où il n'y a point de malades, et où la température peut les faire sécher promptement. » (Pavet de Courteille.)

M. le baron Larrey « préfère le parquet au dallage pour les hôpitaux et par suite les infirmeries. Le parquet doit être frotté avec soin plutôt que lavé à grande eau, comme on le fait trop souvent encore, même dans le Midi, où cette coutume paraît moins nuisible. »

Les *cellules*, que nous proscrivons des dortoirs (V. *Dortoirs*, page 142), pourraient être conservées dans les infirmeries, où elles ont plus d'avantages que d'inconvénients. Chaque lit serait placé dans une cellule qui ne fermerait que par de légers rideaux de coton; la partie supérieure de la cellule serait tout à fait libre. Des fenêtres convenablement disposées y distribueraient l'air et la lumière en même temps que dans tout le reste de la salle.

Deux rangées seulement de lits adossés aux trumeaux des salles, non aux fenêtres, dont la fraîcheur peut nuire aux malades. Point de rangées de lits au milieu des salles : si vastes qu'elles soient, elles en sont encombrées. Les lits adossés aux murs ne doivent point les toucher, pour que l'air circule librement entre les lits et les murs.

Dépendances de l'infirmerie. -- L'infirmerie comprend ·

1º Une *salle de pansements* placée à l'entrée, et où les élèves puissent se rendre facilement; elle doit être munie de tables couvertes de toile cirée.

2º Un *cabinet de consultation* et une *pharmacie* ;

3º Une *cuisine* ou tisanerie ;

4º Une *salle de convalescents* servant d'étude et de réfectoire, chauffée par une cheminée.

Le mélange des jeunes enfants avec les grands et les moyens élèves a dans les infirmeries, autant et plus peut-être qu'ailleurs, de graves inconvénients. A défaut d'une infirmerie spéciale pour les plus jeunes enfants, laquelle n'est possible que dans les grands lycées, il est à désirer qu'on puisse avoir pour eux une salle particulière de convalescents.

5º Un *dortoir* de huit à dix lits ;

6º « Un *deuxième dortoir*, pareillement d'une dizaine de lits, pour les maladies contagieuses et pour toutes celles qui seraient assez graves pour faire craindre une issue funeste, ou qui seraient accompagnées des symptômes qui rendraient leur voisinage incommode ou dangereux pour les autres malades. » *(Instruction du 14 mars* 1849.)

Ce dortoir supplémentaire serait bien placé à l'étage supérieur.

« Les infirmeries qui ne présenteraient pas ces conditions devront être, autant que les circonstances le permettront et le plus prochainement possible, disposées conformément à ces principes. » *(Instruction du 14 mars* 18'9.)

7º Une *chambre* pour le maître surveillant :

8º Deux *chambres d'isolement.*

Il est important qu'il y ait dans chaque infirmerie une chambre pour les maîtres malades, et une chambre pour les domestiques qui le seraient aussi, car les maladies des adultes ont, en général, une toute autre nature que celle des enfants, et elles pourraient, par le voisinage, exercer sur eux une influence très-fâcheuse.

9º Le *logement des sœurs* ou *infirmières*, comprenant des chambres à coucher, une salle à manger et un petit oratoire ;

10º Une *salle de bains* avec deux baignoires.

Toutes ces salles, qui doivent être contiguës, seront rendues indépendantes au moyen de plusieurs corridors et de plusieurs entrées qui faciliteront le service.

11º Des *lieux d'aisances* inodores.

« Les latrines seront éloignées des salles et ventilées avec activité. Le vestibule qui y conduit sera pourvu à ses deux entrées de portes qui ferment spontanément. Le plancher sera de dalles inclinées ; les sièges en chêne ciré, surmontés d'un couvercle mobile, et munis de cuvettes de faïence avec soupape et réservoir d'eau ; les fenêtres seront fermées à l'aide d'une simple claire-voie. » (M. Lévy, *Hygiène.)*

12º Un *jardin* ou *cour* plantée d'arbres pour les convalescents.

L'infirmerie doit avoir une issue sur la cour plantée d'arbres destinée à la promenade des convalescents.

Mobilier de l'infirmerie. — L'arrêté ministériel du 20 avril 1860 détermine ainsi les principaux objets de l'infirmerie et de ses dépendances dans un lycée à pensionnat de deux cents internes :

1º Vingt-cinq lits garnis ;

2º Vingt-cinq tables de nuit ;

3° Vingt-cinq tapis de pied ;

4° Vingt-cinq vases de nuit ;

5° Mobilier général comprenant : deux baignoires, fauteuils, bassinoires, oreillers, chaises, bancs, tables, poterie, cafetières, rideaux, armoires, balances de précision, registres, etc. etc.

L'ameublement des salles doit être aussi restreint que possible pour faciliter l'aération.

Chaque salle d'infirmerie devra contenir un *siége portatif* ou chaise percée muni d'appareils qui le rendent inodore. Cette chaise est tenue en réserve pour les malades qui ne peuvent se rendre aux latrines.

Des *rideaux* ou *stores* non susceptibles de gêner les mouvements des fenêtres serviront à garantir les malades contre les effets d'une insolation trop vive ou trop prolongée.

« Si on croit que la circulation facile de l'air est une chose utile dans une infirmerie, on est amené à demander la suppression des rideaux des lits et à les remplacer par des paravents mobiles qui interviennent utilement dans toutes les circonstances où on veut soustraire un malade à la vue de ses voisins. » (Docteur TRÉLAT.)

Nous n'avons rien à changer à ce que nous avons dit sur le mobilier des dortoirs (pages 139 et suivantes) pour l'appliquer à celui des infirmeries. Il est essentiel de ne pas oublier que le mobilier des salles de malades ne doit apporter, là surtout, aucun obstacle à la libre circulation de l'air.

Dimensions des salles de malades. — Une salle de malades n'est pas un dortoir ; elle exige une capacité plus grande, des dispositions différentes. Le percement doit être soigneusement étudié et combiné de façon qu'il puisse favoriser la ventilation et fournir l'aération complète de la salle. Ainsi il y a nécessité dans les infirmeries, plus que partout ailleurs, d'insister sur les moyens propres à donner un grand espace superficiel à toutes les parties de l'infirmerie et surtout aux dortoirs. Selon M. le chirurgien Larrey, « la hauteur des locaux ne compense nullement l'insuffisance de l'espace transversal, comme l'a prouvé l'expérience faite pendant la guerre d'Italie dans des églises très-élevées transformées en infirmeries. Il est d'autant plus nécessaire d'énoncer clairement ce principe qu'il entraîne l'écart des lits, l'écart des salles, et qu'il est très-souvent négligé, de sorte que l'ensemble des conditions d'espacement n'est pas réalisé et qu'on n'obtient pas les résultats cherchés.

« Ainsi, quand on parle de donner de l'espace aux malades, ce n'est pas du cubage des salles qu'il s'agit ; ce n'est pas de tenir les malades les uns contre les autres, à la condition de les placer dans des salles démesurément hautes : c'est l'espace superficiel qu'il faut au malade ; c'est une bonne aération, le soleil et la lumière, et tous les éléments indispensables d'une bonne hygiène. »

Les salles doivent avoir au moins 3 mètres 20 centimètres d'élévation.

Les fenêtres devant être à l'opposite, il s'ensuit que la largeur des salles doit déterminer celle des bâtiments.

Mais quel sera le rapport du cube atmosphérique des salles avec les objets mobiliers et le nombre des malades? Nous avons déjà répondu à cette question à la page 91.

« M. Poumet voudrait pour chaque malade et par heure environ 20 mètres cubes d'air pur à 16 degrés centigrades. » Cette fixation, que la physiologie confirme, était acceptée naguère, mais la pratique en a déjà démontré l'insuffisance pour les hôpitaux; aussi l'administration de Paris, en traitant pour la ventilation des pavillons de l'hôpital Lariboisière, a stipulé 60 *mètres cubes* par heure et par malade.

Conditions de salubrité des infirmeries. — Un point sur lequel aucune objection ne peut s'élever c'est que la propreté constitue pour les infirmeries, plus encore que pour les autres parties d'un lycée, un élément de salubrité des plus puissants.

« On a prétendu que le lavage des planchers, usité dans certaines localités, était préférable au système de cirage usité dans d'autres localités. Nous pensons, dit M. Davenne, qu'il faut maintenir à cet égard les habitudes locales quand elles sont d'ailleurs sans danger. Dans le nord de la France, où le lavage est d'un usage général pour les habitations particulières, il est naturel que ce mode de nettoyage soit, de même, jugé utile pour les établissements publics. Quant aux hôpitaux de Paris, le corps médical préfère la *propreté sèche* à la *propreté humide*, qui lui paraît offrir des inconvénients pour le succès du traitement. Abandonnons donc ce point à l'appréciation et à la prudence des médecins chefs de service, dont l'opinion doit nécessairement faire loi en pareille matière. » (DAVENNE, *Secours publics*, t. II, p. 42.)

« Le *balayage* de l'infirmerie doit être quotidien après les lits faits, et en commençant par le dessous des lits. » (PAVET DE COURTEILLE.)

Tout doit être bien disposé, surtout dans les infirmeries, pour que les matières odorantes et infectantes, telles que les déjections, les objets de pansement, les eaux de lavage, etc. etc., puissent être rapidement détruites ou enlevées, qu'elles n'y séjournent jamais à l'intérieur ou à proximité des pièces occupées par les malades, et ne donnent lieu à aucune émanation appréciable.

Chauffage et ventilation de l'infirmerie. — L'infirmerie pourrait être chauffée et ventilée par un calorifère particulier.

Une aération complète y est de première nécessité.

S'il est un point sur lequel tout le monde est d'accord, c'est que l'atmosphère d'une infirmerie doit être aussi pure que possible; c'est qu'elle doit être largement et librement exposée à l'aération, soit naturelle, soit artificielle.

Les moyens d'aération naturelle sont beaucoup préférables, en principe, aux systèmes les plus ingénieux de ventilation artificielle. Ceux-ci ne doivent cependant pas être négligés pour seconder provisoirement ceux-là.

« La purification des salles par la circulation de l'air extérieur (aération naturelle), dit le général Morin, est tellement salutaire, et même pour des malades elle offre un si grand agrément que, tout en attachant une grande importance à l'établissement d'une bonne ventilation artificielle, il faut bien se garder de se priver de ce moyen si simple. La vue du soleil, l'aspiration de l'air extérieur sont pour des malades des jouissances qui peuvent influer plus qu'on ne croit sur leur rétablissement. »

« Rien ne peut remplacer la ventilation naturelle, dit le baron Larrey; mais, dans certaines circonstances exceptionnelles, des ventilateurs pourraient être utilisés ; il ne faut pas négliger de prévoir l'utilité éventuelle de ces appareils. »

Les fenêtres à ouvertures élevées, plutôt que basses, offrent le double avantage d'assurer mieux l'aération d'une salle de malades, sans exposer ceux-ci à l'action directe de l'air.

• A défaut de fenêtres percées à l'opposite, il faut ouvrir des ventilateurs sur la paroi dépourvue de croisées, pratiquer dans le plafond des cheminées d'évent montant au-dessus de la toiture et disposées de manière à laisser entre elles un intervalle de 6 mètres. A défaut de ces moyens, on percera des jours dans les corridors adjacents, à l'opposite de l'unique rangée de fenêtres, pour établir des courants d'air efficaces.

« Au niveau du sol, au-dessous de chaque croisée, on pratiquera une ouverture carrée, large et haute de 0^m15 à 0^m20, munie d'un opercule mobile et destiné à diriger au-dessous des lits un courant d'air qui entraîne les gaz méphitiques plus lourds que l'air. » (M. Lévy, *Hygiène*.)

Désinfection des infirmeries. — « C'est habituellement au chlore que l'on a recours pour désinfecter les hôpitaux et les infirmeries, bien que l'on puisse se servir d'acide nitreux ou de gaz nitreux. On dispose de distance en distance des terrines dans lesquelles on a préparé d'avance un mélange intime de quatre parties de sel marin et d'une partie de peroxyde de manganèse sur lequel on verse de temps en temps deux parties d'acide sulfurique étendu d'un poids égal d'eau. Les terrines sont placées sur des cendres chaudes, de manière à entretenir le dégagement du gaz pendant plusieurs heures.

« Lorsqu'on jugera à propos de procéder au lavage du bois de lit ou des murs, on se servira d'eau chlorurée obtenue en divisant une partie d'hypochlorite de chaux sec (chlorure de chaux) dans douze parties d'eau, laissant déposer et décantant.

« Le procédé que nous venons d'indiquer ne peut être mis en usage en présence des malades, à cause de l'action irritante du chlore sur les voies respiratoires. Lorsque l'on voudra désinfecter des salles peuplées de malades, on se contentera de placer de distance en distance des vases ouverts contenant une dissolution concentrée d'hypochlorite de chaux, de manière à n'obtenir qu'un léger dégagement de chlore. » (Docteur A. Tardieu.)

Un rapport du comité consultatif d'hygiène du 28 juillet 1866, joint à la circulaire ministérielle du 11 septembre de la même année, s'exprime ainsi sur la désinfection des infirmeries en cas d'épidémie :

« Pour les salles de malades cholériques non ventilées, il n'y a pas d'autres précautions à prescrire qu'une désinfection générale. Mais, lorsqu'elles sont pourvues d'appareils ventilateurs, il y a lieu de prévenir la dispersion des miasmes qui, aspirés par les bouches de la ventilation, en suivent les canaux, arrivent dans la cheminée générale, et vont retomber ensuite et se répandre dans l'air. Il est indispensable et facile de les détruire en disposant des vases contenant du chlorure de chaux et dégageant du chlore :

« 1° Sur le sol de la salle, près des bouches d'aspiration ;

« 2° Dans la conduite même, si elle présente des parties horizontales où la vitesse de l'air se ralentit ;

« 3° Enfin dans l'intérieur et à la base de la cheminée générale où se réunissent les divers canaux de la ventilation. »

Formules de désinfection. — Voici les formules de désinfection données par le même rapport :

1° *Désinfection de l'amphithéâtre d'autopsie et de morts, de la salle de dépôt du linge sale, des conduits d'extraction de l'air des salles de cholériques (là où il y a un système de ventilation), des trémies pour le linge sale dans les hôpitaux qui en sont pourvus.*

« Mélanger dans un vase en grès :

1 litre d'acide pyroligneux avec 4 litres d'eau.

« Durant la journée, y ajouter, par parties, 250 grammes de chlorure de chaux sec. On obtiendra aussi un dégagement abondant et permanent de chlore. »

2° *Assainissement des salles de cholériques.*

« Placer dans ces salles de nombreuses assiettes avec chlorure de chaux sec légèrement humecté d'eau.

« On peut encore opérer des fumigations d'acide phénique avec le mélange suivant :

Eau .... 10 litres.
Alcool .... 1 litre.
Acide phénique............... 50 grammes.

« Ce liquide sera distribué dans des terrines placées dans les salles, à raison de cinq terrines de 2 litres par salle de trente à quarante malades, soit une terrine pour six à huit lits.

« On ne devra employer l'un ou l'autre de ces deux modes d'assainissement des salles de cholériques que de concert avec le chef du service médical.

« Les directeurs des hôpitaux et des hospices s'entendront avec les pharmaciens des établissements pour l'exécution de ces diverses prescriptions. »

Désinfection des vêtements et de la literie. — « Les vêtements, les couvertures, les matelas imprégnés d'odeurs infectes, ou que l'on pourrait supposer contaminés par des miasmes nuisibles, seront, suivant le procédé conseillé par M. Chevallier, suspendus dans une armoire à porte-manteaux où l'on aura placé des assiettes contenant de l'hypochlorite de chaux sec. On pourra encore les laisser avec une dissolution d'hypochlorite de chaux, ou mieux, s'ils sont de laine, avec une dissolution aqueuse de chlore, les alcalis ayant la propriété d'attirer et même de dissoudre la laine. » (Docteur A. Tardieu.)

Le rapport dont il a été question ci-dessus, pages 53 et 155, donne la formule suivante pour l'assainissement du linge provenant du lit des malades, des toiles à matelas, du linge de corps des cholériques, etc. :

« Tremper pendant une heure environ les objets à désinfecter dans une solution de :

> Chlorure de soude................ 1 litre.
> Eau, environ . ... 9 litres.

Les matelas doivent être cardés ou rebattus tous les six mois.

2° LINGERIE ET DÉPENDANCES.

Situation et disposition de la lingerie. — La lingerie doit être placée dans les étages supérieurs ; elle doit occuper le lieu le plus sec et le plus aéré de l'établissement.

« Aucune femme ne pouvant habiter dans l'intérieur d'un collége, il est nécessaire pour ce motif que la buanderie, la lingerie, l'infirmerie, si elles sont confiées à des femmes, soient placées dans des corps de logis isolés. » (*Statut du 4 septembre* 1821, *art.* 125.)

La lingerie, comme les vestiaires, doit être parquetée, plafonnée et placée autant que possible dans le voisinage de l'infirmerie.

Pour la lingerie, on peut adopter une disposition analogue à celle des vestiaires, et consistant en casiers à claire-voie ne montant pas jusqu'au plafond et séparés de la muraille de manière à laisser l'air circuler librement.

Ces casiers à claire-voie seront en bois blanc, revêtus de chêne aux extrémités et dans les parties les plus exposées.

Les dimensions des cases seront de 0m50 sur 0m30 environ, avec planchette intérieure pour le menu linge.

On peut ménager dans les soubassements un endroit pour serrer les balais, les plumeaux et différents objets.

Dépendances de la lingerie. — La lingerie comprend :

1° Une *chambre* pour la lingère.

2° Un *ouvroir* pour les ouvrières. On y disposera des *armoires* fermant à clé pour renfermer le linge de la maison.

Si la place manque, les ouvrières peuvent travailler dans la lingerie même.

3º Il y aura à la porte un *guichet* de distribution pour que les domestiques puissent recevoir le linge sans entrer dans la lingerie.

4º On ménagera, s'il est possible, un *petit cabinet* où l'on recevra les parents.

5º Quelquefois le linge est repassé dans la maison. Il faut alors une *pièce* avec un *fourneau* pour les repasseuses.

Cette pièce peut aussi servir aux ouvrières quand on ne repasse pas.

6º Il doit y avoir un *dépôt pour le linge sale*.

Le linge sale doit être placé dans des paniers à claire-voie et déposé dans un lieu sec ventilé avec soin.

7º Il est reconnu qu'il y a avantage à avoir une *buanderie* dans la maison, sous le double rapport de l'économie dans la dépense et de la conservation du linge. Mais ce service ne peut être organisé que dans les lycées qui ont une prise d'eau. Il peut être installé soit dans les soubassements, soit, à leur défaut, dans un emplacement convenable au rez-de-chaussée, à proximité, s'il est possible, d'une cour intérieure qui servirait de séchoir d'été.

8º Un hangar fermé fournirait un *séchoir* d'hiver.

Mobilier de la lingerie, etc. — L'arrêté ministériel du 20 avril 1860 indique pour la lingerie et ses dépendances les objets mobiliers suivants :

1º Casiers à claire-voie non appliqués au mur, avec numéros mobiles rouges ou noirs, suivant que l'élève appartiendra à la catégorie de ceux qui sont habillés par le lycée ou par la famille.

2º Echelle roulante, rideaux, armoires, tables, chaises, paniers, etc.

3º Casier pour le triage du linge sale dans l'atelier des ouvrières.

4º Draps, serviettes, torchons, tabliers et essuie-mains pour le service de la maison.

5º Cuves et ustensiles pour la buanderie.

Salubrité de la lingerie. — L'hygiène demande que le linge soit conservé dans un état de propreté et de siccité parfaites.

Les salles doivent être chauffées toutes les fois que cela est réclamé par l'humidité et par le froid. Nous n'avons pas besoin d'ajouter qu'elles doivent être tenues dans un état de propreté parfaite.

CHAPITRE IX.

Locaux divers; logements des fonctionnaires, et petits colléges.

Sommaire. — Préliminaires. — Porterie. — Parloirs. — Vestiaire des professeurs. — Bibliothèque. — Dépôt de livres classiques. — Lampisterie. — Gymnase couvert. — Salles d'arrêt. — Cabinets du proviseur, du censeur, et économat. — Logement des fonctionnaires, etc. etc.; personnes qui doivent être logées. — Situation et composition de leurs logements. — Petits colléges : considérations générales. — Dimensions et disposition des bâtiments. — Maison de campagne.

1° LOCAUX DIVERS.

Préliminaires. — Nous donnons, sous le titre de *locaux divers*, toutes les principales dépendances des lycées qui n'ont point trouvé place dans les chapitres précédents; sous le point de vue qui nous occupe, toutes ces parties des établissements scolaires n'ont pas une importance bien grande; mais nous avons tenu à être aussi complet que possible. Nous énumérons lorsqu'il y a lieu, à chaque local, les prescriptions hygiéniques qui le concernent.

Porterie. — La porterie comprend la loge du concierge et deux pièces d'habitation.

Elle doit être à côté de l'entrée principale et placée de telle sorte qu'aucune des personnes qui entrent et qui sortent ne puisse se soustraire à la surveillance du concierge.

Il y a plus d'un lycée où le logement des concierges peut donner lieu sous le rapport de la salubrité aux remarques si souvent reproduites sur les conciergeries d'un grand nombre de maisons de Paris. Nous ne saurions mieux faire que de reproduire les recommandations faites à ce sujet par la commission des logements insalubres, dont nous avons déjà souvent cité les rapports dans cet ouvrage.

« Un autre genre d'abus s'est reproduit dans les loges de concierge de plusieurs maisons.

« On a imaginé de revenir à des soupentes occupant le fond d'une pièce d'ailleurs grande, aérée et claire. On a vu, dans ce système, le moyen de trouver une place pour le lit dans la soupente, et, au-dessous de celle-ci, une cuisine et un cabinet de débarras, quelquefois même un cabinet d'aisances.

« Tolérer de pareilles combinaisons, dont souvent on cherche à masquer les défauts par une riche décoration, serait revenir plus ou moins malheureusement au système de loges des vieilles maisons, dans lesquelles on s'efforce de faire disparaître les soupentes.

« Il est d'ailleurs bien facile de se convaincre des inconvénients que présentent celles-ci. Il suffit d'y monter en été comme en hiver, et même sans avoir pris la précaution de se dépouiller d'une partie de ses vêtements ; on est frappé sur-le-champ de la différence de température existante entre la partie inférieure et libre du local et la partie élevée et circonscrite de la soupente. Dans cette dernière la chaleur est souvent étouffante, et cette différence seule indique assez que l'air, plus ou moins altéré par la respiration ou la combustion des lampes, se réfugie dans la soupente et y séjourne. Or il ne faut pas perdre de vue qu'une loge de concierge est habitée sans interruption, de jour et de nuit, par les mêmes personnes, ne respirant que l'air de ce réduit et pouvant avoir cruellement à souffrir de son impureté. »

Parloirs. — Des parloirs, au nombre de deux, seront placés le plus près possible de la porte d'entrée, pour que les parents puissent voir les enfants sans pénétrer dans l'intérieur.

Il serait à désirer que les parloirs fussent situés de manière qu'il n'y eût pas possibilité de communication entre les élèves d'un âge différent, et que par conséquent les élèves du petit collège eussent leur parloir particulier avec entrée spéciale dans toute autre partie du bâtiment que celle où est placé le parloir du grand collège, c'est-à-dire des élèves des deux ou trois premières cours.

Ils doivent être spacieux, bien éclairés, avoir vue sur la cour d'entrée ou sur la cour d'honneur, être parquetés, et disposés avec une certaine élégance qui fasse valoir le lycée dans l'esprit des familles, dont un grand nombre, qui n'iront pas au delà, jugeront l'établissement par ce qu'elles auront sous les yeux.

Vestiaire des professeurs. — Le vestiaire des professeurs comprendra une salle à l'entrée de la cour des classes, avec armoires fermant à clé.

Bibliothèque. — La bibliothèque doit être près de l'appartement du censeur, qui en a la surveillance spéciale.

Elle doit être vaste, bien éclairée, et pourvue d'armoires vitrées ou grillagées pouvant contenir 4 à 5,000 volumes.

Dépôt des livres classiques. — Il convient de placer le dépôt des livres classiques au rez-de-chaussée, au centre des classes et des études.

Cette salle sera garnie de rayons pour recevoir les livres.

Lampisterie. — On disposera, à côté des services de la cuisine, une lampisterie où seront nettoyées et déposées toutes les lampes de la maison.

Gymnase couvert. — « Un *gymnase couvert* doit être spécialement affecté aux exercices de gymnastique. » (*Arrêté du 13 mars 1854, art.* 3.)

Ce gymnase sera établi dans une des cours de récréation, à l'endroit le plus convenable. On le séparera par un grillage de l'emplacement destiné aux jeux des élèves.

« Ce gymnase couvert pourrait recevoir les élèves pendant les journées pluvieuses ; il serait converti, à l'occasion, en *salle de distribution des prix*. Il remplacerait ainsi ces constructions d'un jour pour lesquelles certains lycées (Napoléon, Saint-Louis) ne dépensent pas moins de 1,000 à 1,200 fr. par an. On installerait dans cette salle le matériel nécessaire pour une classe de cinquante élèves.

« On pourrait prendre pour modèle le bâtiment construit à l'hôpital des Enfants. On trouvera ainsi des devis tout faits ; il y aura économie et bonne exécution. Ce bâtiment a coûté 16,000 fr. » (*Rapport de* M. BÉRARD *sur l'enseignement de la gymnastique,* 13 *mars* 1854.)

Salles d'arrêt. — Il doit y avoir dans un lycée quatre salles d'arrêt séparées par un corridor où se tiendra le surveillant.

Cabinets du proviseur, du censeur, et économat. — Le cabinet du proviseur, celui du censeur, et l'économat doivent être placés de telle sorte qu'ils puissent être facilement visités par les personnes du dehors, et que ces personnes, dans leurs rapports avec les fonctionnaires, ne deviennent pas une cause de distraction pour les élèves et de trouble pour les études.

Ils doivent de plus être rapprochés les uns des autres, de manière à rendre la communication des fonctionnaires entre eux aussi facile que possible.

Il est nécessaire que le cabinet du censeur occupe une position centrale et ait vue dans les cours.

Le service de l'économat comprend au moins trois pièces :

1º Le bureau de l'économe,

2º Le bureau du commis,

3º Le magasin.

Ces pièces doivent être d'un accès facile au public, et situées, autant que possible, au rez-de-chaussée.

Il est nécessaire qu'on puisse y arriver sans traverser les cours fréquentées par les élèves.

2º LOGEMENT DES FONCTIONNAIRES, ETC. ETC.

Personnes qui doivent être logées. — « Les proviseurs, censeurs et économes logeront toujours dans la maison même du lycée ; ils pourront ainsi exercer plus facilement une police exacte sur toutes les parties de leurs services respectifs. » (*Instruction du* 1er *novembre* 1812, *art.* 39.)

« A l'avenir il ne sera toléré d'exception aux articles 101 et 102 du décret du 17 mars 1808 (1) que pour les proviseurs, censeurs et économes, qui pourront seuls habiter avec leurs familles dans l'enceinte des collèges. »

(1) « Aucune femme ne pourra être logée ni reçue dans l'intérieur des lycées et des collèges. » (*Décret du* 17 *mars* 1808, *article* 102.)

« Tous autres logements disponibles dans l'enceinte des collèges seront exclusivement réservés pour les professeurs célibataires attachés aux collèges. » (*Arrêté du 17 avril 1838, art. 1er et 2.*)

« L'aumônier doit être logé dans le lycée, et, autant que cela est possible, près de l'infirmerie, qu'il visite tous les jours. » (*Statut du 4 septembre 1821, art. 20.*)

Les surveillants généraux, les commis d'économat, les maîtres élémentaires et les maîtres-répétiteurs habiteront forcément l'intérieur des lycées, où leur présence est nécessaire par suite de leurs fonctions.

« Les domestiques couchent dans les dortoirs; ils y ont une chambre particulière. » (*Statut du 4 septembre 1821, art. 69.*) [V. page 138, 2°.]

Situation et composition des logements. — Il n'y a pas d'utilité réelle, il n'y a que des inconvénients à disséminer les logements des fonctionnaires dans l'intérieur de la maison, sous prétexte de faciliter la surveillance.

Il suffit que le cabinet du censeur occupe une position centrale et qu'il ait vue sur les cours.

Il convient aussi que le logement de l'économe soit à proximité de la cuisine et de ses dépendances, ce fonctionnaire ayant à exercer une surveillance particulière sur tous les détails du service de nourriture.

Les appartements du proviseur, du censeur, de l'aumônier et de l'économe doivent avoir un accès particulier et un escalier spécial où l'on ne soit pas exposé à rencontrer les élèves; il convient de les réunir dans un même corps de logis appelé bâtiment d'administration et placé à l'entrée du lycée.

Un seul escalier pourra alors desservir les logements de tous les fonctionnaires.

1° *Logement du proviseur.* — Le logement du proviseur comprend :

Un cabinet avec antichambre;

Un salon de réception;

Deux chambres à coucher;

Une salle à manger;

Une cuisine;

Une chambre de domestique.

Il est utile que l'appartement du proviseur, ou au moins son cabinet, ait vue dans la cour des élèves.

2° *Logement du censeur.* — Le logement du censeur comprend :

Deux chambres à coucher;

Un petit salon de famille;

Une salle à manger;

Une cuisine;

Une chambre de domestique.

Il faut en outre au censeur un cabinet de travail, d'où il ait vue sur les cours intérieures, et qui soit bien situé pour la surveillance que ce fonctionnaire doit exercer.

Ce cabinet peut être séparé de son appartement.

3⁰ *Logement de l'aumônier.* — Le logement de l'aumônier comprend :
Une chambre à coucher ;
Un cabinet ou petit salon ;
Une salle à manger ;
Une cuisine ;
Une chambre de domestique.

Il est à désirer que ce logement soit placé autant que possible dans le voisinage de l'infirmerie.

4⁰ *Logement de l'économe.* — Le logement de l'économe se compose des mêmes pièces que celui du censeur.

5⁰ *Logement des maîtres.* — Deux pièces doivent être réservées pour le surveillant général.

Indépendamment des chambres annexées aux dortoirs et de la chambre du maître chargé de l'infirmerie, il faut au moins *six* chambres pour les commis d'économat, les maîtres élémentaires et les maîtres-répétiteurs.

Ces chambres doivent être suffisamment vastes, claires et bien aérées. Il ne convient pas qu'elles soient placées sous les combles.

Nous ne saurions trop insister ici, puisque l'occasion se présente, sur l'utilité, sur la nécessité même de donner dans nos lycées, à chaque maître, un logement convenable, où il puisse passer avec un certain agrément le temps des rares loisirs que lui laissent ses pénibles fonctions. Il est cependant des lycées qui laissent beaucoup trop à désirer sous ce rapport, des lycées dans lesquels on ne paraît pas toujours comprendre combien est salutaire l'influence que peut avoir sur un maître une chambre propre, convenablement meublée, que ce maître possédera seul, et qu'il ne sera pas obligé de partager avec d'autres. Nous ne faisons ici qu'effleurer ce sujet, laissant au lecteur le soin d'en tirer toutes les conséquences importantes qu'il renferme pour le lycée et pour les maîtres eux-mêmes.

6⁰ *Chambres de domestiques.* — Les chambres de domestiques doivent être au nombre d'une quinzaine.

Elles comprendront les chambres pour le dépensier, les garçons, le cuisinier, l'aide de cuisine, etc. etc

On les placera dans les combles, sauf celles des garçons de dortoirs, qui, pour les besoins du service, seront plus convenablement placées à proximité des dortoirs, dont elles seront, avec celles des maîtres de dortoirs, une dépendance utile, sinon nécessaire (page 138).

Nous avons déjà signalé, page 37, les inconvénients des chambres placées sous les combles. Nous complétons ce que nous avons dit en reproduisant les observations de la commission des logements insalubres.

« La commission croit devoir signaler encore une fois les inconvénients que présentent les chambres de domestiques installées dans les combles. Ces chambres, à peine plafonnées, souvent même séparées de la toiture en zinc par un simple enduit d'une très-faible épaisseur, presque toujours dépourvues de cheminées, sont glaciales en hiver et peuvent en été acquérir une température insupportable.

« En conséquence la commission émet le vœu qu'il soit pris, par tel moyen légal jugé le plus efficace, des mesures préventives capables d'empêcher le renouvellement de cet abus.

« Des questions de salubrité auxquelles sont intéressées tant de personnes sont d'une importance extrême. Le sort, la santé d'une population qui dépasse à Paris celle de beaucoup de villes, et même de villes capitales, est bien digne des préoccupations d'une grande administration. »

3° PETITS COLLÉGES ET MAISON DE CAMPAGNE.

Considérations générales. — Pendant ces derniers temps, l'utile création de petits colléges a pris de grands développements. Les avantages qu'ils présentent, en permettant d'offrir aux plus jeunes enfants le régime particulier et les soins spéciaux que réclame leur âge, ont été appréciés par les familles. Il importe de généraliser le plus possible cette institution. Tout lycée organisé pour plus de 200 pensionnaires doit avoir son petit collége séparé, mais dans le même périmètre. Dans les grandes villes, où l'air et l'espace sont rares, il est à désirer que le petit collége forme une succursale tout à fait distincte et placée à la campagne.

Ces établissements comprennent les élèves de neuvième, huitième et septième. Ils doivent être combinés de manière à pouvoir contenir une population égale au tiers environ de celle du lycée. Quatre-vingts pensionnaires et trente demi-pensionnaires peuvent être pris pour bases de l'organisation matérielle des services.

C'est surtout dans un petit lycée destiné à recevoir de très-jeunes enfants qu'il faut s'attacher à donner aux bâtiments et à l'ensemble une apparence riante et gaie qui porte l'empreinte d'une sollicitude toute paternelle.

Un emplacement bien exposé de 2,400 à 3,000 mètres carrés est nécessaire pour un petit collége d'une centaine d'internes. Les constructions seront naturellement disposées suivant la configuration du terrain. On peut ou les étendre sur une seule ligne, avec deux pavillons légèrement en saillie aux extrémités, ou avoir en retour deux ailes d'un développement inférieur de moitié à celui du corps de logis central. Mais on s'attachera à n'avoir que des bâtiments simples à un ou deux étages avec combles.

Dimensions et disposition des bâtiments. — La longueur des bâtiments serait environ :

> Pour le corps de logis central, de.......... 40m00
> Pour chacune des deux ailes, de.......... 20 00

Leur largeur serait :

    Dans œuvre, de 9m50

Leur hauteur :

    Rez-de-chaussée, de 5m50
    Premier étage, de..................... .... 5 00
    Combles, de............................ 3 00

Ce programme ne doit être considéré que comme un simple renseignement utile à consulter, mais laissant toute latitude aux architectes.

Les bâtiments formeront un rectangle long fermé par un mur d'appui avec des montants supportant des vases de fleurs.

Entre les montants s'élèvera un treillage en bois peint en vert.

Dans la cour, il y aura des gazons, corbeilles de fleurs, appareils de gymnastique.

La façade sera simple, mais riante.

Le rez-de-chaussée sera élevé de plusieurs marches pour être à l'abri de l'humidité.

Un étage avec combles en mansardes surmontera le rez-de-chaussée.

Aux angles existeront des pavillons en saillie de quelques mètres.

Deux escaliers de 3 mètres chacun seront placés aux deux angles de la cour.

Rez-de-chaussée. — Au rez-de-chaussée se trouveront :

1º Un beau parloir éclairé de trois côtés ;

2º Le cabinet du surveillant ;

3º Trois classes et trois études ;

4º Une salle pour la toilette des enfants, où se tiendront les sœurs ;

5º Un couloir de 2 mètres 50 centimètres ménagé devant les classes et les études ;

6º Un réfectoire pour cent élèves en communication facile avec la cuisine du lycée ;

7º La dépense.

En sous-sol on placera la laverie et l'étuve.

Cour. — Dans la cour on disposera un préau couvert et des salles d'arts d'agrément.

Étages. — Le premier étage, entièrement consacré à des dortoirs, comprendra deux grands dortoirs de quarante à cinquante lits.

Combles. — Sous les combles seront placés :

1º Le vestiaire ;

2º Le dépôt de linge ;

3º La cordonnerie ;

4º Le logement du surveillant général ;

5º Les chambres de maîtres et de domestiques, etc.

Maison de campagne. — Il serait à désirer que chaque lycée eût sa maison de campagne à une certaine distance et un jardin dans leur propre enceinte. Chaque élève aurait son petit coin qu'il cultiverait, où il verrait croître quelques fleurs, et il y gagnerait sous le rapport physique et sous le côté moral.

« Tout pensionnat bien tenu, dit le docteur Simon, devra avoir une maison de campagne à quelques lieues de la ville, afin que les élèves puissent y passer les journées de congé qui ne seront pas destinées aux grandes promenades. Nous n'entendons pas parler d'une maison de luxe : nous demandons seulement un grand espace où les jeunes gens puissent courir, un jardin où ils puissent remuer la terre, et quelques grandes salles pour s'abriter en cas de mauvais temps ; voilà le nécessaire, auquel on peut ajouter, selon les circonstances, d'autres moyens d'utilité et d'agrément, comme nous aurons occasion de le dire plus tard. »

CHAPITRE X.

Surveillance et inspection des bâtiments et du mobilier des lycées au point de vue hygiénique.

SOMMAIRE. — Considérations générales. — Devoirs des chefs d'établissement : proviseur, économe, commis d'économat. — Surveillance et inspection : bureau d'administration, inspecteurs d'Académie, recteurs, inspecteurs généraux. — Instructions ministérielles aux inspecteurs généraux. — Questionnaire de l'inspection générale.

Considérations générales. — Nous ne saurions mieux terminer cette première partie de l'hygiène des lycées qu'en faisant connaître les prescriptions que les règlements universitaires contiennent relativement à la surveillance et à l'inspection des bâtiments et du mobilier des lycées, considérées au point de vue de la santé des élèves. On y verra combien grande est la sollicitude de l'Administration supérieure pour tout ce qui de près ou de loin tient au bien-être des élèves, et on se convaincra facilement que les lycées présentent, sous ce rapport comme sous tous les autres, toutes les garanties désirables aux familles qui leur confient l'éducation de leurs enfants.

Ces règlements compléteront les documents officiels relatifs à l'hygiène des lycées que renferme l'introduction placée en tête de cet ouvrage. Ils embrassent les devoirs des fonctionnaires immédiatement chargés d'assurer l'exécution des prescriptions hygiéniques et la surveillance que sont appelés à exercer les inspecteurs chargés d'en constater l'exécution.

Devoirs des chefs d'établissement. — « Le *proviseur* a la direction et la haute surveillance sur toutes les parties du service administratif des lycées ; l'économe le seconde en exerçant son action et son contrôle sur tous les détails du service matériel. » (*Instruction du 9 avril* 1863.)

« Les chefs d'établissement devront veiller en tout temps, mais plus activement encore en temps d'épidémie :

« 1° A ce que le renouvellement de l'air soit partout aussi complet et aussi répété que la destination des lieux et la saison le permettront ;

« 2° A ce que la propreté la plus grande soit maintenue sans cesse dans toutes les parties intérieures et extérieures des maisons qu'ils dirigent, dans les dortoirs, dans les classes, dans les quartiers, dans les réfectoires, dans les infirmeries surtout, mais aussi dans les cours destinées aux récréations, dans les latrines, dans les ruisseaux, les égouts, les tuyaux et cuvettes qui servent à l'écoulement des liquides de tout genre, partout enfin où passent ou séjournent des matières susceptibles de se décomposer et de fournir des émanations malsaines ou fétides. » (*Instruction du 14 mars 1849.*)

« L'*économe* veille particulièrement au bien-être des élèves, au régime alimentaire du lycée. » (*Instruction du 9 avril 1863.*)

« L'économe est chargé, sous la direction et l'autorité du proviseur, de tous les détails du service intérieur .....

« Il s'assure que la salubrité et la propreté règnent dans toutes les parties de la maison.....

« Il assiste à la réception des fournitures de toute espèce, et notamment aux livraisons quotidiennes de la viande et du pain. » (*Arrêté du 30 mars 1863, article 1er, extrait.*)

« Le *commis d'économat*, sous l'autorité de l'économe, prend part à la surveillance intérieure. » (*Arrêté du 30 mars 1863, article 2.*)

Surveillance et inspection. — « Le *bureau d'administration* visite de temps en temps l'intérieur des lycées pour s'assurer de la qualité des aliments et de la bonne tenue des élèves. » (*Règlement du 19 septembre 1809, article 4.*)

« Le bureau d'administration surveille et contrôle l'administration matérielle des lycées. Il vérifie par ses délégués :

« 1° Si la maison est tenue avec tout le soin que réclame le bien-être des élèves ;

« 2° Si le service économique est régulièrement organisé ;

« 3° Si les prescriptions réglementaires sur l'hygiène et la nourriture sont scrupuleusement observées ;

« 4° Si les fournitures de toute nature sont faites dans de bonnes conditions et soumises à un contrôle efficace.

« Le bureau désigne les délégués qui doivent, une fois tous les mois, accompagner l'inspecteur d'Académie dans la visite du lycée.

« Il est rendu compte dans chaque réunion des visites faites depuis la dernière séance.

« Les observations des délégués et la discussion à laquelle elles peuvent donner lieu sont consignées dans un procès-verbal, dont une copie est adressée au recteur, qui la transmet au Ministre avec ses observations. » (*Arrêté du 31 mai 1863, articles 18 et 22.*)

« Les *préfets* ont le droit et le devoir de surveiller les lycées et les collèges placés dans leurs départements respectifs : ils s'attacheront spécialement à examiner si les décrets sur le régime de ces établissements sont observés, si les mœurs et la santé des élèves sont convenablement soignés.

« Ils peuvent déléguer les *sous-préfets* pour les visites des lycées et collèges placés hors du chef-lieu.

« Ils peuvent être accompagnés et assistés dans leurs visites du *maire* de la ville. » (*Décret du 15 novembre 1811, art. 33 à 37.*)

« Les *inspecteurs d'Académie* porteront leur attention sur les soins donnés à l'hygiène, à la nourriture, au vestiaire, à la tenue générale de la maison, qui, sans fausse séduction, doit rendre agréable le séjour du lycée. » (*Circulaire du* 18 *décembre* 1855.)

« L'inspecteur d'Académie exerce sur le service intérieur et sur la comptabilité des lycées une surveillance et un contrôle permanents.

« Il doit se transporter fréquemment dans l'établissement, assister aux repas des élèves, et visiter avec soin les différents services (1). » (*Arrêté du* 30 *mars* 1863, *article* 12.)

« Le résultat des visites de l'inspecteur d'Académie et les observations qu'elles lui ont suggérées sont consignés dans des bulletins adressés au recteur à l'expiration de la seconde quinzaine de chaque mois, pour être transmis au Ministre. » (*Arrêté du* 30 *mars* 1863, *article* 15.)

« Il est remis au recteur par l'inspecteur d'Académie, au commencement de chaque trimestre, pour le trimestre écoulé, un rapport sur l'état des différents services. L'inspecteur d'Académie y propose les améliorations qui lui paraissent nécessaires. Le recteur transmet ce rapport au Ministre avec ses observations. » (*A rété du* 30 *mars* 1863, *article* 16.)

Le bulletin *mensuel* renferme les divisions suivantes :

1º Services inspectés ;
2º Observations de l'inspecteur ;
3º Observations du recteur.

Le rapport *trimestriel* porte les divisions suivantes :

§ Iᵉʳ. — *Bâtiments.*

1º Etat des bâtiments ;
2º Installation des différents services ;
3º Améliorations proposées.

§ II. — *Mobilier.*

1º Etat du mobilier usuel ;
2º Etat du mobilier scientifique ;
3º Améliorations proposées.

§ III. -- *Service intérieur.*

1º Tenue générale de l'établissement ;
2º Nourriture ;
3º Habillement ;
4º Lingerie et blanchissage ;
5º Chauffage et éclairage ;
6º Bains et soins de propreté ;

(1) « La mission des inspecteurs d'Académie ne se borne pas à rechercher et à constater des abus ; ils doivent, par des communications incessantes, par de sages conseils, soutenir le zèle, féconder les inspirations des proviseurs et économes, et, tout en respectant la liberté d'action que les règlements accordent à leur responsabilité, exercer par un commerce assidu et bienveillant le contrôle qui leur appartient. » (*Instruction du* 9 *avril* 1863.)

7º Hygiène et salubrité : aération des études et des classes ; ventilation nocturne des dortoirs ;

8º Infirmerie : chauffage et ventilation, surveillance ; état sanitaire pendant le trimestre précédent ; nombre des malades entrés par mois ; nature des maladies constatées ; améliorations proposées.

§ IV. — *Administration économique et comptabilité.*

(Nous n'avons pas à parler ici de ce que comprend ce paragraphe.)

§ V. — *Observations générales de l'inspecteur.*

§ VI. — *Observations du recteur.*

(Instruction du 9 avril 1863.)

« Le *recteur* dirige, assisté au besoin des inspecteurs d'Académie, les établissements publics d'instruction secondaire. » (*Décret du 22 août 1854, articles 17 et 19.*)

« Le Ministre fait surveiller directement les Académies et tous les établissements dont elles se composent par des *inspecteurs généraux.* » (*Lois des 1er mai 1802, article 17, et 15 mars 1850, article 18 ; — règlement du 10 octobre 1809, article 15 ; — décret du 9 mars 1852, article 6.*)

Les inspecteurs généraux doivent vérifier :

« 1º Si l'administration intérieure des lycées est dirigée avec ordre, économie, et de manière à assurer le bien-être des élèves ;

« 2º Si le matériel est dans un état satisfaisant ; s'il répond aux besoins du service et de l'enseignement ;

« 3º Si l'on se conforme en tout point aux dispositions des règlements ;

« 4º Si la comptabilité est régulièrement tenue.

« Ils doivent donc examiner l'administration économique dans son ensemble et dans ses détails, visiter toutes les parties des bâtiments et du mobilier, et se faire représenter les différents registres de la comptabilité. » (*Instruction de 1857 aux inspecteurs généraux.*)

Instructions ministérielles relatives à l'inspection générale. — « Les inspecteurs généraux devront visiter le lycée et ses dépendances avec le recteur et le proviseur ; ils inviteront le maire à assister à cette visite ; ils se feront accompagner par l'architecte et par l'économe ; ils prendront note des travaux à exécuter et des acquisitions à faire, et les signaleront à l'administration centrale dans un rapport spécial ; ils feront connaître, aussi approximativement que possible, le chiffre des dépenses, et mentionneront d'une manière distincte celles qui doivent être faites par les villes, conformément aux lois.

« Les inspecteurs généraux se mettront en rapport avec les autorités locales. Ils exposeront les besoins du lycée, s'efforceront de faire comprendre que la prospérité de cet établissement se lie à celle de la ville, et ne négligeront rien pour obtenir un concours efficace. » *(Instruction de 1857 aux inspecteurs généraux.)*

Les instructions données aux inspecteurs généraux sur l'administration intérieure des lycées se divisent en deux parties :

1º Les instructions générales, qui s'appliquent à tous les lycées ;

2º Les notes particulières sur chacun des lycées compris dans leur inspection.

Les instructions générales portent sur :

1º Les bâtiments ;

2º Le mobilier ;

3º La bibliothèque, les collections scientifiques et les objets nécessaires à l'enseignement ;

4º Le service intérieur ;

5º L'administration économique et la comptabilité ;

6º Le contrôle et la surveillance.

Nous n'extrairons de l'instruction de 1857 que les parties qui se rapportent à l'hygiène des lycées, en suivant l'ordre ci-dessus indiqué :

1º *Bâtiments*. — « L'attention des inspecteurs généraux se portera principalement sur les moyens employés pour entretenir en état de *salubrité* et de *propreté* les différentes parties des bâtiments ; ils voudront bien signaler tout ce qui leur paraîtrait laisser à désirer sous ce rapport.

« Ils s'assureront si les *locaux* sont disposés de manière que les *petits*, les *moyens* et les *grands élèves* forment trois divisions distinctes ; il est indispensable qu'on puisse empêcher toute communication entre eux ; chaque division doit avoir, autant que possible, une cour de récréation séparée.

« Ils voudront bien examiner si la *distribution des localités* est favorable au service et rend la surveillance facile ; ils ne perdront pas de vue que les lycées doivent être des établissements modèles, et offrir aux familles des avantages et des garanties qu'elles ne trouveraient pas dans les autres écoles.

« Les inspecteurs généraux voudront bien aussi visiter la *chapelle* et faire connaître si elle est convenablement disposée pour la célébration du service divin.

« Plusieurs lycées possèdent des *maisons de campagne* qui présentent aux élèves un but de promenade indispensable dans certaines localités. Ces propriétés offrent en outre l'avantage de recevoir les élèves qui ne passent pas les vacances dans leurs familles. Les inspecteurs généraux voudront bien visiter les maisons de campagne qui pourraient appartenir aux lycées qu'ils sont chargés d'inspecter, et vérifier si elles remplissent les conditions nécessaires pour atteindre ce double but. Ils consigneront dans leur rapport si le mode d'exploitation leur a paru avantageux, et si l'on tire des terres tout le revenu qu'elles peuvent produire. Les maisons de campagne sont acquises dans l'intérêt des élèves ; mais il est à désirer qu'elles ne deviennent pas une charge pour les établissements. » *(Instruction aux inspecteurs généraux.)*

2º *Mobilier*. — « Tous les locaux doivent être garnis d'un *mobilier* simple mais solide, en bon état, et approprié à sa destination.

« L'attention des inspecteurs généraux est spécialement appelée sur le mobilier des *salles d'étude*, des *classes*, des *réfectoires* et des *dortoirs*; ils voudront bien faire connaître si les *bancs* et les *tables* des salles d'étude sont ou peuvent être disposés d'après le nouveau système qui a été adopté avec succès dans plusieurs lycées, et qui facilite beaucoup la surveillance des maîtres-répétiteurs.

« D'après ce système, les bancs et les tables étant placés sur une seule ligne autour de la pièce, rien ne cache les élèves aux regards du maître; les élèves ont derrière eux de petites armoires pour leurs livres.

« Les inspecteurs généraux voudront bien indiquer :

« 1o S'il y a dans les classes des *tables* de chêne soutenues par des montants en fer;

« 2o Si dans les réfectoires on se sert de *vaisselle* de porcelaine opaque, beaucoup plus propre et plus solide que la faïence.

« Ils visiteront avec beaucoup de soin le *mobilier des dortoirs*, et indiqueront dans leur rapport :

« Si tous les *lits* sont en fer ;

« Si chaque élève a près de son lit un *tapis* de pieds et une *table de nuit* pouvant servir de tabouret ;

« Si les lits sont bien faits et les objets de literie en bon état;

« S'il y a entre chaque lit un *intervalle* suffisant;

« Enfin si l'aspect général des dortoirs présente la propreté et le bon ordre qui plaisent tant aux familles et qui sont nécessaires dans un lycée.

« Les inspecteurs généraux examineront l'ordre et l'arrangement du *vestiaire* et de la *lingerie*. » *(Instruction aux inspecteurs généraux.)*

3o *Bibliothèque et collections scientifiques.* — « Les inspecteurs généraux vérifieront l'état de la *bibliothèque*, du *cabinet de physique*, du *laboratoire de chimie* et des *collections scientifiques*.

« Ils examineront si la bibliothèque présente aux professeurs toutes les ressources dont ils peuvent avoir besoin pour leur enseignement, en signalant, s'il y a lieu, les principales lacunes, si le service se fait avec ordre et régularité, si l'on prend toutes les précautions nécessaires pour assurer la rentrée des livres prêtés soit aux maîtres-répétiteurs, soit aux élèves ; enfin, dans le cas où il y aurait une salle spéciale de lecture pour les professeurs, ils feraient connaître si cette salle répond à l'usage auquel elle est destinée et à quelles heures elle est ouverte.

« Les inspecteurs généraux examineront si le cabinet de physique est placé d'une manière convenable pour la conservation des instruments; ils auront soin de faire connaître à quel étage il est situé, si les instruments sont renfermés dans des armoires lambrissées et vitrées qui les mettent à l'abri de l'humidité et de la poussière, si l'on y trouve les instruments, les appareils et les réactifs les plus nécessaires aux démonstrations; ils voudront bien signaler les acquisitions qui leur paraîtront les plus indispensables.

« Ils s'assureront si tous les objets composant les collections scientifiques sont convenablement disposés et étiquetés ; ils indiqueront, s'il y a lieu, les achats les plus utiles à l'enseignement. » *(Instruction aux inspecteurs généraux.)*

4° *Service intérieur.* « Les inspecteurs généraux s'assureront si l'*ordre*, la *régularité*, l'*économie* règnent dans toutes les parties du service.

« Leur attention est appelée, en outre, sur le mode de *chauffage* et d'*éclairage* en usage dans les classes, les salles d'étude et les dortoirs. Ils examineront s'il ne peut présenter aucun inconvénient pour la santé des élèves, et s'il permet d'entretenir dans ces différents locaux le degré de chaleur nécessaire. Ils feront connaître si l'on brûle du bois ou du charbon de terre, et si les salles d'étude et les dortoirs sont éclairés avec de la chandelle ou de l'huile. Ils demanderont au proviseur si les dortoirs sont éclairés la nuit, ainsi que l'exigent les règlements. » *(Instruction aux inspecteurs généraux.)*

(Comparer avec le Questionnaire de M. Vernois, pages 16 et 17.)

5° *Contrôle et surveillance.* – « Les inspecteurs généraux s'assureront si toutes les parties du service sont exactement surveillées par le *proviseur* et l'*économe*.

« Les *conseils académiques* et les *bureaux d'administration* sont les surveillants directs de l'administration des lycées ; il faut donc que les commissaires pris dans leur sein visitent fréquemment ces établissements. Les inspecteurs généraux insisteront sur les avantages de ces visites ; ils feront connaître si, comme le prescrivent les instructions ministérielles, les membres chargés de ces visites rédigent leurs rapports par écrit, si ces rapports sont transcrits au procès-verbal des conseils académiques ou des commissions administratives avec les observations auxquelles ils ont donné lieu.

« Lorsque des *abus* s'introduisent dans un lycée, ils proviennent, en général, d'un défaut de soin ou d'aptitude de la part des principaux fonctionnaires. » *(Instruction aux inspecteurs généraux.)*

6° *Améliorations matérielles.* — « Depuis quelques années de nombreuses et importantes améliorations ont eu lieu dans les différentes parties du service des lycées, mais il reste encore beaucoup à faire. On indiquera spécialement les points suivants :

« 1° Dispositions nouvelles pour rendre plus faciles la surveillance et le service ;

« 2° Classes, salles d'étude et salles de récréation couvertes attenantes aux cours ;

« 3° Etablissement de calorifères au moyen desquels la chaleur sera constante et l'air toujours renouvelé dans les classes, les salles d'étude et les dortoirs ;

« 4° Construction de salles de bains de pieds et de bains entiers ;

« 5° Parquet et plafond dans les cabinets de physique, dans l'infirmerie, à la lingerie, au dortoir et au parloir ;

« 6° Tables de marbre dans les réfectoires ; le dessous des tables devra être planchéié ;

« 7° Fourneaux économiques ;

« 8° Lits en fer ;

« 9° Acquisition de maisons de campagne pour servir de but de promenade aux élèves, et pour recevoir ceux qui ne passent pas les vacances dans leur famille ;

« 10° Restauration et renouvellement du mobilier ;

« 11° Dépenses nécessaires pour la salubrité et la propreté. » *(Instruction aux inspecteurs généraux.)*

Questionnaire de l'inspection générale. — « Les inspecteurs généraux sont priés de vouloir bien répondre d'une manière positive à toutes les questions comprises dans les feuilles de rapport que l'on joint aux présentes instructions ; ils ajouteront leurs observations sur les abus qu'ils auront remarqués et sur les mesures qui leur paraîtront convenables dans l'intérêt des élèves, des études et du service (1). » *(Instruction aux inspecteurs généraux.)*

1° *Considérations générales sur les bâtiments.* — Situation et aspect. Origine et disposition générale des bâtiments.

Les dispositions intérieures répondent-elles aux besoins du service ? — Sont-elles susceptibles d'être modifiées ? — Les bâtiments sont-ils disposés de manière que les grands, les moyens et les petits élèves n'aient aucune communication entre eux ?

Terrains qui en dépendent. — Superficie libre ou bâtie. — Clôture. — Voisinage.

Nombre d'élèves internes et externes que les bâtiments peuvent contenir.

Agrandissements successifs.

Etat actuel et appropriation générale des bâtiments.

Quel est le degré de salubrité des bâtiments et l'état de propreté ? — Les bâtiments sont-ils convenablement aérés et ventilés ? — Sont-ils en bon état d'entretien ?

Améliorations urgentes et nécessaires qu'ils peuvent réclamer et moyens d'agrandissement. — A quelle somme peut être évaluée la dépense ? Dans quelles proportions peut-on espérer que la ville contribuerait à ces divers travaux ?

Egouts et distribution des eaux.

2° *Considérations générales sur le mobilier.* — Origine et état actuel du mobilier usuel. — Augmentations successives. — Nombre d'élèves qu'il

_____

(1) Nous donnons ce Questionnaire en entier pour tout ce qui concerne les bâtiments et le mobilier compris dans cette première partie de notre *Hygiène des Lycées,* nous réservant de placer à la fin de chacune des autres parties tout ce qui dans ce Questionnaire les concerne. Nous y ajoutons, comme complément, la liste indicative des principaux renseignements demandés à chaque lycée par l'autorité supérieure sur les bâtiments et le mobilier. Toutes ces questions et tous ces renseignements tiennent à l'hygiène d'une manière directe, puisqu'ils ont tous pour résultat la salubrité des différentes parties de nos établissements scolaires.

permet d'entretenir. — Améliorations qu'il réclame encore. — Quelles seraient les réparations ou acquisitions nouvelles à effectuer ; urgentes, nécessaires ? — A combien s'élèverait la dépense ?

(Comparer avec le Questionnaire de M. Vernois, pages 15-17.)

3° *Cours et salles de récréation.* — Nombre. — Exposition. — Dimensions. — Aspect général et plantations. — Les cours sont-elles pourvues d'arbres et suffisamment spacieuses ? — Sont-elles exemptes d'humidité et dans des conditions complètes de salubrité ? — Ecoulement des eaux pluviales. — Bitumage ou pavage.

Préaux couverts et gymnastique. — Combien y a-t-il de salles de récréation ? — Sont-elles convenablement situées ? — Y a-t-il une gymnastique ?

Nature et état des appareils de gymnastique. — Les appareils sont-ils en bon état ? — Servent-ils aux élèves ?

(Comparer pour le service de la gymnastique avec le Questionnaire de M. Vernois, page 16.)

4° *Salle pour la distribution des prix.* — Situation. — Aspect. — Dimensions et décoration intérieure. — La salle de distribution des prix est-elle convenablement disposée ? — Est-elle assez vaste pour qu'on puisse y recevoir les principales autorités, les personnes notables et les parents des élèves ? — Où se fait la distribution en cas de non-existence d'une salle spéciale ?

5° *Etudes.* — Nombre. — Situation. — Dimensions. — Les salles d'étude sont-elles en nombre suffisant ? — Sont-elles suffisamment vastes ? — Nombre d'élèves par étude. — Nombre total des élèves qu'elles peuvent contenir. — Disposition générale. — Conditions de salubrité, d'aération et de jour. — Les études sont-elles convenablement aérées et éclairées ? — Bibliothèques de quartier.

Mobilier des études : bancs. — Tables. — Armoires. — Casiers. — Pupitres ; état et modèle. — Le mobilier des salles d'étude est-il ancien ? — Est-il en bon état ? — Disposition intérieure. — Comment les tables et les bancs sont-ils disposés ? — Mode d'éclairage et de chauffage.

Mobilier usuel des bibliothèques de quartier. — Armoires ou casiers pour contenir les livres. — Nombre, disposition, dimensions. — Nombre et placement des volumes.

6° *Classes.* — Nombre. — Situation. — Dimensions. — Les classes sont-elles en nombre suffisant pour l'enseignement ? — Sont-elles suffisamment vastes ? — Nombre d'élèves par classe. — Nombre total des élèves qu'elles peuvent contenir. — Disposition générale. — Conditions de salubrité, d'aération et de jour. — Les classes sont-elles convenablement éclairées et aérées ?

Vestiaire des professeurs.

Bancs, tables ; état et modèle. — Le mobilier des classes est-il an-

cien? — Est-il en bon état? — Les élèves ont-ils des tables devant eux?
— Disposition intérieure. — Mode d'éclairage et de chauffage.

7º *Cabinet de physique, de chimie et d'histoire naturelle.* — Situation. —
Disposition générale. — Nombre et dimensions des pièces. — Conditions
d'aération et de jour. — Armoires et tables. — Dalles ou parquetage.
— Le cabinet de physique est-il parqueté, ciré et frotté? — Conduites
d'eau. — La classe et le cabinet de physique ainsi que le laboratoire de
chimie sont-ils appropriés aux besoins de l'enseignement? — Sont-ils
convenablement disposés pour les collections scientifiques qu'ils renferment?

Mobilier usuel du cabinet de physique. — Quelles sont les collections
scientifiques que possède le lycée? — Sont-elles suffisantes pour les
besoins de l'enseignement? — A quelle somme s'élèverait la dépense
nécessaire pour compléter le cabinet de physique et les collections scientifiques? — Instruments et appareils : nombre. — Le cabinet est-il
pourvu des instruments et des appareils nécessaires aux démonstrations?
— État et disposition du mobilier usuel et du mobilier scientifique. —
Prend-on toutes les précautions nécessaires pour la conservation des
appareils et instruments? — Mobilier usuel des collections d'histoire
naturelle et autres. — Objets d'enseignement. — État et disposition.

Les cartes de géographie sont-elles en nombre suffisant pour les besoins de l'enseignement?

Quelles sont les classes qui en sont pourvues?

8º *Laboratoire de chimie et salles de manipulations.* — Situation et dimensions. — Disposition générale. — Fourneau. — Hotte. — Conditions
d'aération et de jour. — Armoires et tables. — Conduite d'eau. — Dallage ou parquetage.

Fourneaux et appareils : nombre, état, disposition.

(Comparer avec le Questionnaire de M. Vernois, page 18.)

9º *Salles d'arts d'agrément.* — Nombre et dimensions des pièces. — Situation. — Y a-t-il une salle particulière pour le dessin? — Est-elle
convenablement disposée?

Nature et état du mobilier des salles d'arts d'agrément.

10º *Chapelle.* — Situation, dimensions. — La chapelle est-elle bien
située? — Sa grandeur répond-elle à l'importance de l'établissement?
— Aspect et décoration intérieure. — Disposition et appropriations. —
La chapelle est-elle convenablement disposée et décorée? — Nombre
d'élèves qu'elle peut contenir. — Sacristie.

Objets nécessaires au culte et ornements religieux : nombre, nature
et état. — Bancs ou chaises : nombre et état. — Tableaux et statues. —
Disposition intérieure. — Mode d'éclairage de la chapelle.

11º *Latrines et urinoirs.* — Nombre. — Situation. — Y a-t-il des latrines
à chaque étage? — Conditions de salubrité, de propreté, de vidange et
de surveillance. — Sont-elles disposées de manière à être maintenues

dans l'état de propreté qui est indispensable? — Répandent-elles de la mauvaise odeur? — Les latrines peuvent-elles être surveillées facilement?

Système adopté. — Nature et état des appareils. — Mode d'éclairage et de surveillance.

(Comparer avec le Questionnaire de M. Vernois, page 18.)

12º *Réfectoires.* — Nombre. — Situation. — Dimensions. — Nombre d'élèves par réfectoire. — Nombre total des élèves qu'ils peuvent contenir. — Disposition générale. — Conditions de salubrité et d'aération. — Facilités de service. — Proximité de la cuisine.

Tables et bancs ; état et modèle. — Y a-t-il des tables de marbre? — Sont-elles convenablement placées pour la facilité du service? — Moyens de communication avec la cuisine et service intérieur. — Vaisselle : se sert-on de faïence ou de porcelaine opaque?—Couverts et timbales. — Le mobilier des réfectoires est-il en bon état? — Mode d'éclairage et de chauffage.

13º *Cuisine, office et dépendances.* — Situation et disposition de la cuisine. — Le local est-il convenablement approprié aux besoins du service? — Communication avec les réfectoires et service intérieur. — Nombre, situation et affectation des locaux qui en forment les dépendances.

Ustensiles. — Fourneaux économiques. — Y a-t-il un fourneau économique? — Fonctionne-t-il bien? — Balance pour peser les portions. — Appareils pour les rôtis. — Mobilier de l'office et des dépendances de la cuisine, y compris la laverie.

14º *Caves, magasins et salles de dépôt pour les marchandises et denrées.* — Situation. — Nombre et dimension des pièces. — Disposition générale. — Garanties de conservation.

Arrangement intérieur. — Mobilier. — Moyens de conservation et de distribution.

15º *Salles de bains et de bains de pieds.* — Situation. — Nombre et dimensions des pièces. — Disposition générale. — Conduite et écoulement des eaux. — Appareils de chauffage.

Baignoires, baquets : nature et nombre.

Système de chauffage, de conduite et d'écoulement de l'eau.

(Comparer avec le Questionnaire de M. Vernois, page 16.)

16º *Dortoirs, vestiaires et cordonneries.* — Nombre. — Dimensions. — Situation. — Nombre des lits par dortoir. — Nombre total des lits. — Distance qui les sépare. — Les lits sont-ils suffisamment espacés? — Disposition générale. — Les dortoirs sont-ils communs ou à cellules? — Conditions de salubrité et d'aération. — Les dortoirs sont-ils convenablement éclairés et aérés? — Quel est le cube d'air assuré à chaque élève? — Y a-t-il une ventilation nocturne? — Latrines et conditions de surveillance. — Vestiaires. — Y a-t-il un vestiaire par dortoir, ou seulement un vestiaire général? — Les habits des élèves sont-ils suspendus dans des cases? — Où se fait le nettoyage des habits? — Y a-t-il des armoires séparées pour les képis et pour les souliers? — Cordonnerie. — Où se fait le nettoyage des souliers?

Lits, tables de nuit, rideaux, chaises, descentes de lit, sommiers ou paillasses, matelas, couvertures, courtes-pointes, etc.; lavabos : état, forme, matière. — Tous les lits sont-ils en fer? — Chaque élève a-t-il une table de nuit pouvant lui servir de tabouret et un tapis de pieds? — Les objets de literie sont-ils en bon état? — Les dortoirs sont-ils pourvus de lavabos?

Surveillance de nuit. — La surveillance de nuit est-elle bien organisée? — Moyens de contrôle. — Système d'éclairage.

Armoires. — Tables. — Cases ou porte-manteaux pour les habits des élèves : nombre. — Disposition. — Le mobilier des vestiaires est-il en bon état?

(Comparer avec le Questionnaire de M. Vernois, pages 17 et 18.)

17° *Infirmerie.* — Situation. — L'infirmerie est-elle convenablement placée? — Pièces dont elle se compose. — Exposition. — Dimensions. — Dortoirs et chambres d'isolement. — Y a-t-il une pièce séparée pour les maladies contagieuses et une autre pour les élèves gravement malades? — Salle de bains. — Disposition intérieure. — Nombre de lits pour les maladies ordinaires. — Nombre de lits pour les maladies contagieuses. — Cour pour les convalescents.

Lits et mobilier. — Le mobilier est-il en bon état? — Tous les lits sont-ils en fer? — Objets de literie — Mobilier pour les convalescents. — Mobilier de la cuisine. — Y a-t-il un fourneau économique pour le service de l'infirmerie? — Mode d'éclairage et de chauffage. — Pharmacie. — Son installation. — Salle de bains. — Cabinet de consultation.

(Comparer avec le Questionnaire de M. Vernois, page 16.)

18° *Lingerie, buanderie et dépendances.* — Situation. — L'emplacement de la lingerie est-il convenable? — Nombre et dimension des pièces. — Conduite et écoulement de l'eau. — Appareils de chauffage. — Séchoirs fermés et à air libre.

Mobilier de la lingerie. — Disposition et arrangement intérieur. — Le mobilier de la lingerie est-il en bon état? — Y a-t-il des cases en nombre suffisant? — Sont-elles fermées? — Quantité, nature et état du linge appartenant à l'établissement.

Appareils et mobilier de la buanderie. — Nature et état.

(Comparer avec le Questionnaire de M. Vernois, pages 17 et 18.)

19° *Chambres de la lingère, des sœurs ou infirmières.* — Situation. — Nombre.

Nature et état du mobilier placé dans chaque pièce.

20° *Parloir.* — Situation et dimensions. — Le parloir est-il placé de manière que les familles puissent y arriver sans traverser les classes ou les cours intérieures? — Aspect et décoration intérieure. — Nombre de personnes qu'il peut contenir. — Le parloir est-il suffisant? — Est-il convenablement disposé? — Parloir d'été.

Nature et état du mobilier. — Le mobilier est-il ancien? — Est-il en bon état? — Tableaux et statues.

21° *Concierges*. — *Loges et chambres*. — Situation. — Nombre. Nature et état du mobilier placé dans chaque pièce.

22° *Bibliothèque*. — Situation. — Disposition générale. — La bibliothèque est-elle convenablement disposée? — Nombre et dimensions des pièces. — Y a-t-il une salle de lecture pour les professeurs? — Nombre de volumes qu'elle peut contenir.

Mobilier usuel. — Armoires ou casiers pour contenir les livres. — Nombre, disposition, dimensions. — Nombre et placement des volumes. — La bibliothèque est-elle pourvue des ouvrages les plus nécessaires aux professeurs et aux élèves? — A quelle somme s'élèverait la dépense nécessaire pour compléter la bibliothèque?

23° *Salle d'arrêt*. — La salle d'arrêt est-elle convenablement située et facile à surveiller? — Combien y a-t-il de cellules?

24° *Petit collége*. — Situation et aspect. — Exposition et disposition générale des bâtiments. — Nombre d'élèves internes et d'élèves externes qu'ils peuvent contenir. — Classes. — Salles d'étude. — Réfectoires. — Cour de récréation et préau couvert. — Nombre. — Exposition. — Dimensions. — Conditions d'aération et de salubrité.

25° *Maison de campagne*. — Les élèves sont-ils conduits souvent à la maison de campagne? — Est-elle pour eux un but de promenade facile? — Quel est le mode d'exploitation? — Les bâtiments sont-ils bien entretenus? — Est-elle onéreuse au lycée? — Dans le cas même où elle serait onéreuse au lycée, a-t-il des motifs pour la conserver?

26° *Logement du proviseur*. — Situation, dimensions, appropriation et décoration intérieure du salon de réception et d'administration.

Situation et dimensions du cabinet.

Nombre de pièces. — Distribution. — Appropriation et décoration intérieure de l'appartement particulier.

Origine, nature et état du mobilier du salon de réception et d'administration.

Origine, nature et état du mobilier du cabinet.

Origine, nature et état du mobilier pour chacune des pièces de l'appartement particulier.

27° *Logement du censeur*. — Nombre de pièces, distribution. — Appropriation et décoration intérieure.

Origine, nature et état du mobilier pour chacune des pièces.

28° *Cabinet du censeur.* — Situation et décoration intérieure. — Facilités d'accès. — La surveillance peut-elle être exercée facilement? — Origine, nature et état du mobilier.

29° *Logement de l'aumônier.* — Situation. — Nombre de pièces. — Distribution. — Appropriation et décoration intérieure. — Facilités d'accès.

Origine, nature et état du mobilier pour chacune des pièces.

30° *Logement de l'économe.* — Situation. — Nombre de pièces. — Distribution. — Appropriation et décoration intérieure.

Origine, nature et état du mobilier pour chacune des pièces.

31° *Bureaux de l'économat.* — Situation. — Nombre de pièces. — Disposition intérieure. — Facilités d'accès. — Magasin pour le drap.

Nature et état des objets mobiliers placés dans chaque pièce. — Caisse, placement et garanties de solidité.

32° *Chambres des maîtres et employés.* — Situation. — Nombre.

Nature et état du mobilier placé dans chaque pièce.

33° *Chambres des agents inférieurs.* — Situation. — Nombre.

Nature et état du mobilier placé dans chaque pièce.

34° *Chauffage et éclairage.* — Les classes, les salles d'étude et les dortoirs sont-ils convenablement chauffés et éclairés? — Quel est le mode de chauffage? — Y a-t-il un calorifère? — Fonctionne-t-il bien? — Se sert-on de poêles simples ou de poêles calorifères à double enveloppe pouvant concourir à la ventilation? — Brûle-t-on du bois ou de la houille?

Quel est le mode d'éclairage dans les réfectoires, dortoirs, classes et études? — Se sert-on de lampes-modérateurs? — Emploie-t-on de la chandelle ou de l'huile? — Quel est le nombre d'élèves pour une lampe dans les salles d'étude et les réfectoires?

Quel est le mode d'éclairage de la cuisine et de ses dépendances, des corridors et des latrines? — Quels sont les locaux éclairés au gaz? — Quels sont les locaux auxquels on pourrait sans inconvénient étendre ce mode d'éclairage?

Quelles seraient les améliorations à introduire dans le service du chauffage et de l'éclairage?

(Comparer, pour le chauffage et l'éclairage, avec le Questionnaire de M. Vernois, pages 16 et 17.)

DEUXIÈME PARTIE

VÊTEMENTS ET PROPRETÉ DES ÉLÈVES.

CHAPITRE Iᵉʳ.

Des vêtements en général et des propriétés inhérentes à la matière vestimentaire.

SOMMAIRE. — Généralités sur les vêtements. — Matières qui entrent dans les vêtements : chanvre et lin, coton, soie, laine et poils, pelleteries, plumes et duvet. — Texture des tissus. — Couleur des tissus. — Forme des vêtements. — Choix des vêtements.

Généralités sur les vêtements. — « Le vêtement, dit M. Michel Lévy, est comme un tégument de plus que l'homme rend à volonté général ou partiel, imperméable ou poreux, épais ou mince, moelleux ou rude, de manière à régulariser le jeu des organes profonds par le degré de stimulation de la peau, et à lutter par la mobilité des moyens protecteurs avec la mobilité des états thermométrique, hygrométrique, électrique, etc., de l'atmosphère. »

« Les vêtements, selon A. Becquerel, sont les substances diverses que l'homme emploie pour se couvrir dans le but de modifier l'influence des agents extérieurs. Ils comprennent tous les tissus, toutes les substances que l'homme interpose entre la surface de son corps et le milieu dans lequel il vit, afin de garantir ce corps des influences nuisibles du monde extérieur. »

Pour accroître ou pour modérer la température du corps, on a mis à contribution les productions les plus diverses, provenant les unes des animaux, les autres des végétaux. Parmi les premières, on rencontre la soie, la laine, les plumes, le crin, les poils, les fourrures, etc.; on cite parmi les secondes le chanvre, le lin, le coton, etc.

Ces diverses matières jouissent de propriétés différentes au point de vue vestimentaire, selon qu'elles sont bonnes ou mauvaises conductrices de la chaleur, selon qu'elles sont plus ou moins hygrométriques, c'est-à-dire qu'elles s'imprègnent plus ou moins d'humidité.

Le vêtement a diverses destinations que nous allons énumérer.

1° Le premier objet des vêtements est de déférer aux lois de la décence, de venir en aide à la pudeur. Cette première intention apparaît diversement, mais d'une manière constante, chez tous les peuples, quels qu'ils soient.

2° La seconde destination des vêtements, au moins dans les climats froids ou tempérés, est de conserver au corps humain, à peu de chose près, sa température naturelle, qui est de 37 degrés centigrades.

3° Une autre condition des vêtements, c'est de faciliter la transpiration sans la provoquer ni l'interrompre.

4° Depuis l'usage de la chemise, du caleçon, des bas ou chaussettes, le vêtement a eu un nouveau but, celui d'entretenir le corps dans un bon état de propreté.

« Si l'on ne couvrait le corps que pour l'abriter contre le froid, le chaud ou l'humidité, on pourrait se borner à rechercher quelles matières ou quels tissus sont les plus propres à combattre ces influences, par la propriété d'être conducteurs ou non du calorique, et de s'imprégner ou non des vapeurs de l'atmosphère ou de celles qui proviennent de la transpiration. Mais il faut encore considérer que nos vêtements deviennent comme une enveloppe habituelle qui, par les effets constants de son application, exerce une influence non moins importante que celle de toutes les causes qui agissent incessamment sur nous ; de plus, les vêtements ne doivent pas s'opposer à ce que nous puissions vaquer à nos besoins, à nos occupations, à nos délassements : ils doivent nous laisser le libre exercice de nos sens et de nos mouvements. Ainsi il faudra observer quels seront les effets résultant du contact de certains tissus, et de la forme plus ou moins ample des différentes pièces de l'habillement, afin de déterminer la matière et la forme que l'on doit préférer. Un des grands obstacles qui s'opposent au perfectionnement des vêtements, sous le point de vue hygiénique, dépend des modifications journalières que la mode leur fait subir ; mais son empire a été sagement exclu des lieux où l'on a autre chose à faire qu'à discuter sérieusement sur la forme d'un habit ou sur la manière plus ou moins élégante de faire un nœud de cravate. » Docteur SIMON, Hygiène de la Jeunesse.

Les vêtements doivent épargner la sensibilité de la peau, ne point la stimuler, la blaser, la fatiguer ni la blesser. Il est des personnes qui ne peuvent supporter le moindre vêtement de laine sans en être agacées, sans ressentir des démangeaisons impatientes, et quelquefois même une éruption ou un érésipèle. Il faut bien alors renoncer à de pareils vêtements.

Les vêtements agissent sur l'homme par les propriétés inhérentes à la matière dont ils sont faits, par leur texture, par leur couleur et par leur forme.

Ces propriétés font que la matière vestimentaire, sa texture, sa couleur et sa forme subissent à des degrés divers l'influence du calorique, de l'électricité, de la lumière et de l'humidité, qui sont les principaux agents atmosphériques dont les vêtements sont appelés à modifier tout ou partie de l'action sur l'homme.

Matières qui entrent dans les vêtements. — Nous avons vu plus haut que nous empruntons au règne végétal et au règne animal la matière de nos vêtements : au premier appartiennent le lin, le chanvre, le coton et quelques substances accessoires; au second, la soie, la laine, les poils, les pelleteries, le duvet, l'édredon et les cuirs.

Nous allons passer en revue les principales de ces substances, et donner quelques détails sur leurs propriétés relativement à leur emploi comme vêtements.

Chanvre et lin. — Les fibres textiles des végétaux ne sont pas dans la nature des vêtements de plantes, d'insectes ou d'animaux ; aussi n'ont-elles pas besoin d'être isolantes et préservatrices du froid. Elles sont bonnes conductrices de la chaleur, et c'est à cette propriété, qui leur permet de laisser librement dégager à l'air la chaleur animale, qu'elles doivent d'être froides.

Comme elles sont aussi bonnes conductrices de l'électricité, elles laissent échapper facilement celle du corps.

Le chanvre et le lin étant très-poreux, les tissus fabriqués avec ces matières, comme la toile, se laissent facilement pénétrer par l'humidité, absorbent promptement la transpiration cutanée, la condensent, et en restent imbibés jusqu'à ce que l'air en ait opéré l'évaporation. Lorsque cette évaporation, qui se fait toujours au détriment du calorique du corps, a lieu sur une large surface, ce qui arrive quand les chemises sont très-mouillées par la transpiration, il peut en résulter un refroidissement assez considérable pour produire des maladies parfois assez graves.

Il est vrai de dire que si les tissus de lin et de chanvre, comme bons conducteurs, laissent sortir facilement la chaleur du corps, ils y laissent aussi pénétrer avec la même facilité celle qui tendrait à y entrer. Mais c'est précisément cette grande facilité à laisser entrer ou sortir la chaleur qui rend l'emploi des tissus de cette nature dangereux pour les pays sujets à des changements brusques de température. En général, les tissus formés avec ces substances ne sont propres à conserver la chaleur que quand l'évaporation ne peut avoir lieu à leur surface externe.

Toutes ces propriétés du chanvre et du lin se réunissent pour faire que les vêtements confectionnés avec ces substances soient frais et ne conviennent guère que dans les pays chauds.

L'usage général de la toile appliquée sur la peau a eu des résultats hygiéniques avantageux; la propreté est devenue plus facile, plus commune et plus complète. Aussi a-t-on vu diminuer le nombre des maladies de la peau, et plusieurs des plus dégoûtantes disparaître : telle est la lèpre. Dans le 13e siècle, S. Louis dota deux mille hôpitaux de lépreux qui existaient en France ; aujourd'hui il est très-rare de rencontrer un malade attaqué de cette horrible affection. Il est vrai que les changements apportés dans l'alimentation ont aussi contribué à cette disparition.

Les tissus de chanvre et de lin sont doux sur la peau, et sont exclusivement employés à recouvrir les parties enflammées et à faire de la charpie.

« Ils sont en conséquence particulièrement utiles aux personnes qui ont la peau susceptible ou déjà atteinte d'éruptions ou de prurit. Moins hérissés d'aspérités que ceux de coton, les tissus de fil irritent beaucoup moins les plaies et les entamures de la peau. Ils sont plus cicatrisants, ainsi que le vulgaire a raison de le penser. » Docteur Bourdon.

La toile est préférable dans nos climats au coton pour les écoliers, surtout en raison de sa solidité et de sa salubrité pour la peau, qu'elle irrite moins. Elle conserve aussi plus longtemps sa propreté.

Coton. — « Cette substance, dit M. Babinet, étant le vêtement de la graine d'une plante, doit être plus préservatrice du froid que le chanvre et le lin ; aussi est-elle moins conductrice de la chaleur que les filaments que l'on extrait des plantes ligneuses. »

Les étoffes de coton retiennent beaucoup d'air dans leurs interstices ; elles sont mauvais conducteurs du calorique, conduisent la sueur moins facilement, et laissent, comme celles de chanvre et de lin, passer l'électricité, quoique plus difficilement. Elles conviennent pour les saisons et les climats froids, par la faculté qu'elles ont de concentrer la chaleur et de déterminer une légère irritation sur la peau. La sensibilité de cette dernière est quelquefois si exaltée que les vêtements de coton l'impressionnent douloureusement ; cela s'observe surtout dans les pays chauds. Il est des personnes qui ne peuvent pas porter de percale sans que leur peau ne devienne érésipélateuse.

« L'usage du coton, comme ouate ou comme tissu, convient dans les pays froids et humides ; il conserve mieux la chaleur que le fil de lin. L'été même il est utile, car il rend moins subit le refroidissement du corps ; il tient le milieu comme abri entre la toile de fil et les étoffes de laine et de soie. » (Docteur Bourdon.)

Soie. — La soie qui enveloppe un insecte dans une de ses transformations habille un être vivant ; « de là, dit M. Babinet, sa plus grande propriété vêtissante que les fibres textiles des végétaux et que le coton. »

La soie était à peine connue des anciens ; elle constituait, il y a quelques années encore, un grand luxe réservé à l'opulence : c'est de nos jours seulement que cette précieuse substance a commencé à se vulgariser. C'est la plus résistante de toutes les matières employées à la confection des tissus vestimentaires.

« La soie est un mauvais conducteur du calorique et de l'électricité ; elle conserve en conséquence la chaleur inhérente aux organes, de même qu'elle les préserve de la température du dehors, et jusqu'à un certain point de la foudre. » Docteur Bourdon.

Au contraire du chanvre, du lin et du coton, les tissus de soie se chargent très-difficilement d'humidité, celle-ci glisse sur les fils qui en composent la trame, et ne les pénètre pas : aussi la soie placée sur la peau est-elle très-malsaine ; elle maintient le corps dans une espèce de bain de vapeur, et par là ne tarde pas à rendre la transpiration difficile.

Mais elle est plus propre que les autres à isoler des miasmes et de l'humidité atmosphérique. D'ailleurs elle est un mauvais conducteur de la chaleur et de l'électricité. La toile cirée, le taffetas gommé sont des moyens d'isolement complet sous le rapport de l'humidité et des miasmes.

Pelleteries. — Les pelleteries ont été probablement le premier vêtement des peuples originaires.

Plumes et duvet. — Ces substances ne sont guère employées que pour la confection des lits, canapés, oreillers, couvertures mobiles, etc. Le duvet du cygne, et surtout celui que l'on dérobe au lit de l'eider (l'édredon), compose une ouate plus chaude que la ouate même. Il est à peu près imperméable à la chaleur ou au froid.

Cuir. — Le cuir sert à confectionner la chaussure, les gants, et même divers vêtements.

Laine et poils. — La laine et les poils sont de chauds vêtements pour les animaux qui les portent et pour l'homme qui leur en fait un emprunt forcé.

La laine est plus dense, moins susceptible de transmettre le calorique et l'électricité, moins perméable à l'humidité et à la transpiration que toutes les matières précédentes, ce qui la rend très-propre à la confection des vêtements. Les tissus de laine doivent à toutes ces propriétés de pouvoir constituer des vêtements qui réunissent les meilleures conditions hygiéniques.

La laine est un mauvais conducteur du calorique, et, comme telle, un bon abri non-seulement contre le froid extérieur, mais encore contre l'extrême ardeur des rayons solaires dans les pays chauds. Enveloppez en été de la glace avec une étoffe de laine, elle ne fondra que tardivement, tandis qu'un linge de la même épaisseur la laissera fondre assez promptement, à cause de la pénétration plus facile de la chaleur au travers des fibres du chanvre ou du lin dont le linge est formé.

La laine possède à un haut degré les qualités avantageuses du coton et de la soie ; elle concentre le calorique, laisse échapper la matière de la transpiration sous forme de vapeur et sans la condenser, détermine une légère irritation sur la peau, y développe de la chaleur, peut-être aussi de l'électricité, et favorise la transpiration.

Les toiles de coton, de lin et de chanvre ont plus d'affinité pour l'humidité que les étoffes de matières animales ; elles s'en laissent plus facilement pénétrer et la retiennent plus longtemps : voilà pourquoi la sueur fixée au linge immédiatement placé sur la peau y reste inhérente sans s'évaporer. Ainsi l'application immédiate de la laine est avantageuse sous ce rapport ; mais la chemise et le caleçon étant destinés à l'entretien de la propreté de la peau, on a dû préférer la toile aux autres tissus.

Ceux qui transpirent beaucoup, ou dont la transpiration va jusqu'à la sueur, doivent préférer le linge de coton à celui de fil, dont le tissu est trop hygrométrique et trop refroidissant. On doit même aller jusqu'à la laine, lorsqu'on habite une contrée humide comme la Hollande, ou lorsqu'il s'agit d'individus sensibles au froid ou sujets aux rhumes et et aux douleurs. » (Docteur BOURDON.)

Ainsi les tissus de fil et de coton conviennent en été, et ceux de laine et de soie en hiver. On a déjà vu que la texture en doit être plus serrée dans la première saison et plus lâche dans la dernière.

A l'âge où l'enfant est au collège, ce qu'il y a de mieux comme vêtements ce sont ceux de laine, moelleux et assez souples pour ne pas gêner les mouvements. Ils doivent être maintenus propres et secs.

« Quelques animaux fournissent des poils qui peuvent être employés à peu près comme la laine. Comme elle ils sont de mauvais conducteurs du calorique et de chauds abris. On peut en composer différents tissus : des manteaux, des tapis, des draps feutrés, des chapeaux, etc. etc. » (Docteur BOURDON.)

Texture des tissus. — « La nature, selon que le remarque M. Babinet, indépendamment de la qualité particulière des fourrures et des plumes, a divisé les vêtements naturels en petites parcelles qui font obstacle au passage de la chaleur, parce que celle-ci est obligée de sauter d'une fibre à l'autre. Le charbon pilé, le papier découpé en petites lanières, le sable sec, la cendre sont par cela même des substances qui gardent assez bien la chaleur. La neige, outre sa blancheur, dont nous parlerons plus tard, préserve les plantes par ses flocons spongieux mieux que ne le fait la glace compacte. Sous la neige accidentellement tassée, les herbes gèlent plus facilement que sous la neige intacte. »

Remarquons aussi, avec le même savant, que « l'air est une substance qui laisse difficilement passer la chaleur. Une preuve c'est que les matelas d'air que plusieurs voyageurs portent avec eux, et sur lesquels ils se couchent après les avoir fait enfler au moyen d'un soufflet, sont aussi chauds que les lits de plume. »

De ces deux remarques découle comme conséquence tout ce que nous avons à dire de l'influence de la texture des tissus pour augmenter ou diminuer la conductibilité des matières vestimentaires.

Le tassement qui rapproche le filament des étoffes leur ôte en partie leur propriété isolante ; un gilet de flanelle qui sort de chez l'apprêteur est beaucoup plus chaud qu'il ne l'est après avoir été porté quelques jours. Toutes les étoffes de laine sont dans le même cas.

On avait remarqué depuis longtemps, mais sans s'en rendre un compte bien exact, que les étoffes très-légères et très-épaisses, à mailles lâches, c'est-à-dire qui renferment captif le plus d'air, comme celles des vêtements tricotés, étaient plus chaudes que celles à trame très-serrée, mais très-mince, la couleur et la substance étant semblables des deux côtés ; ce furent les expériences de Rumfort qui mirent en évidence ce fait. Ce physicien ayant enveloppé un corps avec de la bourre de soie et de la laine cardée, puis avec une égale quantité de l'une et de l'autre substance réduite en fils, constata que le refroidissement s'opérait moins promptement dans le premier cas que dans le second. Ce phénomène s'explique par la présence ou l'absence de l'air dans les interstices ou mailles des tissus : ce fluide étant en effet mauvais conducteur du calorique s'oppose à la déperdition de la chaleur du corps et c'est à cette propriété que les tissus lâches qui en sont pénétrés doivent d'être plus chauds que ceux qui sont plus serrés.

Il résulte des expériences de Rumfort qu'un tissu est d'autant plus mauvais conducteur du calorique qu'il est plus lâche, plus poreux et plus épais.

Ainsi les substances qui peuvent emprisonner entre leurs mailles une couche d'air assez épaisse ne laisseront pas perdre la chaleur naturelle du corps, et serviront de barrière efficace contre le froid du dehors.

Ces mêmes substances serviront aussi de défense contre les rayons d'un soleil trop ardent, qu'elles empêcheront de pénétrer.

« Aussi remarque-t-on que les matières les plus aptes à composer des vêtements chauds, le coton, la laine, la soie, le duvet, les pelleteries, etc., retiennent à eux une certaine quantité d'air qu'on n'en saurait entièrement distraire, et qui permet à chacune de ces substances d'avoir pour ainsi dire une atmosphère à part.

« Un tissu très-mince, fût-il presque immédiatement collé sur la peau, est beaucoup plus froid qu'un tissu lâche qui en serait tenu à distance ; des gants glacés et collants refroidissent les mains plutôt qu'ils ne les échauffent. Cela tient à ce que l'air emprisonné entre les vêtements et la peau ou dans le tissu même des vêtements moelleux sert à maintenir la chaleur, tandis que l'air qui circule s'en imprègne et la disperse. » (Docteur BOURDON.)

La texture exerce encore une autre influence qui met en jeu la sensibilité de la peau. La rudesse, la grosseur ou la finesse des fils dont les tissus sont formés irritent ou caressent les papilles nerveuses de la peau, et par suite modifient la circulation capillaire dans les parties qu'ils recouvrent.

« Il est essentiel que les draps employés pour l'habillement des enfants soient d'un tissu épais, fin et serré ; ce n'est qu'à ces trois conditions, dit Pointe, qu'ils peuvent défendre l'enfance contre les rigueurs de la température, quelquefois assez froide et souvent humide dans nos grandes villes. »

Couleur des tissus. — De nombreuses expériences faites par Franklin, Davy, et surtout par Starck, ont prouvé que la capacité des tissus pour le calorique est plus ou moins grande selon la coloration des tissus et l'état de leurs surfaces. Plus les surfaces sont propres à réfléchir la lumière, plus elles sont isolantes.

Les surfaces inégales, rugueuses, sont les plus favorables à l'admission du calorique. Il n'en est pas de même de celles qui sont lisses et polies, et par suite brillantes : elles le repoussent.

En général on peut dire que les surfaces qui réfléchissent le plus de lumière, et dont la vue par conséquent est la plus fatigante, sont aussi celles qui sont les moins propres à se laisser traverser par la chaleur. Il résulte encore de là qu'elles sont aussi les plus capables de la conserver dans le corps qu'elles recouvrent lorsqu'elle est une fois admise, et par suite celles qui rendent le refroidissement le plus lent. Nous n'avons pas besoin de dire que ces lois sont applicables aux surfaces internes et externes. Ainsi les casques, les cuirasses polies, sont capables de maintenir l'isolement à un degré suffisant en hiver comme en été; il en sera de même des vêtements blancs, etc.

Le degré de perméabilité au calorique peut s'établir ainsi, d'après les expériences de Starck :

Le noir est plus mauvais conducteur, c'est-à-dire moins chaud que

Le violet,

Le bleu,

Le rouge,

Le jaune,

Le blanc.

C'est le contraire quand la plus forte chaleur vient du dehors.

Lorsque les vêtements sont colorés en blanc, ils admettent moins de calorique que lorsqu'ils sont colorés en noir. Ces faits sont connus de tout le monde. On sait que Franklin, en mettant sur une couche de neige, dans un lieu, une couverture noire, dans un autre, une couverture blanche, et en comparant les résultats de l'action des rayons solaires dans les deux points, a trouvé, dans celui où le noir a été appliqué, la neige fondue, pendant que dans l'autre nulle fusion n'a été obtenue.

Par ses expériences Starck a constaté que, pour faire monter la boule d'un thermomètre de 10 à 70 degrés,

La laine noire a mis........................	4'	15"
— vert-foncé	5	00
— écarlate	5	30
— blanche	8	00

« Ainsi il résulte de ces expériences que la laine colorée est bien plus perméable au calorique que la laine blanche. » (A. BECQUEREL.)

Le blanc se refroidit donc moins vite que le noir.

Comme conséquence de ce principe, que de nombreuses expériences ont établi sans contestation, on reconnaît que les vêtements blancs sont préférables lorsqu'il s'agit de s'opposer à la déperdition du calorique fourni par nos organes, circonstance propre à l'hiver, ou lorsqu'il s'agit d'opposer une barrière à l'action d'une température extérieure trop élevée.

Des recherches de Starck il résulte aussi que la couleur blanche s'imprègne plus difficilement des odeurs que les couleurs foncées; aussi conclut-il à l'emploi de la couleur blanche pour peindre les murailles et les fournitures de literie dans les hôpitaux et les infirmeries, et aussi pour le vêtement des infirmiers. La couleur noire est celle qui absorbe le plus facilement les miasmes et les mauvaises odeurs. Cette absorption par les surfaces des corps semble être soumise aux mêmes lois que celle du calorique.

« La couleur des vêtements n'a toutefois une influence bien marquée sur la chaleur qu'autant que ces vêtements sont minces. La substance dont ils sont formés, leur épaisseur et leur contexture ont beaucoup d'effet sous le même rapport. » (Docteur Bourdon.)

Ainsi cette supériorité des vêtements à couleur claire sur les vêtements à couleur foncée peut être négligée en comparaison de celle qui tient à la nature du tissu, et les inconvénients qu'offrent les vêtements de couleur claire sous le rapport de la propreté feront toujours donner la préférence à ceux de couleur foncée.

« La conclusion générale à tirer de tout ce qui précède touchant le pouvoir conducteur du tissage et de la couleur des substances employées dans la confection des vêtements, c'est que les vêtements de laine blanche faits avec une étoffe souple, moelleuse, légère, et en même temps épaisse et contenant beaucoup d'air dans ses mailles, sont les plus mauvais conducteurs du calorique, ceux qui isolent le mieux le corps de l'influence des agents extérieurs, et enfin qui conservent le mieux la caloricité du corps. » (A. Becquerel.)

« Ainsi, même en hiver, toute personne saine, jeune et robuste doit préférer les vêtements blancs comme ceux qui retiennent le mieux la chaleur du corps. Si cependant il s'agissait de personnes faibles, de vieillards énervés, d'individus infirmes, de convalescents encore débiles, qui éprouvassent le besoin d'appeler la chaleur artificielle au secours de la chaleur intime et vitale, alors seulement les vêtements noirs auraient l'avantage et devraient être préférés. » (Docteur Bourdon.)

Forme des vêtements. — La forme des vêtements, infiniment variable, est bien plutôt soumise aux caprices de la mode qu'aux lois de l'hygiène. Quoi qu'il en soit, la forme donnée aux vêtements doit toujours avoir en vue la décence inhérente à nos mœurs et à nos instincts, et le besoin de maintenir une atmosphère chaude autour du corps.

La forme est à peu près indifférente sous le rapport de la santé, pourvu que les vêtements soient commodes, qu'ils soient suffisamment larges, qu'ils ne compriment pas les vaisseaux, les nerfs, etc. Il faut craindre surtout la pression qu'exercent les bonnets, les chapeaux, les cravates, les corsets, les ceintures, les bretelles, les jarretières, les souliers.

« Les membres d'un corps qui croît doivent être tenus au large dans leur vêtement ; rien ne doit gêner leur mouvement ni leur accroissement : rien de trop juste ; rien qui colle au corps ; point de ligatures. » (J.-J. Rousseau, *Emile*, liv. II.) Le vêtement le plus simple, le plus commode, celui qui assujettit le moins, est toujours le plus précieux pour les enfants.

En conséquence les vêtements doivent être assez larges pour ne jamais gêner les articulations et les mouvements.

Les vêtements d'été doivent être plus amples que ceux d'hiver.

« Les vêtements amples sont plus frais que ceux qui ne sont que médiocrement serrés.

« L'air, dont les premiers favorisent la circulation, s'imprègne par le contact de la chaleur du corps; la couche d'air qui touche la peau ne tarde pas à se pénétrer d'humidité et de chaleur; elle devient plus légère, et cède bientôt sa place à un nouvel air moins léger qui prend successivement la place de l'ancien, ce qui multiplie ainsi les soustractions de chaleur. Voilà ce qui arrive pour le corps immobile.

« Le refroidissement est bien plus rapide quand le corps en mouvement accélère les courants d'air. Aussi, pour combattre ce refroidissement et accroître même la chaleur, faut-il que l'exercice corporel soit assez actif et assez prolongé pour hâter les battements du cœur et la respiration. » (Docteur BOURDON.)

Les vêtements amples, laissant librement circuler une grande masse d'air entre eux et le corps, conviennent dans les saisons ou les pays chauds; les vêtements modérément serrés, n'emprisonnant qu'une couche mince d'air difficilement renouvelable, conviennent mieux dans les contrées et les saisons froides. L'air est mauvais conducteur du calorique; il est donc essentiel de conserver le plus possible, au contact de notre corps, celui dont la température s'est déjà convenablement élevée. Les vêtements collants, à moins qu'ils ne soient surmontés eux-mêmes de vêtements larges, ne conviennent jamais : en hiver, ils laissent une couche d'air trop mince interposée entre eux et le corps, et facilitent le rayonnement; en été, cette couche mince ne saurait se renouveler, et elle conserve au corps la chaleur qu'elle a acquise.

Constriction produite par certains vêtements. — Mais, quelle que soit la forme des vêtements, ils ne sont fixés au corps qu'à l'aide de supports ou de liens qui déterminent toujours une constriction plus ou moins forte sur la partie qu'ils embrassent. L'effet de cette constriction est de gêner la circulation et de déterminer un engorgement sanguin dans les parties voisines; souvent les tissus comprimés durcissent et s'épaississent; leur sensibilité s'émousse. Cette compression, poussée trop loin, cause des fourmillements incommodes, peut devenir douloureuse et insupportable; telle est celle, par exemple, qu'exerce une chaussure trop étroite. Une compression fort longtemps exercée peut encore avoir pour résultat de diminuer, d'atrophier la partie sur laquelle elle s'applique, en mettant obstacle à la circulation habituelle des fluides nutritifs. Enfin, comme dernier et triste effet de la compression exercée par certaines parties des vêtements, citons les congestions viscérales, les déplacements et les déformations des organes, qui peuvent altérer profondément la santé et menacer la vie même. En principe, les vêtements trop étroits ou exerçant des compressions partielles doivent être rigoureusement rejetés.

Choix des vêtements. — « Les vêtements doivent être à la fois chauds et légers, aussi amples que possible, et nous goûtons fort, à ces divers points de vue, l'habitude des pardessus qu'on ôte en entrant dans un appartement et qu'on reprend au dehors. Ces sortes de vêtements font disparaître tous les dangers de passage subit d'une température chaude à une basse température, et méritent d'être conservés. » (Docteur L. CRUVEILHIER.)

Il faut qu'un vêtement ne soit ni trop chaud ni trop froid.

Un vêtement qui ne serait pas assez chaud nuirait, non-seulement parce qu'il serait cause qu'il y aurait suspension des courants de chaleur qui ont lieu du centre à la circonférence, qu'on éprouverait une sensation pénible et pernicieuse de froid, et d'autant plus qu'elle se prolongerait trop longtemps, mais aussi parce que cette sensation de froid serait accompagnée du resserrement de la peau, du refoulement des humeurs à l'intérieur et d'une diminution notable dans la respiration : de là des rhumes.

Tout vêtement qui aurait au contraire la propriété de trop retenir la chaleur augmenterait la sensibilité de cet organe, activerait plus qu'il ne convient la perspiration dont il est le siège ; par là il affaiblirait et échaufferait outre mesure. De là de mauvais effets sur les organes digestifs.

D'ailleurs « l'habitude de porter des vêtements trop chauds rend esclave de la température, et il n'est ni facile ni prudent d'y renoncer quand l'habitude est prise. » (Docteur CRUVEILHIER.)

Il faut donc que les vêtements ne soient ni trop chauds ni trop froids ; pour tous ceux qui doivent se livrer à des exercices actifs, qui sont confortablement nourris, il vaut mieux qu'ils fassent éprouver la sensation du froid que celle du chaud ; chez les vieillards et les enfants très-jeunes ou très-faibles, la sensation d'une douce chaleur est à préférer. Ceux de laine leur conviennent donc plus particulièrement que ceux de coton, surtout pour les saisons froides ; cependant il est à remarquer que par la raison que ces sortes de vêtements ne laissent point échapper le calorique qui s'exhale du corps, ils ne laissent pas non plus rentrer celui du dehors ; c'est pourquoi les Espagnols et les Orientaux portent, l'été comme l'hiver, des vêtements de laine. Si pour l'été ces vêtements étaient plus amples, plus légers, et faits avec des fils très-serrés, ils seraient beaucoup plus frais. Dans nos pays nous avons l'habitude d'en porter qui sont de fil de chanvre, de lin ou de coton ; ils sont plus propres à absorber les matières de la transpiration cutanée, et la céder à l'air ; ils sont meilleurs conducteurs du calorique et moins chauds.

En général on habille trop les enfants, et surtout durant le premier âge. Il faudrait plutôt les endurcir au froid qu'au chaud. Le grand froid ne les incommode jamais quand on les y laisse exposés de bonne heure ; mais à mesure que l'enfant grandit, accoutumez-le peu à peu à braver les rayons du soleil.

Pour nous résumer nous dirons, avec le docteur Tessereau, « qu'on « doit, en général, choisir un vêtement qui n'incommode ni par son « poids ni par son épaisseur, et qui soit approprié à la saison, à la tem-

« pérature du climat, et, dans un climat variable comme le nôtre, il
« serait peut-être plus prudent de n'adopter que des vêtements de même
« tissu pour toutes les saisons et d'être toujours vêtu chaudement ; car
« si un vêtement un peu épais a le désagrément, pendant une saison
« chaude, de faire éprouver quelquefois un peu trop de chaleur, il a
« l'avantage de mettre le corps en garde contre les effets nuisibles des
« changements brusques de température, tandis qu'un vêtement léger
« nous expose à être incommodés même pendant les chaleurs de l'été,
« par la fraîcheur des matinées et des soirées et par les vicissitudes de
« l'atmosphère. C'est pour cette raison que depuis longtemps on a sup-
« primé dans l'armée l'usage du pantalon de toile blanche, pour ne
« conserver que le pantalon de laine. »

CHAPITRE II.

Des différentes parties qui composent l'habillement, considérées au point de vue de l'hygiène.

Sommaire — Composition de l'habillement. — Chemise. — Caleçon. — Bas, chaussettes, jarretières. — Gilets de flanelle et laine sur la peau. — Mouchoir de poche. — Habit, veste, redingote. — Tunique et capote. — Blouse. — Gilet. — Pantalon et culotte. — Bretelles. — Ceintures et ceinturons. — Pardessus, paletots, burnous et manteaux. — Chaussures : bottes, bottines, souliers et sabots. — Coiffures : chapeau, képi, casquette ; quelle doit être la coiffure des élèves. — Cravate, col, cache-nez. — Gants et guêtres. — Composition de l'uniforme des lycées et de celui du lycée Napoléon (petit collége). — Tableau comparatif du trousseau des lycées à diverses époques. — Avantages de l'uniforme des lycées.

Composition de l'habillement. — L'habillement se compose de deux parties principales : l'une, qui est le vêtement intérieur, s'applique immédiatement sur la peau, et prend le nom de *linge de corps* : l'autre, qui forme le vêtement extérieur, conserve la dénomination de *vêtement* proprement dit.

Le vêtement intérieur, affecté principalement à l'entretien de la propreté du corps, se compose de la *chemise*, du *caleçon*, des *bas* ou des *chaussettes*. On y joint accidentellement le *gilet de flanelle*.

Le vêtement extérieur, principalement destiné à mettre le corps à l'abri de la température de l'atmosphère, ne se compose, à proprement parler, que de l'*habit*, du *gilet*, du *pantalon*, de la *coiffure* et de la *chaussure*. Mais la mode, en variant la forme de ces diverses parties du vêtement extérieur, y a apporté des changements plus ou moins favorables à la santé, et dont nous avons à faire connaître les avantages et les inconvénients.

Nous nous occuperons d'abord du linge de corps, puis du vêtement proprement dit, et nous parlerons en même temps de quelques vêtements de fantaisie ou d'un usage exceptionnel.

Chemise. — « L'introduction du linge de corps est l'une des révolutions de l'hygiène. La chemise se charge des matières sécrétées par la peau, excite très-légèrement la peau par ses propriétés tactiles, sans provoquer l'exhalation ; l'adjonction des vêtements extérieurs corrige l'inconvénient d'une prompte évaporation qui est propre aux tissus de lin, de chanvre et de coton. » (M. Lévy, *Hygiène*.)

Les chemises sont fort utiles pour maintenir la propreté de la peau et des vêtements, et pour protéger la peau contre les frottements que pourraient exercer sur elle les étoffes plus rudes dont se composent les autres vêtements.

A part le gilet de flanelle, qui n'est qu'une exception, la chemise, qui s'étend du cou au genou, est, dans l'immense majorité des cas, le vêtement immédiatement en contact avec la peau : aussi est-il certaines précautions qu'il faut prendre pour que ce contact de tous les instants ne soit point nuisible.

Les chemises, comme les habits, les gilets, doivent être assez amples, et surtout ne pas trop serrer le cou.

La chemise doit serrer modérément le cou et les poignets : l'insertion des épaules doit être large.

« Le col de la chemise doit toujours être fort large : cela est d'autant plus important que l'accroissement continuel du jeune homme, en augmentant le volume de son cou, déterminerait bientôt une constriction qui engorgerait les vaisseaux de la tête et ajouterait aux dispositions naturelles de cet âge à la céphalalgie et aux épistaxis. » (Docteur Simon, *Hygiène.*)

Lorsque les chemises sont trop étroites au niveau des épaules, c'est-à-dire lorsqu'elles ont, comme on dit, *l'épaulette trop en avant*, il arrive que le moindre mouvement des bras en arrière donne lieu à la compression de la partie antérieure du cou, compression qui peut gêner la respiration, causer des vertiges, et amener même la congestion cérébrale, l'apoplexie, chez les personnes qui y seraient disposées.

« Les chemises doivent être faites de manière à bien fermer sur la poitrine et autour du cou. Sans cette précaution, les enfants s'enrhument beaucoup l'hiver et peuvent même être attaqués du croup. » Payet de Courteille, *Hygiène.*

« La nature de l'étoffe qui constitue la chemise en fait un vêtement bon conducteur du calorique ; ainsi, lorsqu'elle s'imbibe du produit de la sécrétion et que ce dernier vient à s'évaporer, elle cause une sensation de froid qui pourrait avoir des inconvénients si l'adjonction d'autres vêtements plus chauds, plus mauvais conducteurs du calorique, ne venait empêcher l'influence fâcheuse de cette évaporation trop rapide. » (A. Becquerel, *Hygiène.*)

La chemise de *toile de lin* est préférable au tissu *de laine* mis chez les anciens directement en contact avec la peau. Elle ne cède en avantage aux chemises de laine que lorsque celles-ci sont employées par des personnes qui vivent dans une humidité permanente, les matelots par exemple. Elle préserve la peau du frottement des vêtements de dessus, dont la texture est plus rude ; mais elle a l'inconvénient de se refroidir très-facilement quand elle est mouillée par la sueur.

« Les chemises *de coton* condensant et évaporant plus lentement la transpiration que celles de toile, ne produisent jamais un refroidissement aussi considérable que ces dernières, et comme elles sont en outre plus chaudes, plus souples, et d'ailleurs d'un prix moins élevé, elles pourraient avec avantage, il nous semble, leur être substituées. » Docteur Rossignol, *Hygiène.*

C'est pourquoi beaucoup de personnes se servent de préférence de chemises de coton, qui a quelques-uns des avantages de la flanelle tout en occasionnant des démangeaisons et des rougeurs chez certaines personnes à peau très-fine et très-délicate.

« Si l'on a à se décider entre les chemises de *toile* et celles de *coton*, il ne faut pas hésiter à choisir celles de toile, même de toile grossière, qui s'usent moins vite, qui conviennent mieux à la peau, et qui se maintiennent plus longtemps propres. » (Docteur CERISE.)

Le *tissu* des chemises ne doit pas être trop grossier, sous peine d'irriter la peau par le frottement qu'il exerce sur elle.

Trop fin, le tissu se charge trop facilement des sécrétions cutanées, se sèche trop rapidement, et expose celui qui le porte à des refroidissements subits et dangereux.

« Ce serait un abus, dit le docteur Simon, d'employer à la confection des chemises des toiles très-fines, non que cela soit directement contraire à la santé, mais parce que par là on habituerait mal à propos les jeunes gens au luxe et à la mollesse : alors la peau, devenue trop délicate par le contact journalier d'une toile douce et moelleuse, serait douloureusement affectée lorsqu'il faudrait user d'un linge plus grossier. D'ailleurs les toiles fortes de chanvre ont l'avantage de pouvoir être lavées à la lessive, et d'exercer sur la peau, par leur contact un peu rude, une légère friction qui rend le système cutané plus actif et moins impressionnable pour de légères influences atmosphériques. »

Caleçon. « Qu'il s'arrête au-dessous du genou ou qu'il descende jusqu'à la cheville, qu'il soit en fil, en coton ou en flanelle, le caleçon, dit le docteur Tessereau, est un vêtement qu'on ne porte pas assez généralement, car il sert surtout à entretenir la propreté du corps, et à défendre les membres inférieurs et l'abdomen contre le froid. »

Le caleçon, destiné à protéger les cuisses et les hanches, sert en quelque sorte de doublure au pantalon; susceptible de se laver et de se renouveler comme la chemise, il favorise la propreté. Aussi « est-il indispensable, dit Pavet de Courteille, de faire porter des caleçons de toile avec des vêtements de drap : les tissus de laine peuvent, par leur frottement sur la peau, et par l'irritation, la chaleur, le prurit qu'ils excitent, donner naissance à diverses affections cutanées. Le caleçon préserve de ces inconvénients et remédie à la difficulté ou à la rareté des lavages du pantalon. »

« Les caleçons doivent être en toile et descendre au-dessous du mollet : les caleçons courts qui nécessitent une constriction aux jarrets, toujours mauvaise chez les enfants, doivent être rejetés. » (PAVET DE COURTEILLE Hygiène.)

Le caleçon ne doit être serré ni aux jambes ni à la ceinture, afin de ne pas nuire au jeu des articulations ; autrement il aurait les mêmes inconvénients que les anciennes culottes, s'il était attaché par le haut ou par le bas, à l'aide d'une ceinture trop serrée et trop étroite.

Les caleçons devant se prêter aux mouvements fréquents, étendus et rapides, des hanches, des cuisses et des jambes, doivent être d'une toile forte.

Le caleçon étant soumis aux mêmes règles que le pantalon et les culottes, nous renvoyons, pour éviter des répétitions, à ce que nous disons ci-après page 202.

Bas, chaussettes, jarretières. — Les *bas* et les *chaussettes*, qui ont pour usage de maintenir une température convenable aux extrémités inférieures, sont plutôt encore des moyens de propreté, en se chargeant du produit des sécrétions cutanées si abondantes aux pieds : ils s'opposent en même temps à des frottements douloureux contre la chaussure.

Les *bas* sont faits en laine, en coton, en fil.

Les bas en laine sont nécessaires aux personnes qui transpirent beaucoup et à celles qui sont sujettes à avoir les pieds dans l'eau. Les pieds et les jambes sont mieux protégés par les bas de laine que par ceux de coton, lesquels protègent mieux à leur tour que les bas de fil.

« Les soins particuliers que réclament les enfants du Petit-Collège ne motiveraient-ils pas l'adoption, l'hiver, de bas de laine, ainsi que cela a lieu dans plusieurs établissements? » (*Instruction du 10 mai* 1864.)

Le docteur Tessereau répond ainsi à cette question :

« Quand on se porte bien et qu'on n'est pas obligé, par état, d'avoir les pieds dans l'humidité, il est bon de s'habituer, dans sa jeunesse, à ne porter le plus longtemps possible que des bas de fil ou de coton, et de conserver les effets salutaires des bas de laine pour le temps où, par raison de santé, on aura besoin de s'en servir. »

« Les bas, dit le docteur Pointe, seront en fil de chanvre, de coton ou de laine, mais des motifs de santé doivent seuls faire adopter la laine. »

« Les bas ne pourraient-ils être remplacés par des *chaussettes*, ce qui amènerait la suppression des jarretières, que souvent l'élève perd ou oublie, et dont la compression n'est pas sans inconvénient? » (*Instruction du 10 mai* 1864.)

Voici la réponse du docteur Pointe à cette question du Ministre de l'instruction publique :

« Quelques auteurs prétendent que les *chaussettes* valent mieux que les bas, parce que ces derniers nécessitent des jarretières qui compriment les tendons et les vaisseaux. Mais je pense que les jarretières élastiques en usage aujourd'hui n'ont pas l'inconvénient que l'on redoute, et que les bas doivent être préférés, attendu qu'ils conservent mieux la chaleur des membres. »

La couleur grise pour les bas est préférable en ce qu'elle permet de concilier, plus que toute autre, la propreté des bas et celle des pieds et des jambes; salissant moins la peau, elle nuit moins à ses fonctions.

L'invention des *jarretières* est une conséquence de celle des bas, qu'elles sont destinées à maintenir en place.

Il faut que les bas soient retenus par des liens qui ne gênent pas la circulation du sang et qui n'empêchent pas le développement des membres inférieurs.

Les jarretières soutiendront les bas aux genoux. Elles doivent être élastiques et ne doivent exercer que la pression rigoureusement nécessaire.

« Les bas ne doivent pas être attachés trop fortement. Quelques personnes placent leurs jarretières au-dessous, d'autres au-dessus du genou. Il est plus logique de les mettre au-dessus du genou; mais il faut avoir surtout la précaution que la jarretière soit suffisamment large et longue pour maintenir le bas sans serrer la jambe, de manière à laisser libre le mouvement des articulations. Par ce moyen on évitera les maladies connues sous le nom de varices. » Docteur TESSEREAU. *Hygiène.*

M. le docteur Lévy est du même avis :

« Les jarretières que nécessite l'usage des bas doivent être placées au-dessus des genoux. où les vaisseaux sont plus profondément situés qu'au-dessous; extensibles et peu serrées. elles ne donneront pas lieu aux varices, aux œdèmes. suite de la compression habituelle des veines sous-cutanées qui, dans l'exercice des membres inférieurs. reçoivent un excédant de sang que les muscles expriment en se contractant. et qui ne peut franchir en remontant l'obstacle d'une ligature. »

Gilets de flanelle et laine sur la peau. — Les gilets de flanelle sont d'un usage très-répandu, surtout pendant l'hiver; beaucoup de personnes ne les quittent jamais. Ils servent à préserver du froid. et surtout des changements brusques de température; ils absorbent facilement les produits de la transpiration. et s'opposent au refroidissement quand le corps est baigné de sueur.

Mais, à côté de ces avantages. les gilets de flanelle ont d'incontestables inconvénients, exagérés peut-être par quelques hygiénistes. et qu'énumère ainsi le docteur Beaugrand :

« Les gilets de flanelle rendent, dit-on, le corps très-sensible au moindre changement de température; ils favorisent un état de moiteur permanente qui amollit la peau. diminue les forces chez les jeunes sujets. Si l'on conserve pendant trop longtemps ces gilets, ils augmentent la sécrétion de la matière huileuse qui sert à donner à la peau sa souplesse. son poli. et la persistance de cet enduit gêne les fonctions de la transpiration. Assurément il y a là quelque chose de vrai. surtout pour les jeunes sujets, à qui on crée ainsi un assujétissement auquel il faut quelquefois rester soumis toute sa vie. Si à l'aide d'un bon régime et en fortifiant le corps de l'enfant par un ensemble de soins on pouvait le rendre assez robuste pour résister aux intempéries, cela serait de beaucoup préférable.

« Quand les conditions qui ont amené la nécessité du gilet de flanelle viennent à disparaître, il est bon de s'en débarrasser en choisissant, pour cette suppression. l'époque des chaleurs. Quant à l'enduit gras de la peau, on l'évite parfaitement. et par l'usage des bains, et par le renouvellement fréquent du gilet, au moins tous les huit jours. »

Le docteur Beaugrand n'est pas seul à condamner l'usage exagéré que l'on fait de la flanelle :

« On abuse aujourd'hui de la flanelle, pour les enfants, à titre de prophylactique contre les rhumes ou toute autre incommodité; c'est trop les garantir contre les impressions variées de l'atmosphère, qui dans certaines limites exercent utilement leur caloricité. Pour peu qu'ils soient faibles ou lymphatiques, ce vêtement entretient leur peau dans un état continuel de moiteur, et leur est, au moindre exercice, une cause de sueur et par suite d'affaiblissement. La flanelle fait des enfants délicats, chétifs, mous, indolents; elle les amène à la malpropreté par l'imprégnation des émanations cutanées. » (M. LÉVY, *Hygiène*.)

« Il faut empêcher, dit le docteur Cerise, que les enfants s'habituent à porter de la laine sur la peau. C'est une mauvaise habitude. A cet âge la peau s'irrite facilement; elle a de plus besoin d'être en contact avec un air pur et souvent renouvelé. S'il arrivait que, pendant la convalescence d'une maladie éruptive ou de poitrine, le médecin crût devoir recommander l'usage de gilets ou de chemises de flanelle, il doit empêcher que cet usage devienne une habitude. Il substituera avec prudence le coton à la laine. La flanelle étant d'un prix assez élevé, il est difficile qu'elle soit assez souvent renouvelée pour être toujours propre. »

« Il n'est pas utile, dit A. Becquerel, de porter en toute saison de la laine sur la peau. Il est d'une bonne hygiène de l'enlever dans les grandes chaleurs, pour la reprendre au milieu de l'automne; on en sent alors plus vivement l'heureuse influence. »

Le même conseil s'applique au gilet de flanelle, auquel il vaut mieux ne pas s'accoutumer trop tôt, attendu que, lorsqu'on a pris l'habitude de ce vêtement appliqué sur le corps, on ne peut plus le quitter sans danger pour la santé.

L'adoption du gilet de flanelle sans nécessité, comme le font beaucoup de jeunes gens, offre de grands inconvénients en les privant d'une ressource excellente pour plus tard, c'est-à-dire pour l'âge de quarante-cinq à cinquante ans, parce qu'alors il agit comme préservatif des dérangements de transpiration qui sont une cause fréquente des maladies de l'âge de retour.

Au total, et quoi qu'on en ait dit, l'usage du gilet de flanelle est extrêmement avantageux et doit être conseillé dans les circonstances suivantes :

« 1º Chez les sujets héréditairement disposés aux maladies de poitrine : chez les enfants très-délicats et qui s'enrhument facilement; chez les rhumatisants; chez les individus qui sont exposés par leurs professions à de brusques refroidissements, le corps étant en sueur; chez les vieillards cacochymes, catarrheux, asthmatiques; chez certaines femmes à constitution frêle et chétive, etc. » (Docteur BEAUGRAND, *Hygiène*.)

« 2º Ajoutons, avec le docteur Pointe, que les gilets de flanelle, immédiatement appliqués sur la peau, sont indispensables pour quelques

enfants, à la suite de maladies éruptives, surtout lorsque la poitrine a
été fatiguée, dans le cours de l'affection, par une toux continuelle. On
peut en craindre l'habitude; mais il vaut encore mieux prévenir une
maladie grave de la poitrine par l'emploi de la flanelle. »

« Dans les saisons chaudes, on pourra sans inconvénients substituer
le gilet de percale ou de calicot au gilet de flanelle, et on en retirera les
mêmes avantages. » (PAVET DE COURTEILLE, *Hygiène.*)

3º En outre l'usage de la flanelle, qu'il est si à désirer de voir restreint
dans les circonstances que nous avons déjà indiquées, ne saurait être
trop recommandé en temps d'épidémie. Voici ce que disent les règlements
à cet égard pour ce temps d'exception :

« On fera usage des chaussures de laine, et même de ceintures qu'on
maintiendra d'après les circonstances individuelles et sur l'avis du
médecin.

« Vous vous concerterez à cet égard, monsieur le proviseur, avec le
médecin de l'établissement, pour les fournitures de santé et autres
dépenses qui seraient jugées nécessaires. Vous y pourvoirez immédiatement, afin que toutes les ressources de l'art, tous les médicaments
jugés applicables soient disponibles dans l'établissement. » *Circulaire
du 30 mars* 1832.

Une instruction du Ministre de l'instruction publique du 14 mars
1849 s'exprime ainsi :

« Dans les lieux où l'épidémie viendrait à se développer, il conviendrait,
dans le but de préserver les enfants des chances fâcheuses du refroidissement, de leur faire porter sur la peau un costume entier de laine :
gilet, caleçon et bas.

« Cette précaution serait particulièrement indispensable pour les
élèves délicats ou sujets à la diarrhée.

« Sur une simple demande des proviseurs, et en présence d'éventualités
sérieuses, les parents des élèves s'empresseraient, on ne doit pas en
douter, de pourvoir à ce supplément de trousseau. »

« Il serait très-bon de demander aux parents que chaque enfant fût
pourvu d'une ceinture de flanelle, et que, dans les visites journalières
où par une inspection fréquente, on s'assurât que celle-ci est portée. »
(*Instruction, octobre* 1865.)

Lorsqu'on se sert de flanelle ou de laine sur la peau, on doit changer
souvent ce vêtement et le faire bien lessiver; autrement les inconvénients que l'on cherche à éviter pourraient survenir.

Mouchoir de poche. — Le mouchoir de poche fait en quelque
sorte partie de l'habillement; il est destiné à recueillir les produits de
l'excrétion nasale.

Les mouchoirs de *coton* échauffent, déterminent des rougeurs.

Les mouchoirs de *soie* ont, comme ceux de coton, l'inconvénient de
ne point s'imbiber des produits de la sécrétion.

Les mouchoirs de *fil* n'ont aucun de ces inconvénients; il faut donc
les préférer à tous autres.

« Les mouchoirs de poche seront en toile blanche, jamais en coton. Avec ce dernier tissu les enfants sont trop exposés à avoir mal au nez, et il se salit trop promptement. » (PAVET DE COURTEILLE, *Hygiène*.

Habit, veste, redingote. — *L'habit*, qui est aujourd'hui si disgracieux, couvre un peu plus que le gilet; il revêt les bras et peut se croiser sur la poitrine. Mais il a l'inconvénient de laisser le ventre complétement à découvert.

Léger et commode dans les temps chauds, l'habit ne vaut rien pour les saisons et les pays où s'observent de grandes variations dans la température.

La *veste*, diminutif de l'habit, est un vêtement commode parce qu'il ne gêne pas les mouvements; mais il n'est pas suffisant pour l'hiver. Elle ne protége ni les lombes ni le bassin.

Ainsi l'habit et la veste ont l'inconvénient de laisser à découvert l'abdomen, les cuisses et souvent même la partie antérieure de la poitrine; mais ils ont l'avantage de favoriser la liberté et l'étendue des mouvements.

« Il a été reconnu que la veste ne devait pas faire partie de la tenue des élèves des lycées (1); ce vêtement aurait l'inconvénient de n'être pas suffisamment chaud en hiver et de laisser à découvert l'état de vétusté du pantalon. Les grands élèves ne l'auraient d'ailleurs acceptée qu'avec répugnance. » (*Circulaire du 27 septembre 1848.*)

La *redingote* n'est en quelque sorte que l'augmentatif de l'habit. Elle vêt beaucoup mieux, recouvre l'abdomen et enveloppe tout le corps.

La redingote, lorsqu'elle ne descend pas au-dessous des genoux, est un vêtement très-commode et très-convenable.

« Ce vêtement est bien préférable à l'habit : ses dimensions sont plus grandes, son ampleur plus notable; on peut ajouter qu'il est plus décent et qu'il protége plus efficacement la moitié supérieure des membres abdominaux. » (A. BECQUEREL.)

« L'habit, la veste, la redingote ne doivent exercer, quand ils sont boutonnés, aucune pression à la naissance du cou, ni à la base de la poitrine, ni à l'insertion des épaules, afin d'éviter la compression des vaisseaux et des nerfs axillaires, la stase du sang dans les membres thoraciques, la rougeur des mains, et en hiver les engelures. » (M. LÉVY, *Hygiène*.)

Tunique, capote. — La *tunique* n'est qu'une espèce de redingote qui a remplacé avec avantage l'habit. C'est un vêtement commode qui n'exerce aucune constriction fâcheuse, ne gêne pas l'exécution des mouvements, et qui en outre protége l'abdomen contre les influences atmosphériques, et empêche ainsi que les organes contenus dans cette cavité ne soient trop vivement impressionnés par les influences extérieures.

« M. Champouillon a noté la diminution de fréquence des phlegmasies

(1) Voir page 201 ci-après, à l'article *Blouse*.

abdominales dès que, dans l'armée, la tunique eut été substituée à l'habit réglementaire. » (BEAUGRAND, *Hygiène*.)

La tunique a également remplacé avec avantage l'habit dans les collèges et pensions.

« Plusieurs proviseurs, dit une circulaire du 27 septembre 1848, ont fait observer que la tunique serait peut-être gênante, comme tenue des jours ordinaires, dans l'intérieur des lycées, et que ce vêtement serait trop chaud pour l'été. Les tuniques sont déjà généralement adoptées dans beaucoup de maisons d'éducation. Pour faire disparaître l'inconvénient signalé par ces fonctionnaires, il suffira de prescrire aux tailleurs de ne rembourrer les tuniques que très-légèrement sur la poitrine. »

« Un seul bouton avec l'agrafe doit servir à fermer la tunique, de manière que le gilet soit à découvert et que la rangée de boutons du gilet tombe directement sous le premier bouton de la tunique.

« Les élèves doivent toujours avoir leur tunique agrafée et boutonnée du premier bouton. » *Observations de l'inspection générale des lycées de* 1867.)

« La grande *capote* chaude des militaires, qui leur permet une grande liberté des mouvements et ne gêne ni le thorax ni l'abdomen, est bien préférable à la tunique, si gracieuse cependant. » (A. BECQUEREL, *Hygiène*.)

Blouse. — La *blouse* est un vêtement commode, léger, facile à nettoyer, qui, porté seul ou par dessus d'autres vêtements, défend également bien, suivant les circonstances, de la chaleur, du froid et de la pluie.

C'est le vêtement par excellence au point de vue de l'hygiène et de l'économie; aussi est-il en usage dans un grand nombre d'établissements scolaires.

« L'expérience a démontré que la tunique est gênante pour de très-jeunes enfants; elle comprime leurs mouvements et est trop chaude en été. On l'a quelquefois remplacée par une blouse à l'intérieur et par une veste pour les jours de sortie. Cette innovation est-elle pratiquée dans votre Académie, et y aurait-il lieu de l'y introduire? « *Instruction du* 10 *mai* 1864.)

Gilet. — Le *gilet* est une pièce accessoire qui protège le thorax.

Le gilet remplit les mêmes fonctions à l'égard du thorax que le pantalon à l'égard du tronc, et il se trouve dans les mêmes conditions que ce dernier, c'est-à-dire qu'il ne doit exercer aucune compression capable de gêner les fonctions respiratoires et digestives, et garantir suffisamment la poitrine du froid et de l'humidité.

Le gilet est indispensable à tous ceux qui portent des habits ordinairement ouverts; c'est pourquoi « les gilets sont maintenus. Il convient que les élèves qui ôtent souvent leurs habits en récréation ou à la promenade soient pourvus de ce vêtement, qui en hiver les garantit du froid. » (*Circulaire du* 27 *septembre* 1848.)

L'étoffe du gilet est assez indifférente, puisqu'un autre vêtement le recouvre; cependant, comme pour le pantalon, nous donnons la préférence aux étoffes de laine, qui conservent beaucoup mieux la chaleur naturelle. Lorsqu'on n'est point guidé par des considérations d'élégance, le gilet croisé ou boutonné jusqu'au haut de la poitrine mérite la préférence sur celui qui laisse toute la partie antérieure exposée à l'action des causes réfrigérentes.

« Le gilet sera de drap en hiver, et d'étoffe légère en été : celui de drap doit être boutonné du haut en bas, au lieu d'être ouvert, comme on le porte dans le monde, pour laisser paraître un ample jabot ou une pierre de prix ; celui d'été doit avoir cette dernière forme. Il ne faut pas omettre de dire qu'il serait avantageux d'amener par l'habitude les jeunes gens à avoir la poitrine découverte l'hiver comme l'été ; mais nous craignons d'en donner le conseil, parce qu'il serait trop difficile de faire l'application d'un précepte général qui présenterait de nombreuses exceptions. » (Docteur SIMON, *Hygiène*.)

Pantalon et culotte. - La partie inférieure du corps et les membres correspondants sont couverts par le *pantalon* et la *culotte*.

Il y a cette distinction à établir entre la culotte et le pantalon : celui-ci descend jusque sur le pied, celle-là ne dépasse pas le genou.

La culotte collante, à la mode au commencement du 19e siècle, exerçait sur le ventre une pression violente qui déterminait de graves accidents de congestion et une gêne sur les mouvements du corps. La culotte en usage aujourd'hui, tenue suffisamment ample, soutenue par des bretelles élastiques, et médiocrement serrée aux genoux, a beaucoup moins d'inconvénients : mais elle ne saurait l'emporter sur le pantalon, qui ne laisse point comme elle les jambes à découvert.

En effet le pantalon non collant, qui embrasse et soutient le ventre et les organes de la partie inférieure du corps sans les comprimer, qui couvre les cuisses et les jambes, l'emporte sans contredit sur la culotte, qui ne saurait faire partie de l'habillement des élèves.

La culotte et le pantalon sont des vêtements utiles aux conditions suivantes :

1° Le pantalon comme la culotte doivent être suffisamment *amples* et *bas de ceinture* pour ne point exercer une constriction sur la base de la poitrine, et n'en point gêner la dilatation.

Cependant ce vêtement ne doit être ni trop large ni trop étroit.

Trop large, il laisse pénétrer l'air, protège moins contre le froid, ne soutient et ne protège pas les organes, et peut être la cause prédisposante et déterminante de certaines maladies (varicocèles, etc.). Les pantalons que portent les Turcs, les Orientaux, les pantalons à plis, à la cosaque, à la mameluck, etc., présentent les inconvénients que nous signalons.

Trop étroit, *collant*, ce vêtement, comme nous l'avons déjà dit, est dangereux par la compression qu'il exerce sur les muscles et sur les vaisseaux, par les obstacles qu'il oppose aux mouvements et à la circulation.

2º Ces vêtements ne doivent p int s'élever de plus de deux ou trois travers de doigt au-dessus de la crête iliaque. En effet :

Les culottes et les pantalons qui embrassent le ventre tout entier et même une partie de la poitrine, ont de nombreux inconvénients : 1º compression des organes abdominaux et thoraciques ; 2º gêne dans l'exercice des fonctions digestives, respiratoires et circulatoires ; 3º action favorisant le développement des congestions cérébrales et des hernies.

« Si le pantalon monte trop haut (1) et serre trop, dit Londe, il s'oppose à l'ampliation horizontale de l'estomac, oblige le diaphragme à s'abaisser plus qu'il ne doit le faire ; il en résulte un refoulement de la masse intestinale vers les points des parois abdominales qui offrent le moins de résistance à la pression et à la sortie des viscères.

« L'ouverture supérieure du pantalon devrait donc toujours être parfaitement libre et ne jamais remonter au-dessus des deux dernières côtes asternales.

« 3º Le pantalon doit avoir assez de *fond* pour ne point s'opposer aux mouvements très-étendus de flexion en avant.

« 4º Qu'il soit à petit pont, à grand pont, ou ne présente que la fente verticale, suivant la mode actuelle, le pantalon doit être ouvert assez bas pour épargner, lorsqu'on satisfait le besoin d'uriner, une flexion outrée du tronc.

« 5º Enfin la patte ou demi-ceinture qu'on serre au moyen d'une boucle doit être large, placée sur l'os iliaque, et non au-dessus de cet os ; elle fournira ainsi à la paroi inférieure de l'hypogastre un soutien utile. A l'aide de cette compression, qui doit être modérée, le poids du pantalon, qui est quelquefois assez considérable, sera partagé par un double moyen de suspension, et les bretelles n'en étant plus le seul agent, n'exerceront pas sur les épaules une pression parfois fatigante. » (LONDE, *Hygiène*.)

« La culotte se fait en général en laine, et spécialement en drap ; celles qui sont faites en toile, en fil, en coton, ne sont guère usitées que dans les plus grandes chaleurs de l'été ; encore est-il préférable de les avoir en laine légère et souple. » (A. BECQUEREL, *Hygiène*.)

Les mêmes observations s'appliquent au pantalon.

Bretelles. — Les *bretelles* ont assez d'importance au point de vue de l'hygiène et de la bonne tenue des élèves pour que nous leur donnions un article à part ; elles sont cependant trop souvent absentes, dans les collèges et les lycées, de l'habillement des élèves.

« Il est bon de porter, dit M. Ancelon, ces sortes de moyens de suspension ; ils soutiennent sans gêne, sans pression aucune, le pantalon, dont ils permettent de maintenir la ceinture aussi lâche qu'on veut. On prévient par là toutes les maladies si communes chez ceux dont les culottes et les pantalons ne sont maintenus sur les hanches qu'au moyen de ceintures extrêmement serrées. »

(1) « Le pantalon ne doit pas monter trop haut, afin de ne pas comprimer les dernières côtes et gêner la respiration. » (PAVET DE COURTEILLE, *Hygiène*.)

« Les élèves doivent porter des bretelles souples et légères. » Pavet de Courteille.)

Le pantalon doit être supporté par des bretelles et non par la ceinture. Cependant, si on suivait la ligne de démarcation établie par la nature, le pantalon devrait trouver un point d'appui sur les hanches ; mais on a dépassé ces limites, et pour le fixer on a eu recours souvent à une compression plus nuisible sur l'abdomen et la poitrine que sur les épaules.

Les bretelles sans les sous-pieds sont très-bonnes pour soutenir le pantalon ; elles sont préférables à une ceinture serrée qui étreint circulairement le ventre et gêne la circulation.

Le pantalon ne doit pas être tiré en haut par les bretelles qui comprimeraient la poitrine et les épaules, tandis qu'il serait tiré en bas par des sous-pieds de manière à brider le corps et à lui ôter la facilité de ses mouvements.

Cependant les bretelles, alors même qu'elles sont élastiques, ont parfois des inconvénients en raison de la pression qu'elles exercent sur les épaules. Les personnes asthmatiques, celles qui sont atteintes d'une affection chronique des organes respiratoires, d'une maladie du cœur ou des gros vaisseaux, sont souvent obligées de renoncer à l'usage des bretelles. « Il vaut mieux, chez les enfants, dit Percy, attacher le pantalon au gilet que de le suspendre avec des bretelles, tant on doit être attentif à ce qui peut à cet âge s'opposer au développement des organes respiratoires. »

Si l'attache de la culotte ou du pantalon autour du ventre a ses inconvénients, « l'attache de la culotte autour du genou avait également des inconvénients sérieux ; en facilitant la stase du sang dans les membres inférieurs, elle déterminait des varices ou des ulcères variqueux souvent incurables.

Ceintures, ceinturons. — Les *ceintures* diminuent les secousses qu'éprouvent les viscères dans le saut, la course, l'équitation ; aussi sont-elles prescrites dans les lycées pendant les exercices gymnastiques.

M. Pavet de Courteille fait les recommandations suivantes relativement à la ceinture de gymnastique : « Il est nécessaire pour la gymnastique de porter une ceinture, mais il faudra bien prendre garde qu'elle ne comprime pas les viscères de haut en bas vers les anneaux inguinaux, et qu'ainsi elle ne concoure, dans les efforts que les enfants font pour sauter, à la production des hernies. Ces ceintures doivent comprimer plutôt de bas en haut en prenant fortement le point d'appui sur les hanches. Il suffirait presque, pour obtenir cet effet, d'adopter une boucle par derrière au pantalon, au niveau de la saillie sacro-vertébrale, afin de pouvoir opérer une certaine compression sur les régions inguinales. »

« Mais comme la ceinture comprime en même temps la cavité du ventre, elle a l'inconvénient grave de favoriser la formation des hernies. » A. Becquerel, *Hygiène.*)

Les ceintures de cuir, dures et rigides, atrophient les muscles, et altèrent la structure des parties longtemps soumises à leur action.

Dans les contrées méridionales où on en fait usage, on a recours à des étoffes souples et cependant résistantes, qui, passées plusieurs fois autour de la base du thorax et de l'abdomen, sont un soutien pour les viscères abdominaux et un point d'appui solide et d'une grande utilité dans les mouvements énergiques et étendus. Elles sont en même temps une protection efficace contre les brusques changements de température, si communs dans les pays chauds.

« Les *ceinturons* en cuir, dit M. Ancelon, et les uniformes étroits, dans lesquels on emprisonne la taille des écoliers, méritent le reproche adressé à l'usage routinier des culottes sans bretelles. »

« L'usage du ceinturon a été abandonné dans un certain nombre de lycées, où l'on a adopté une tunique pouvant se fermer ou s'ouvrir à volonté. N'y aurait-il pas lieu de généraliser cet usage, et quels changements entraînerait-il dans l'uniforme? » (*Instruction du* 10 *mai* 1864.)

Pardessus, paletots, burnous, manteaux. — Dans la saison froide et rigoureuse, ainsi qu'à l'époque des brusques changements de température, l'habit ne suffit pas pour protéger l'homme ; on a imaginé deux vêtements particuliers, le pardessus et le manteau.

Le *pardessus* que l'on porte en hiver, les *paletots* ouatés ou doublés de fourrures, sont très-chauds et d'un usage excellent. Ils sont communément de drap, et doublés d'une autre étoffe destinée à les rendre plus épais et plus mauvais conducteurs du calorique. Ils méritent à tous égards la préférence sur le manteau.

« L'usage durant l'hiver d'un pardessus a été réclamé dans beaucoup de lycées. Il paraît en effet contraire aux règles de l'hygiène que les enfants n'aient point un vêtement qu'ils mettent en sortant et qu'ils ôtent en entrant. » (*Instruction du* 10 *mai* 1864.)

« L'introduction dans la tenue des élèves des *paletots d'hiver* et des *paletots d'été* aurait été sans nul doute une innovation très-heureuse ; les familles l'auraient accueillie avec satisfaction ; mais l'augmentation encore considérable qu'elle aurait occasionnée dans la dépense de renouvellement ne m'a pas permis de l'admettre.

« La situation financière des lycées commande d'apporter la plus grande réserve dans toute innovation qui n'est pas d'ailleurs impérieusement réclamée par l'hygiène, la discipline ou l'intérêt des études. » (*Circulaire du* 27 *septembre* 1848.

L'usage du pardessus est au moins indispensable pour les élèves qui portent la veste au lieu de la tunique ; il a déjà été adopté dans plusieurs lycées, surtout à Napoléon et à Sainte-Barbe. (Voir le tableau comparatif du trousseau, page à la fin de ce chapitre.)

Le *burnous* est très-utile pour les grands froids et pour les pluies glacées de l'automne et du printemps, lorsque la coiffure permet de se servir du capuchon, dont on appréciait si bien le mérite pendant le moyen âge.

« Dans les climats méridionaux et surtout dans les contrées tropicales, le *manteau* est employé dans un but différent que dans notre pays. Il est très-ample, en laine blanche, peu épaisse, douce, moelleuse, et il est destiné à isoler le corps de l'homme et à le protéger contre les ardeurs d'un soleil brûlant et d'une chaleur excessive. » (A. BECQUEREL.)

C'est là en définitive le meilleur usage qu'on puisse faire d'un manteau. Chez nous c'est le plus défectueux des vêtements supplémentaires : il n'est utile qu'autant qu'il gêne les mouvements du corps, qu'il condamne à une immobilité absolue les membres supérieurs. Il rend la marche très-fatigante et très-difficile.

Les manteaux ou surtouts en étoffe imperméable concentrent trop la chaleur et condensent à leur face interne la vapeur de la transpiration cutanée, qui ne peut traverser leur tissu.

Chaussures. — Les *chaussures* servent à protéger les pieds contre le froid et l'humidité, contre les violences extérieures et les aspérités du sol. Elles servent aussi à supporter le poids du corps.

Les chaussures occupent une place importante en hygiène : la plupart des déformations des pieds et les maladies nombreuses dont ils sont le siége sont dues, presque toujours, à des défauts de confection de la chaussure.

Les chaussures doivent réunir les conditions de solidité et de rigidité à un certain degré de souplesse qui leur permette de se ployer aux diverses courbures du pied, sans toutefois le blesser.

La chaussure ne doit être ni trop *épaisse* et trop *dure*, ni trop *légère* et trop *mince*.

Dans le premier cas elle est trop lourde, peu flexible, et fait subir au pied des pressions douloureuses. Dans le second elle ne protége pas assez contre le froid, l'humidité, les aspérités du sol, le contact des corps extérieurs, etc. etc.

Une chaussure trop *étroite* comprime douloureusement le pied et donne naissance aux cors, durillons, exostoses.

Trop *large*, elle ne fournit pas au pied un point d'appui suffisant, fatigue dans la marche et cause des frottements douloureux. Elle doit avoir la largeur du pied à la plante.

Les chaussures *pointues* ne permettent point aux orteils un développement suffisant et les forcent à chevaucher l'un sur l'autre.

Les chaussures *carrées* supposent au pied une forme qu'il n'a point, puisqu'il diminue de longueur de l'intérieur à l'extérieur.

Les talons hauts font porter le poids du corps sur les orteils, les déforment, favorisent la formation de certaines luxations du pied, et exposent aux faux pas.

« Les soins particuliers que réclament les enfants du Petit-Collége ne motiveraient-ils pas l'adoption, pour l'hiver, de bas de laine, et, dans toutes les saisons, d'une chaussure mieux appropriée à leur âge, ainsi que cela a lieu dans plusieurs établissements ? » (*Instruction du 10 mai 1864.*)

« Il sera désormais établi en règle générale et permanente, même en dehors des épidémies, que les chaussures des élèves, bas et souliers, soient changés tous les jours, en tous temps et en toutes saisons. Les souliers le sont déjà dans plusieurs établissements ; mais cette précaution est insuffisante, si les bas que l'enfant va mettre ont encore, comme il arrive trop souvent, l'humidité de la veille. » (*Circulaire du 14 mars 1849.*)

Les principales chaussures en usage sont les bottes, les bottines, les souliers, les sabots ; disons quelques mots sur chacune d'elles.

Bottes, bottines. — Les *bottes complètes* ou *incomplètes* constituent une chaussure commode, souple, facile à porter, et qui garantit les jambes et les pieds aussi bien des violences extérieures que de l'humidité et du froid ; mais elles ont de graves inconvénients : elles exercent inévitablement une compression plus ou moins énergique au niveau du cou-de-pied, et elles enferment la jambe dans une atmosphère chaude et humide qui ramollit la peau et la prédispose aux ampoules et aux excoriations.

L'usage des *bottines*, plus souples que les bottes, paraît se généraliser et se substituer avec avantage à celui des bottes.

« Les chaussures de toutes les meilleures sont les bottines, les bottes molles et les brodequins. Avec ces chaussures, la partie inférieure de la jambe et le pied tout entier sont consolidés et maintenus, la concavité plantaire, déjà effacée par le poids du corps, se prête plus facilement à l'inégalité du sol, ce qui favorise singulièrement la marche, diminue la fatigue, etc. Ces avantages sont plus marqués, plus complets encore, si l'on a la précaution de faire prendre mesure sur chacun des pieds ; on sait que l'un d'eux (le pied droit ordinairement) est toujours un peu plus fort que l'autre.

« L'hygiène recommande l'emploi de l'une de ces deux chaussures, en insistant surtout sur l'adjonction, pendant les temps froids et humides, de doubles semelles, dont l'une est en liége ; elles maintiennent les pieds chauds et secs. » (Foy. *Hygiène.*)

« Les bottines et les souliers surmontés d'une guêtre, comme on en porte maintenant, ont l'avantage d'offrir toute facilité pour la marche, de soutenir le pied, de le préserver du froid et de l'humidité, et d'être moins dispendieux que les bottes.

Souliers. — Les *souliers* sont une chaussure excellente en été, à la condition toutefois de ne point exercer de pression trop forte sur la partie supérieure du pied. Unis aux guêtres pendant la saison froide et humide, ils sont la chaussure la plus commode et la plus propre aux longues marches.

« Les souliers sont préférables aux bottes, qui donnent trop de chaleur aux jambes et aux pieds, et favorisent une transpiration souvent fétide. Ils doivent être forts, d'un cuir souple, attendu que dans la jeunesse la peau est facile à entamer, les talons peu élevés pour prévenir les entorses. » (Docteur POINTE. *Hygiène des Collèges.*)

Pavet de Courteille est du même avis : « La meilleure chaussure, dit-il, pour les écoliers, sont les souliers. Ils doivent toujours être aisés et bien confectionnés, être très-solides, et faits avec le cuir le plus imperméable qu'on puisse trouver. »

« Les souliers demi-bottes devant occasionner un surcroît de dépense de 7 à 8 fr. par élève et par an, je ne les ai pas compris dans le nouveau trousseau.

« On continuera de fournir aux élèves des souliers ordinaires. » *Circulaire du 27 septembre* 1848.

« Le soulier, excellente chaussure, dit le docteur Rossignol, pour l'infanterie, doit être plutôt large qu'étroit, et plutôt long que court. »

L'usage des souliers par-dessus en caoutchouc préserve parfaitement les pieds du froid et de l'humidité.

Sabots. — Les sabots protégent parfaitement le pied contre l'humidité du sol et contre le froid ; d'épais chaussons drapés empêchent de ressentir douloureusement la dureté du bois, mais alourdissent la marche, rendent la course impossible, favorisent les chûtes et les entorses.

Les sabots, dont l'usage diminue beaucoup dans nos campagnes, sont mauvais conducteurs du calorique, et ne laissent point pénétrer l'humidité ; mais leur rigidité les rend difficiles à supporter, et les pieds délicats de nos citadins ne sauraient s'en accommoder. Ils exposent à toutes les lésions qui atteignent l'épiderme des pieds, épaississent la peau et diminuent sa sensibilité. Les sabots, enfin, exposent aux chûtes et peuvent être cause d'accidents graves.

« Il importe d'obtenir, dit le docteur Cerise (1), que les enfants aient pour chaussures des *sabots* légers pendant l'hiver et les jours humides, surtout à Paris et dans les campagnes, où les enfants doivent parcourir, dans la boue, des distances souvent longues qui séparent l'asile de la demeure de leurs parents. Dans la belle saison et pendant les beaux jours, il serait bon qu'ils eussent des souliers ; car ils sont plus légers que les sabots, et ils permettent aux enfants d'être moins lourds et plus agiles. Toutefois il faut que les souliers soient assez larges pour que les pieds y soient à l'aise. »

Les sabots, en raison de leurs inconvénients nombreux, ne doivent jamais être employés quand on peut faire autrement. Dans un pensionnat, on doit les repousser, surtout en vue du bruit qui résulterait de leur usage.

Coiffures. — La *coiffure* a pour but de protéger la tête contre les chocs des corps extérieurs et l'ardeur des rayons du soleil ; elle doit être légère et ne jamais comprimer la tête, de façon à laisser la circulation libre et à n'occasionner aucune douleur.

Une coiffure de jour ou de nuit trop serrée a quelquefois causé des maux de tête et engourdi le front.

----

(1) Le médecin des salles d'asile.

« Les coiffures trop étroites ou trop dures, celles qui sont retenues par un cordon serrant fortement les téguments du crâne, déterminent une constriction douloureuse et des maux de tête qui ne sont pas sans dangers ; les coiffures trop chaudes ou trop lourdes favorisent les congestions vers la tête, qui sont surtout fréquentes aux deux âges extrêmes de la vie. » (Docteur SOYET, *Hygiène*.)

Chapeau. — Nous avons en France un chapeau très-incommode. Sa forme est commandée par la mode, maîtresse capricieuse et tyrannique du Français, qui, malgré son esprit changeant, n'a pu cependant encore inventer une coiffure plus convenable et plus propre à remplir les conditions exigées par l'hygiène.

« Le chapeau rond, autrefois en usage dans les lycées, entretient une chaleur qui active la transpiration et devient d'autant plus incommode que la sueur s'écoule parfois sur la face. » (Docteur POINTE, *Hygiène*.

Aussi le plus mauvais genre de coiffure qu'on puisse imaginer est-il le chapeau. Cette coiffure est lourde, disgracieuse, recouvre très-incomplètement la tête, préserve très-mal les yeux du soleil, ne protège pas les oreilles, comprime le front, et occasionne des maux de tête.

Les chapeaux *gris* et *blancs* conviennent en été, les chapeaux *noirs* en hiver. Il est bon que l'intérieur soit garni d'un tissu blanc, et il serait hygiénique de pratiquer une ou plusieurs petites ouvertures latérales dans le corps du chapeau, afin de laisser circuler l'air et de lui donner la possibilité de se renouveler, car si l'on garde longtemps son chapeau sur la tête, l'air qui y est contenu s'échauffe et peut occasionner des maux de tête.

Pendant l'été, ceux de feutre noir sont trop chauds ; on devrait les remplacer par les gris ou les blancs, d'un feutre léger, garnis de vert à leur partie inférieure : cette couleur est amie des yeux. Il vaudrait mieux encore leur préférer les chapeaux de paille à larges bords, qui ont l'avantage de réunir la fraîcheur et la légèreté.

Ainsi les chapeaux de paille ou de feutre blanc, à larges bords, que portent certains ouvriers, remplissent mieux les conditions demandées et sont préférables au chapeau que nous portons généralement.

« Les soins particuliers que réclament les enfants du Petit-Collége ne motiveraient-ils pas l'adoption, pour l'été, de chapeaux de paille? » (*Instruction du 10 mai 1864*.)

Képi, casquette. — Le *képi*, qui a remplacé depuis quelque temps seulement le bonnet de police, garantit mieux la tête du froid que ce dernier, et préserve en outre, au moyen de la visière dont il est pourvu, les yeux des rayons solaires. Sous ces deux rapports, cette nouvelle coiffure est bien supérieure à l'ancienne.

La *casquette* est une coiffure commode, qui n'offre que des avantages quand on a soin de la prendre légère, d'un tissu perméable à l'air, et munie d'une visière assez grande pour garantir les yeux et une partie de la figure des rayons du soleil.

« La casquette proposée par M. Lévy ne paraît pas au docteur Pointe abriter suffisamment la tête ; elle n'est pas d'ailleurs assez habillée pour la grande tenue des élèves ; on lui préfère le képi brisé, coiffure qui tient le milieu entre la casquette et le schako. »

Le képi, qui tient le milieu entre le chapeau et la casquette, est préférable à tous deux ; aussi est-il aujourd'hui en usage dans tous les lycées et dans la plupart des institutions et pensions.

Quelle doit être la coiffure des élèves ? — Les jeunes gens éviteront de prendre l'habitude de se couvrir la tête ; ils ne doivent le faire que pour échapper aux grands froids, à l'ardeur du soleil, et pour obéir aux exigences sociales.

« Peu ou point de coiffure en toute saison. Les anciens Égyptiens avaient la tête nue. Accoutumez les enfants à demeurer été et hiver, jour et nuit, toujours tête nue : c'est le seul moyen de mieux armer le cerveau non-seulement contre les blessures, mais contre les rhumes, les fluxions et toutes les impressions de l'air. » (J.-J. ROUSSEAU, *Émile*, liv. II.)

« Au collége, la tête doit rester habituellement découverte. Les usages de la société exigeant qu'il en soit souvent ainsi, il convient d'en contracter l'habitude dès l'enfance ; d'ailleurs les cheveux étant d'ordinaire assez épais à cet âge, la coiffure est bien moins nécessaire. » (Docteur POINTE, *Hygiène*.)

« Il importe, dit le docteur Cerise, d'exiger des enfants forts et sains, surtout des garçons, qu'ils se passent de coiffure en toute circonstance, au vent, au soleil et à la pluie ; car, comme le dit Locke, les précautions trop minutieuses envers les enfants servent plus à en faire de jolis garçons que des hommes capables d'agir dans le monde. »

« L'opinion de Locke est que les enfants soient toujours sans coiffure, surtout au collége. Mais cette pratique n'est pas toujours possible, quand les enfants arrivent au collége habitués aux coiffures, on est forcé de la maintenir, surtout la nuit, et souvent le jour, dans des circonstances déterminées.

« Mais si l'on veut tenir la tête couverte, il faut bien se garder de trop l'échauffer par des coiffes épaisses qui peuvent causer des congestions cérébrales graves. » (PAVET DE COURTEILLE, *Hygiène*.)

Les bonnets trop lourds et trop chauds sont préjudiciables à tout le monde, et à l'enfance surtout, dont les forces se dirigent particulièrement vers la tête ; en entretenant une abondante transpiration autour de cette partie, ils s'exposent, par sa suppression, aux maladies dont elle est le siége.

« De toutes les coiffures, au reste, celle qui conviendrait le mieux, pendant l'été, ce serait un chapeau de paille ou d'osier qui permettrait l'évaporation de la peau, le renouvellement de l'air, et entretiendrait en même temps la fraîcheur de la tête, ce qui est très-important pour les enfants, toujours trop portés aux congestions cérébrales. Pendant l'hiver, une calotte grecque très-légère suffirait pour les garçons, dont les oreilles doivent toujours rester découvertes, et un bonnet de toile de fil ou de coton.devrait suffire pour les filles, qui, en général, sont destinées à porter cette coiffure toute leur vie. » (Docteur CERISE.)

« Pendant la nuit, dit le docteur Pointe, les collégiens doivent avoir la tête couverte d'un bonnet en toile de fil de chanvre, de coton ou de soie, suivant la saison. »

Coucher la tête nue est une bonne habitude. Lorsqu'elle n'a pas été prise, c'est encore le bonnet de coton, simple en été et double en hiver, qui est la coiffure la plus convenable.

Le serre-tête est excellent, mais encore moins gracieux que le bonnet de coton.

Les foulards ont le sérieux inconvénient de ne rester sur la tête qu'au prix d'une constriction assez forte.

Cravate, col, cache-nez. — La protection du cou s'opère à l'aide de la *cravate* ou du *col*.

Les Orientaux vivent avec le cou découvert, et trouvent dans cette habitude une immunité contre les maux de gorge, les enrouements et les rhumes dont nous sommes si aisément frappés lorsque cette partie est accidentellement exposée au froid.

« Il est digne de remarque, dit Becquerel, que l'habitude de se couvrir le cou rend cette partie tellement impressionnable que, lorsqu'accidentellement on vient à le découvrir, on a beaucoup plus de chance de contracter une laryngite ou une pharyngite que dans les circonstances opposées. »

« Le docteur Sovet fait la même observation, qui se trouve parfaitement justifiée par ce que nous voyons tous les jours dans les lycées. »

Il est donc prudent de ne pas couvrir le cou de tissus trop chauds, et de ne jamais l'envelopper de carcans rigides, soit col, soit cravate ou vêtement de haute encolure.

Cependant, au milieu des intempéries de notre climat, la cravate, lâchement nouée autour du cou, offre plus d'avantages que d'inconvénients ; mais il n'en est point ainsi du col, sorte de carcan peu usité aujourd'hui dans la vie civile, mais si malheureusement imposé aux militaires. La compression du cou détermine la stagnation du sang dans les veines qui sont au-dessus ; la face s'injecte, les yeux deviennent rouges et saillants ; la céphalalgie survient, et l'apoplexie même peut en être la conséquence.

« Tout ce qui comprime le cou expose à des accidents du côté du cerveau. Le cours du sang veineux se trouvant arrêté par la compression des veines jugulaires, et l'impulsion spontanée du cœur continuant d'envoyer au cerveau du sang artériel, de ce conflit peuvent résulter l'engorgement des vaisseaux, des maux de tête, des étourdissements, et quelquefois une attaque d'apoplexie.

« Les *cravates* raides ont quelquefois occasionné des points douloureux à la poitrine et au cœur, et peuvent même causer une attaque d'apoplexie. Elles entravent le cours du sang dans les veines jugulaires, au point de mettre empêchement dans la distribution du sang artériel des carotides. » (Docteur Bourdon, *Hygiène*.)

Les cravates doivent être basses, douces et légères dans tous les temps.

« Elles doivent réunir les deux conditions de souplesse et de chaleur. Les cols de satin que l'on porte ordinairement en hiver remplissent assez bien ces conditions. En été, les cravates de mousseline, de batiste, de toile, avec un léger col intérieur pour les empêcher de s'enrouler, sont celles que l'on doit préférer. »

« Les cravates sont en général de coton, de fil ou de soie. Trop dures, trop rigides, trop serrées et comprimant le cou, elles ont de sérieux inconvénients, puisqu'elles peuvent contribuer à déterminer soit des congestions, soit des hémorrhagies cérébrales. » (A. Becquerel.)

« Les cravates en soie noire seront portées dans l'intérieur des lycées les jours ordinaires. » (*Circulaire du 27 septembre* 1848.)

L'inspection générale des lycées (1867) a recommandé l'usage des cravates-cols avec nœud tout fait et se boutonnant par derrière à l'aide de boutons espacés, afin d'approprier plus facilement la cravate à la grosseur du cou.

En résumé, « il faut, dit M. Michel Lévy, choisir la cravate d'un tissu souple, élastique et doux, qui s'adapte aux saillies du cou et se prête à ses mouvements, l'appliquer sans interposition de crin, de carton, de fil de laiton, etc., de manière à permettre aisément l'introduction du doigt entre ses plis et la partie qu'ils recouvrent ; qu'elle ne forme pas une double ou triple enveloppe dont la chaude épaisseur provoque la transpiration et accoutume le cou à une température trop élevée ; qu'on ne s'en débarrasse point dans un lieu froid, quand le corps est en sueur ; pendant le chant, la déclamation, le travail du cabinet, il faut lui donner plus de laxité, et pendant le sommeil s'en affranchir entièrement. »

Il faut se débarrasser totalement de sa cravate lorsqu'on voudra se livrer au sommeil.

Le docteur Simon, de Metz, proscrit absolument l'usage de la cravate, surtout chez les étudiants ; mais ses motifs de réprobation paraissent plus spécieux que concluants. Nous n'en parlerons pas, car il serait trop long de les énumérer.

Col. — Le col doit être proscrit du costume bourgeois et devrait l'être aussi de l'uniforme militaire. Percy a signalé chez les soldats les inconvénients des cols durs et trop serrés : la face devient vultueuse, la voix s'éteint, les yeux sortent de l'orbite ; il survient souvent des vertiges, des défaillances, et quelquefois des épistaxis, la congestion et l'hémorrhagie cérébrale.

M. Larrey considère les cols d'uniforme neufs, raides, trop hauts et trop serrés, comme la occasionnant l'adénite cervicale, si fréquente chez les jeunes soldats.

Percy a signalé cet autre fait, que les soldats d'un régiment, dans une halte, ayant quitté leurs cols pour respirer mieux à leur aise, le lendemain *trois cent soixante* hommes entrèrent à l'hôpital, presque tous atteints d'angine inflammatoire.

Quand l'usage des cols aujourd'hui aboli existait dans les lycées, « ils étaient réservés pour les jours de promenade et de sortie. » (*Circulaire du 27 septembre* 1848.)

Cache-nez. — Dans les climats froids et dans les ours les plus froids des climats tempérés, on a l'habitude de se couvrir une partie du visage avec une très-large cravate cachant la bouche et le nez, et n'y laissant entrer que de l'air tamisé et moins froid que l'air extérieur. « C'est, dit A. Becquerel, une bonne habitude qu'on ne saurait trop encourager. »

Cependant cet usage ne laisse pas que d'avoir des inconvénients réels. Nous avons été témoin dans un lycée de ce fait, que les élèves qui ont l'habitude de porter des cache-nez sont toujours plus facilement enrhumés que ceux qui s'en abstiennent entièrement ou ne s'en servent qu'accidentellement lorsqu'ils ont à aller au grand air. Nous croyons qu'il est plus salutaire de supprimer pour les élèves l'usage du cache-nez, dont il est difficile de régulariser l'emploi.

Gants, guêtres. — Les mains aussi bien que les pieds réclament des vêtements particuliers.

L'usage des *gants* protége les mains contre les froids rigoureux, prévient les engelures, les érosions, les fissures souvent extrêmement dangereuses qui peuvent naître sur la peau de ces parties du corps. Il donne des habitudes de propreté, et conserve la sensibilité et la souplesse de cet organe du tact.

On fait des gants en fil, en coton, en soie, mais surtout en peau, qui, bien que douce et souple, offrant plus de résistance, est une garantie plus certaine contre le froid.

Tout autant dans un but d'élégance que dans une vue hygiénique, les gants de substances végétales sont préférables l'été; ils n'ont pour but que de protéger la sensibilité tactile des mains; en hiver, on préfère les gants de peau; ils concourent encore au même but et s'opposent à l'action du froid.

On doit s'abstenir de gants épais ou fourrés, dont l'usage doit être réservé aux personnes avancées en âge; ils sont trop chauds, et ils pourraient rendre les jeunes gens frileux et favoriser la disposition aux engelures.

Pour que les gants rendent de bons offices, il faut qu'ils ne soient pas trop étroits, comme sont les gants de peau que portent les dandys et la plupart des femmes.

« L'usage des gants doit être recommandé dans les collèges. » (Docteur POINTE, *Hygiène.*)

« Les *guêtres* ont l'avantage, chez les enfants surtout, de fixer les souliers sur le talon, de garantir des ampoules durant la marche et des engelures pendant l'hiver. Elles préviennent aussi l'engorgement des jambes qui a lieu parfois à la suite d'une promenade un peu longue, ou

même alors seulement que l'on reste longtemps debout. » (Docteur
POINTE.)

Les guêtres ont l'inconvénient d'exiger trop de temps pour les bou-
tonner ; aussi seront-elles toujours bannies des pensionnats et surtout
du trousseau des élèves de la division élémentaire.

Composition de l'uniforme des lycées. - Un arrêté du
22 septembre 1848 a fixé ainsi pour tous les lycées l'uniforme des élèves
pensionnaires (1) :

1° Deux *tuniques* en drap bleu, bordées d'un liseré rouge au collet,
aux parements et sur le devant, fermées par une seule rangée de boutons dorés portant deux branches de laurier, et autour, en légende :
Lycée de (le nom de la ville où est situé le lycée); palmes brodées en or
au collet.

2° Deux *ceintures* en cuir noir (2), avec plaque en cuivre au milieu,
portant deux branches de laurier, et au centre : *Lycée de* (le nom de la
ville où est situé le lycée).

3° Deux *gilets* en drap bleu, fermés par une seule rangée de petits
boutons dorés (même modèle que pour ceux de la tunique).

4° Deux *pantalons* en drap bleu, larges, avec liseré rouge, tombant
sur la chaussure.

5° Deux *képis* brisés, en drap bleu, avec galon, liseré et macaron fixé
au centre, en or.

6° Trois *cols* en crinoline ou toute autre étoffe noire solide (2).

7° Trois *cravates* noires en soie.

8° Trois paires de *souliers*.

9° L'usage des *pantalons* et des *gilets d'été*, admis par exception dans
les lycées où ces vêtements sont indispensables à raison du climat, continuera d'être toléré.

« Il est essentiel que, sous aucun prétexte, on ne s'écarte, pour l'uniforme comme pour la composition du trousseau, des objets désignés et
énumérés ci-dessus. Il est recommandé expressément de tenir la main
à la stricte observation des prescriptions de la présente circulaire, et de
ne tolérer aucune modification dans les diverses parties de l'habillement. » (*Circulaire du 27 septembre 1848.*)

« Les institutions et pensions qui voudraient adopter l'uniforme des

(1) On verra au tableau comparatif du trousseau, page 216, qu'une circulaire du
31 juillet 1848 avait admis en projet pour l'uniforme des lycées une grande tenue
exclusivement réservée pour les jours de sortie et de promenade, et une petite
tenue pour l'intérieur. Ce projet ne fut pas adopté, après les observations des
proviseurs entendus, afin de ne pas accroître dans de trop grandes proportions
les charges des lycées.

(2) Nous avons déjà fait remarquer, pages 205 et 213, la suppression des *ceinturons* et des *cols* de l'uniforme des lycées ; si nous les avons maintenus dans la
composition de cet uniforme, c'est que leur suppression n'a pas eu lieu par un
arrêté du Ministre, mais par les difficultés qu'on a rencontrées pour les faire maintenir dans l'uniforme. L'hygiène d'ailleurs n'a qu'à applaudir à cette suppression.

lycées ne pourront le faire qu'à la condition d'ajouter à la tunique un collet de couleur tranchante, en drap; les palmes de la tunique devront être brodées argent, et les boutons seront argentés. » (*Arrêté du* 24 *avril* 1848, *art.* 2.)

Composition de l'uniforme du lycée Napoléon (petit collége). — « Par un arrêté du 20 juillet 1864, et sur la proposition du proviseur du lycée, le Ministre a fixé ainsi l'uniforme des élèves du petit collége du lycée Napoléon :

1 *veste*, forme anglaise, drap bleu, palmes en or et boutons du lycée :
1 *pardessus-caban* en drap bleu ;
2 *blouses* d'hiver, vêtement d'intérieur ;
1 *blouse* d'été,   *idem* ;
2 *pantalons* de drap bleu, sans liseré ;
2 *gilets* avec boutons à grelot ;
2 *képis* en drap bleu ;
3 paires de *souliers* ;
1 *cravate* en soie noire ;
2 *cravates* noires de laine mérinos. » (*Arrêté du* 20 *juillet* 1864.)

Tableau comparatif du trousseau des lycées à différentes époques.

(Les chiffres indiquent le nombre des objets.)

DÉSIGNATION des objets COMPOSANT LE TROUSSEAU.	LYCÉES DE FRANCE.						LYCÉE Napoléon. 2e juill. 1864		INSTITUTION Ste-Barbe.	
	27 octobre 1802.	19 septembre 1809.	2 avril 1811.	14 juin 1825 (Paris).	31 juillet 1848 (Projet.)	22 septembre 1848.	Petit collège.	Grand collège.	Petit collège.	Grand collège.
Tunique en drap bleu	»	»	»	»	1	2	»	2	»	»
Habit en drap bleu	1	1	1	2	»	2	»	»	»	1
Veste en drap bleu	1	2	2	»	1	»	1	»	1	2
Blouse d'hiver	»	»	»	»	»	»	2	»	1	»
Blouse d'été	»	»	»	»	»	»	1	»	2	»
Paletot d'hiver	»	»	»	»	»	»	»	»	1	1
Caban ou pardessus d'hiver	»	1	1	»	»	»	1	»	1	1
Pantalon d'hiver en drap	»	»	»	2	2	2	2	2	2	2
Pantalon d'été	»	»	»	3	2	2	»	»	3	3
Culotte de drap	1	2	2	»	»	»	»	»	»	»
Gilet d'hiver	»	»	»	2	1	2	2	2	2	2
Gilet d'été	»	»	»	2	2	2	»	»	3	3
Chapeau rond	1	»	»	2	»	»	»	»	»	1
Chapeau français, après quatorze ans	1	2	2	»	»	»	»	»	»	»
Chapeau de paille pour l'été	»	»	»	»	»	»	»	»	2	»
Képi brisé en drap bleu	»	»	»	»	2	2	2	2	1	»
Casquette	»	»	»	»	»	»	»	»	»	1
Bonnet grec	»	»	»	»	»	»	»	»	1	1
Col de crinoline	»	»	»	»	4	3	»	»	»	»
Ceinturon en cuir	»	»	»	»	1	2	»	»	»	»
Souliers ordinaires (paire)	»	2	3	3	»	3	3	3	3	3
Souliers demi-bottes (paire)	»	»	»	»	3	»	»	»	»	»
Brodequins de Strasbourg pour l'hiver (paire)	»	»	»	»	»	»	»	»	2	2
Chemises en toile	»	8	12	12	12	12	8	12	»	»
Chemises en coton	»	»	»	»	»	»	»	»	12	12
Caleçons d'hiver et d'été	»	2	4	12	4	12	4	6	»	»
Bas de coton bleu mélangé (paire)	»	4	8	12	12	12	8	12	12	12
Bas en laine (paire)	»	»	»	»	»	»	»	»	6	6
Draps de lit en toile	»	4	4	4	4	4	4	4	6	6
Serviettes de toile	»	6	10	12	10	12	12	12	12	12
Mouchoirs de poche en fil	»	6	8	12	12	12	12	18	18	18
Cravates en soie noire	»	2	4	2	»	3	1	3	2	3
Cravates en laine noire	»	»	»	»	»	1	2	2	6	6
Cravates en mousseline blanche	»	4	4	8	»	»	»	»	»	»
Bonnets de nuit ou serre-tête	»	3	4	6	4	6	4	6	6	6
Objets de toilette: brosses, peignes, etc.	»	4	4	4	4	3	4	4	10	10
Bretelles et jarretières	»	»	»	»	»	»	»	»	1	»

Avantages de l'uniforme des lycées. — Rousseau a dit au sujet des Polonais :

« Je regarde comme un bonheur qu'ils aient un habillement parti-
« culier; conservez avec soin cet avantage : que le roi, les sénateurs ni
« aucun homme public ne portent jamais d'autre vêtement que celui de
« la nation, et que nul Polonais n'ose paraître à la cour vêtu à la
« française. » (J.-J. ROUSSEAU, *Gouvernement de Pologne*, chap. III.)

Ces paroles de Rousseau trouvent tout à fait leur application dans les
lycées. Il y a en effet beaucoup d'avantages physiques et moraux à ce
que l'habillement soit uniforme dans ces établissements. Nous le dé-
montrerons sans peine.

« 1° La tenue régulière et presque militaire, dit Pavet de Courteille, est
d'une très-haute importance ; que les mères ne s'effraient point de
cette tenue militaire ; il ne s'agit plus (l'auteur parlait ainsi en 1827) de
convertir les maisons d'éducation en casernes et de spéculer sur les
qualités physiques de leurs enfants pour les sacrifier à une ambition
démesurée. Ce régime militaire était en vigueur même avant la Révo-
lution dans plusieurs maisons d'éducation. »

« 2° L'uniforme pour les élèves internes des lycées a de précieux avantages. Il est une garantie contre la mauvaise conduite. En effet la
crainte d'être reconnu et signalé arrête l'élève tenté de fréquenter des
lieux où son devoir lui défend de paraître. Le changement est, il est
vrai, un moyen d'échapper à cette crainte ; mais, pour ce travestissement,
il faut du temps, des vêtements et un lieu sûr ; or tout cela constitue un
obstacle assez grand et qui suffit généralement pour contenir la tentation.

« 3° Sous l'uniforme du collège, continue le docteur Pointe que nous
citons, l'amour-propre poussera celui qui le porte à se conduire avec
dignité et à faire honneur à l'établissement auquel il est fier d'appartenir. Ce sentiment d'amour-propre et de respect pour soi-même est le
plus puissant mobile des belles actions et de la bonne conduite. Et combien d'hommes se comporteraient mieux s'il était possible qu'ils por-
tassent leur nom écrit sur leur poitrine !...

« 4° En cas d'accident arrivé hors du collège, l'élève, grâce à son costume, trouvera bien plus facilement aide et protection ; en cas d'évasion,
il sera bientôt reconnu et ne pourra se soustraire longtemps aux recherches.

« 5° Enfin un vêtement uniforme et sévère empêche les jeunes gens
de contracter des habitudes de mode et de luxe, et ne laisse pas de place
au sentiment de jalousie qu'éprouveraient naturellement quelques élèves
à se voir vêtus moins élégamment que leurs camarades. »

La justesse de cette dernière observation surtout n'a point échappé à
l'Administration supérieure, en prescrivant à plusieurs reprises que
« tous les élèves pensionnaires, sans distinction, seraient vêtus des
mêmes étoffes et qu'il ne serait établi aucune différence dans la forme
des diverses parties de l'habillement. » (*Arrêtés des* 30 *août* 1820 *art.* 5,

27 novembre 1832 *art.* 3, et *22 septembre* 1848); elle a voulu surtout contribuer, autant qu'il est en elle, à la conservation du principe d'égalité dont, à défaut d'autres, les Français sont si fiers.

6° Le docteur Pointe considérant le costume des lycées au point de vue hygiénique le trouve de beaucoup préférable à ce qui se pratique journellement dans les familles. « Dans les lycées, dit-il, le costume des élèves, parfaitement en rapport avec la nature du climat, est on ne peut plus favorable à la conservation de la santé et aux besoins de l'accroissement ; et, par malheur, il n'en est pas ainsi pour les enfants qui restent sous le toit paternel. Tantôt, dans la pensée de leur donner de la force, leurs parents les exposent journellement aux rigueurs de la saison avec des habillements trop légers pour les garantir ; c'est là une grave erreur, car, lorsque l'organisme est obligé de lutter contre ces rigueurs, la santé et l'intelligence en souffrent également. La plupart de nos grands génies sont nés dans les contrées méridionales. Cherchons donc, par des moyens artificiels, à entourer l'enfance d'une température qui se rapproche autant que possible de ces beaux pays. Tantôt, au contraire, les enfants élevés chez eux sont accoutumés à vivre pour ainsi dire dans des serres chaudes, et à ne sortir en hiver que surchargés de vêtements qui les maintiennent dans un état anormal de chaleur et de transpiration extrêmement dangereux, car cette habitude rend on ne peut plus funestes les changements subits de température.

« Par son ensemble, le costume des élèves des lycées entretient une chaleur suffisante, et, ce qui est au moins nécessaire, il n'est pas exclusivement chaud. Il importe que les jeunes gens soient vêtus de manière à prendre l'habitude de supporter un certain degré de froid, pour qu'ils ne deviennent pas trop sensibles quand ils sont exposés à passer par différentes températures. Un des meilleurs moyens de les prémunir contre ces variations est sans doute de ne pas les accoutumer à des vêtements trop chauds. Il serait bon, toutefois, qu'il y eût à cet égard quelque différence entre le costume des petits et celui des grands, surtout entre celui des enfants d'une constitution délicate et celui des élèves d'une constitution forte. J'ai conseillé souvent aux premiers d'ajouter, pendant la mauvaise saison, l'usage de la flanelle aux vêtements ordinaires du lycée. » POINTE, *Hygiène*, pages 154 à 157.)

CHAPITRE III.

Soins de propreté des vêtements et des élèves.

SOMMAIRE. — Considérations générales sur la propreté. — Soins généraux de propreté relatifs au corps. — Soins particuliers de propreté des mains et de la figure. — Soins de propreté de la tête et des pieds. — Des bains et de leur utilité en général. — Division thermométrique des bains. — Bains de rivière. — Précautions à prendre pour les bains. — Durée des bains. — Prescriptions réglementaires sur les bains et sur la natation. — Propreté des vêtements : linge de corps, vêtement proprement dit. — Obligations des élèves relativement à la propreté. — Devoirs des maîtres relativement à la propreté. — Inspection générale relativement à la propreté.

Considérations générales — La propreté contribue singulièrement à entretenir la bonne santé. En effet, dit M. le Ministre, « rien de ce qui concerne les soins physiques ne doit être négligé ; car il importe de donner à l'enfant ces habitudes de propreté que l'homme conservera, et ce respect de la personne extérieure qui mène au respect de l'homme intérieur. J'appelle votre attention sur cette partie du service. Veillez à ce que l'eau pour leur usage soit abondante et bien employée, avec les appareils les mieux appropriés à cet usage. » (*Instruction du 10 mai 1864.*)

. La propreté est le signe et le résultat de l'ordre qui doit régner dans un établissement ; elle habitue les jeunes gens à contracter de bonne heure de l'aversion pour la malpropreté du corps, de leurs vêtements et de ce qui les entoure ; comme agent de salubrité, elle éloigne ainsi un grand nombre de causes d'affection de toute espèce qui se rencontrent fréquemment dans les habitations où elle est négligée. Aussi la propreté est-elle d'une nécessité rigoureuse soit pour combattre les influences défavorables, soit pour donner plus d'extension aux circonstances avantageuses qui, sans elle, n'auraient qu'une faible importance pour la santé.

« La propreté est un puissant moyen de conserver la santé, et quoique, à force d'avoir été démontrée par l'expérience, cette vérité soit devenue triviale, on pourrait, à ceux qui en douteraient, citer le fait suivant que nous fournit l'histoire de la médecine. La lèpre et d'autres maladies de la peau non moins graves, non moins hideuses, produites par la malpropreté de la peau mise en contact immédiat avec des vêtements de laine irritants de leur nature et difficiles à tenir propres, n'ont disparu que vers le milieu du 16ᵉ siècle, lorsque l'usage des chemises fut devenu général. » Docteur BOURDON, *Hygiène.*

Tous les hygiénistes sont d'accord sur ce point. Le philosophe Volney met la propreté au rang des vertus. « La propreté, dit Rostan, cité par le docteur Tessereau, est une des conditions les plus indispensables pour l'entretien de la santé : sans la propreté, véritable vertu domestique, les maladies de tout genre assiègent l'espèce humaine. On ne saurait trop louer le premier législateur d'avoir exigé l'usage des bains de ses sectateurs. »

« Il est donc nécessaire, indispensable même que les principes d'hygiène relatifs à la propreté soient rigoureusement observés partout, et particulièrement dans les grandes agglomérations d'individus, telles entre autres qu'un collège ; aussi voyons-nous que les règlements de l'ancienne Université en faisaient une loi dont l'application était l'objet d'une surveillance spéciale. (POINTE, *Hygiène des Collèges.*)

Cependant « évitez l'excès de la propreté, dit Fénelon : la propreté, quand elle est modérée, est une vertu ; mais quand on y suit trop son goût, on la tourne en petitesse d'esprit. Le bon goût rejette la délicatesse excessive ; il traite les petites choses de petites et n'en est point blessé. Mais si l'excès de la propreté peut être à craindre dans l'éducation privée, je n'en vois guère l'excès bien redoutable ni peut-être même possible dans l'éducation publique. »

« On doit étendre les soins de propreté a tout ce qui est d'usage journalier pour le corps, à tout ce qui le pénètre et l'approche : aux aliments, aux boissons, au linge et aux vêtements, au logis, au voisinage. » (Docteur BOURDON.)

La propreté peut être envisagée sous trois rapports : celui des lieux, celui des vêtements et celui des personnes.

1º Considérée sous le rapport des lieux, la propreté est un des agents les plus actifs de leur salubrité ; tout ce que nous en avons dit dans la première partie de cette hygiène, et principalement au chapitre deuxième (page 40), en démontre l'importance.

« Il faut, dit Dupanloup, que, dans une maison d'éducation, tout soit parfaitement propre : les salles, les classes, les cours, les corridors, les dortoirs. »

2º La propreté, indispensable dans toutes les parties des bâtiments, l'est bien davantage encore sur les personnes, sur les enfants, qui ont besoin à ce sujet d'une surveillance et de soins tout spéciaux.

Considérée par rapport *à la personne* et *au vêtement*, la propreté a pour but de purifier la surface du corps de toutes les émanations sécrétées de l'intérieur, de la préserver de toute souillure extérieure, et de la garantir de tout contact nuisible.

« L'extrême propreté, dit le docteur Pavet de Courteille, la tenue régulière et presque militaire, sont de la plus haute importance. »

Le docteur Pointe voudrait aussi voir revivre dans les lycées et collèges les habitudes de l'Empire. « En effet, dit-il, de fréquentes inspections de l'habillement, de sa propreté, de son entretien, de la tenue en un mot, faites avec une sévérité toute militaire, feraient prendre des habitudes d'ordre, de soin, qui se conservent toute la vie et qui ont une heureuse influence sur la santé. »

Nous avons dit dans la première partie de cette hygiène tout ce qui a rapport à la propreté des bâtiments et du mobilier; il nous reste ici à parler spécialement de la propreté en rapport avec les vêtements et les personnes, c'est-à-dire les élèves.

Soins généraux de propreté relatifs au corps. — « Pour mieux faire sentir, dit Pointe, combien la propreté du corps est essentielle, il n'y a qu'à considérer combien l'état contraire peut altérer la santé et même compromettre la vie.

« La malpropreté agit de deux façons. Premièrement, les différentes matières qui s'attachent au derme et y demeurent sont souvent âcres et irritantes; elles peuvent conséquemment déterminer des maladies par le seul fait de leur contact. Secondement, ces mêmes matières, en bouchant les pores de la peau, mettent une gêne, une entrave à leur action transpiratoire et peuvent occasionner ainsi les affections nombreuses qui résultent d'une diminution de transpiration. Enfin la peau est le siège d'une sorte de respiration; elle absorbe une certaine partie de l'oxygène contenu dans l'air, et elle dégage une certaine quantité d'acide carbonique. Or on conçoit qu'il est d'une grande importance qu'elle soit constamment entretenue dans un état de parfaite propreté si l'on veut qu'elle jouisse, dans toute sa plénitude, de l'exercice de cette fonction, l'une des plus essentielles. » (POINTE, *Hygiène des Collèges*.)

1º La propreté du corps est entretenue par le lavage quotidien de la figure, du cou, des mains, par le lavage des pieds qui se fait à des époques fixes et déterminées, par celui du corps entier au moyen de bains chauds et de rivière.

Ces pratiques de propreté sont également de rigueur pour tous les organes accessibles : pour la peau, pour la bouche et les dents, pour les oreilles, les yeux, la tête, etc. Chacune de ces parties, chacun de ces organes a son hygiène à part, et les préceptes en sont si vulgaires qu'il serait oiseux de nous livrer à de longs commentaires. Cependant il est de certaines règles qu'il est utile de généraliser.

2º « La propreté du corps est encore entretenue par la chemise, le caleçon et les bas, ainsi que par les draps de lit, qui se chargent du produit des sécrétions de la peau et de la poussière qui pénètre à travers les vêtements. » (Docteur POINTE, *Hygiène*.)

Ce dernier moyen peut suppléer en quelque sorte à l'usage des autres lorsqu'il est fréquemment employé.

Le service de propreté doit être facilité en outre par les moyens suivants :

1º À l'entrée ou au milieu de chaque dortoir est placée une fontaine garnie de nombreux robinets, où les élèves en se levant vont se laver les mains, la face et le cou. Ils sont surveillés dans cette opération par les maîtres-répétiteurs et les surveillants généraux.

2º Il doit aussi se trouver dans le voisinage des salles d'étude, des réfectoires, des lieux de récréation, selon les établissements, des fontaines avec essuie-mains toujours à la disposition des élèves, afin que ceux-ci puissent au besoin renouveler pendant la journée le lavage des mains et de la figure.

3º Le lavage des pieds se fait ordinairement dans un local spécial affecté à cet usage. L'appareil de l'ingénieur Duvoir, employé dans un grand nombre de lycées, permet à trente élèves à la fois de se laver les pieds en quelques minutes. Par cet appareil chaque élève a un petit bain qui se remplit instantanément et de lui-même d'une eau suffisamment chaude, et se vide en peu de temps quand les élèves ont terminé cette partie de leur toilette. Ils peuvent être immédiatement remplacés par trente autres, qui trouveraient comme les premiers aussi de l'eau propre et chaude.

4º Le lavage du corps entier au moyen de bains chauds a lieu presque toujours hors des lycées, où il ne se trouve ordinairement que trois ou quatre grandes baignoires installées dans la salle de bains de pieds, ou à proximité, pour les élèves qui, pour quelque motif, ne peuvent aller au dehors.

5º Les bains de rivière, qui se substituent pendant l'été aux bains chauds, se prennent, lorsque c'est possible, dans des établissements érigés à cet effet. Ils ont été l'objet d'un règlement que nous ferons connaître ci-après lorsque nous parlerons des différentes espèces de bains.

Soins de propreté relatifs aux mains, à la figure, etc. — 1º Le soin et l'entretien des *mains* sont très-importants, à cause des substances malpropres ou insalubres qu'on est exposé à toucher.

On doit se laver les mains non-seulement le matin, mais avant chaque repas, et généralement toutes les fois qu'on vient de toucher à des matières malpropres, insalubres ou malfaisantes.

« Il faut aussi faire laver de nouveau les mains avant le dîner et après la récréation qui le suit, afin que les jeunes gens contractent l'habitude de la propreté, qui amène comme une conséquence l'esprit d'ordre que plus tard ils apprécieront comme une des meilleures acquisitions qu'ils auront faites au collège. » (Docteur SIMON, *Hygiène*.

Le lavage des mains doit se faire à l'eau froide en été, à l'eau fraîche ou simplement dégourdie pendant l'hiver. L'eau pure est le meilleur cosmétique dont on puisse faire usage en cette circonstance.

L'eau froide a l'avantage de donner du ton, de l'énergie, de la fermeté à la peau, sans avoir l'inconvénient de la faire gercer comme l'eau chaude, qui rend d'ailleurs plus impressionnable au froid.

« Les *ongles* doivent être lavés et brossés pour enlever le fluide sébacé qui s'accumule à la face inférieure de leur extrémité libre.

« On ne doit jamais les ronger, ni tirailler, ni gratter l'épiderme qui entoure leurs racines, ni arracher les *envies*. Les petites plaies qui en résultent peuvent produire un panaris et devenir la voie d'inoculations dangereuses.

« On doit couper les ongles des doigts en rond et ceux des orteils carrément. » (Docteur O. SCELLES DE MONT-DÉSERT, *Hygiène*.

« Quant aux ongles, comme il est difficile de les tenir propres chez les enfants, il faut qu'ils soient souvent coupés et qu'ils soient tenus très-courts. Cette précaution a même d'autres avantages, celui, par exemple, d'empêcher les enfants de se nuire en introduisant les doigts dans la bouche, ce qui excite outre mesure la sécrétion salivaire, et celui de permettre l'exercice du toucher dans toutes les parties de la pulpe qui est le siége de ce sens. » (Docteur CERISE.)

2° Le matin en se levant on ne doit jamais négliger de se laver la *figure* et le *cou* avec de l'eau *fraiche* ou *froide* en toute saison.

La propreté des yeux, du nez, de la bouche et des oreilles doit aussi être l'objet d'une surveillance habituelle. On sait que les enfants sont disposés à de fréquentes maladies dont ces organes sont le siége.

« Les yeux ne supportent que le contact des liquides froids. L'eau pure aiguisée d'eau de Cologne ou d'un peu de zinc sulfaté, les infusions et les eaux distillées de rose, de plantain, de fenouil et de mélilot, tels sont les liquides qui sont les plus compatibles avec la sensibilité de l'œil ou plutôt de la conjonctive. » (Docteur BOURDON, *Hygiène*.)

Une des premières leçons de propreté est d'apprendre aux enfants à se moucher eux-mèmes. Est-il besoin de recommander de se servir d'un mouchoir chaque fois que le besoin de se moucher se fait sentir?

3° Les *oreilles* doivent être débarrassées du cérumen ou matière jaunâtre qui s'amasse plus ou moins fréquemment dans le fond du conduit auditif.

Il faut se nettoyer, se curer régulièrement les oreilles, à défaut de cure-oreilles, avec une pointe mousse et arrondie que l'on recouvre avec son mouchoir de poche ou un linge. Sans cette précaution, le cérumen qui se forme dans le conduit auditif s'accumule de manière à gêner la perception des sons.

« A l'égard des oreilles, il faut se garder quand on les nettoie d'enfoncer des corps rudes vers la membrane du tympan ; de pareilles imprudences ont plusieurs fois rompu cette membrane et causé la surdité. Il suffit même d'irriter le conduit auditif pour occasionner des bruissements d'oreilles qui finiraient par couvrir les bruits du dehors et par rendre sourd. » (Docteur BOURDON, *Hygiène*.)

4° La propreté de la *bouche* est essentielle pour conserver les dents intactes et se préserver de cette haleine fétide qui est un supplice pour tous ceux qui approchent les individus qui en sont affectés.

« Tous les matins la bouche doit être rincée à l'eau fraîche, les dents doivent être nettoyées avec la brosse pour enlever l'enduit qui les recouvre quelquefois ; ce sont les seuls moyens d'entretenir la fraîcheur et la propreté de la bouche. » (Docteur SIMON, *Hygiène*.)

On doit, sinon après chaque repas, au moins tous les matins en se levant, se rincer la bouche avec de l'eau fraîche, en se frottant les dents et les gencives avec le doigt, à défaut d'une brosse garnie d'une éponge ou de poil ni trop dur ni trop mou.

Après chaque repas, il faut s'essuyer exactement l'angle des lèvres pour y prévenir le séjour des matières alimentaires, qui occasionnent des rougeurs, quelquefois des gerçures ou fissures longues à guérir.

5° « Les *dents* réclament aussi beaucoup de soins. Et d'abord il faut les dépouiller du tartre qui quelquefois en recouvre la base en les frottant doucement avec une brosse mouillée, peu résistante, et plutôt étroite que large. Une brosse très-dure et trop évasée déchausserait les dents, et en mettrait à nu la partie non couverte d'émail, qui alors pourrait se gâter, se carier.

« On doit surtout les préserver du contact de tout corps métallique et de toute poudre minérale : l'eau simple, la poudre de quinquina et de charbon, le pain grillé avec ou sans aromate, l'odontine, tels sont les dentrifices qu'il faut préférer.

« Il faut se défier des essences de canelle, de girofle de Paraguay-Roux, de la créosote et des autres topiques qu'on a coutume d'opposer aux douleurs de dents et à la carie ; ces substances ne guérissent jamais sans détruire. (Docteur BORDNOX, *Hygiène*.

Soins de propreté de la tête et des pieds. — « Quant à la propreté de la *tête*, la nécessité en est reconnue par tout le monde. Il est important que les fonctions de la peau ne soient pas empêchées par la transformation en un enduit crasseux de la sécrétion douce et onctueuse qui s'y fait pour l'adoucir.

« Cet enduit crasseux est surtout fréquent sur la peau de la tête. Les cheveux en favorisent la production, en empêchant l'évaporation et en écartant le contact bienfaisant de l'air. » Docteur CERISE, *Manuel des salles d'asile*.

La tête exige des soins tout particuliers de propreté. Le peigne et la brosse devront être employés d'autant plus fréquemment que les enfants sont plus jeunes et plus disposés aux excrétions de leur chevelure et aux autres causes de malpropreté. Docteur SIMON, *Hygiène*.

Pour entretenir la propreté de la tête chez les enfants, on doit porter les *cheveux* assez courts, les démêler et les peigner chaque jour ; précaution surtout indispensable chez les jeunes enfants, qui sont plus disposés à contracter des poux.

« Les cheveux ne doivent être ni trop longs ni trop courts, tout en tenant compte du climat et de la saison.

« Trop courts, les cheveux ne protégent pas suffisamment le crâne, les oreilles et le cou.

« Trop longs, ils surchargent la tête et prédisposent aux congestions.

« On doit rafraîchir les cheveux tous les mois.

« On ne doit pas les raser ni les couper trop près de la racine ; il en résulterait une excitation du cuir chevelu, une fièvre physiologique, un mouvement fluxionnaire qui active momentanément la pousse des cheveux, mais en détermine la chute prématurée. » (Docteur O. SCELLES DE MONT-DÉSERT, *Hygiène*.)

L'usage de couper fréquemment les cheveux et même de les raser quelquefois pendant la saison chaude est avantageux, et développe le bulbe qui les produit. La perte des cheveux est souvent suivie de rhumatismes du cuir chevelu, de catarrhe du nez, des yeux ou des oreilles, d'ophthalmies et de maux de dents.

« Rien ne la nettoie plus convenablement que le vitellus de l'œuf, lequel forme une émulsion douce et détersive avec l'eau tiède, et qui remplit son objet sans irriter la peau comme le savon, sans embarrasser les cheveux d'un sédiment désagréable comme la pâte d'amandes, et sans excorier et enflammer le cuir chevelu comme y exposerait l'emploi trop réitéré des peignes et des brosses.

« Les peignes et la brosse sont les seuls instruments dont une jeune chevelure réclame l'usage : encore l'emploi n'en doit-il pas être trop fréquent, et surtout l'usage du peigne. On peut nettoyer les cheveux avec de l'eau pure, les oindre avec quelque huile douce, comme celle d'amandes, sans qu'il s'y mêle beaucoup d'aromates.

« L'eau de Cologne et tous les liquides alcooliques les dessèchent et les font tomber. » (Docteur Bourdon, *Hygiène*.)

2º La malpropreté des *pieds* a de grands inconvénients, sans parler de l'odeur repoussante qu'elle répand quand il fait chaud ; elle donne à la sueur de l'âcreté, et par suite amène des ramollissements ou échauffements de la peau, naturellement tendre entre les orteils, ce qui rend la marche très-pénible, sinon impossible.

Les pieds et les jambes doivent être lavés souvent, au moins une fois par semaine en hiver, et plusieurs fois, sinon tous les jours, en été. Cela dépend d'ailleurs de la marche et des occupations des personnes qui transpirent plus ou moins.

« Dans les saisons où l'on ne se baigne pas, il faut se laver les pieds au moins tous les huit jours. Il serait même utile de laver toute la peau avec une éponge et ensuite de faire des frictions sèches pour l'essuyer. » (Docteur Simon, *Hygiène*.)

Les ongles doivent se couper comme à la main, avec cette différence, qui est importante surtout pour le gros orteil, qu'au lieu d'arrondir de chaque coté l'ongle coupé, il faut le rogner carrément pour éviter que les angles logés sous le rebord formé par la peau entrent dans les chairs.

« Quand on a des cors aux pieds, il faut les ramollir par des bains, des lotions tièdes, et mettre autour du doigt un morceau de toile de diachylon. Lorsque le cor sera ramolli, il sera facile de l'enlever en grattant avec l'ongle ou avec des ciseaux. Je vous conseille de ne point essayer de les couper avec un canif ou un rasoir, parce qu'on pénètre quelquefois trop avant, que le sang coule, et que, si on marche beaucoup après cette petite opération, il peut se former dans la plaie une inflammation qui a souvent plus de gravité qu'on ne le pense. Ordinairement, lorsqu'on a gratté le cor et qu'on a eu la précaution de répéter plusieurs fois la même opération, on parvient, sinon à le déraciner complètement, du moins à faire disparaître la douleur. » (Docteur Tessereau, *Hygiène*.)

Des bains et de leur utilité en général. — Les bains

servent à entretenir la propreté de la peau, et par suite à maintenir l'intégrité de ses fonctions ; ils servent aussi à la rendre moins impressionnable aux influences extérieures, et à limiter sa sensibilité entre de justes bornes.

« Les bains, utiles à la santé dans tous les âges comme moyen des plus efficaces pour l'entretien de la propreté, le sont encore plus, dit le docteur Pointe, à l'âge que l'on passe dans les collèges : alors ils servent aussi à tempérer la chaleur du sang et l'irritation nerveuse inséparables de la jeunesse, exagération de sensibilité qu'il est d'autant plus essentiel de calmer qu'elle peut être encore accrue par la tension d'esprit qu'exigent les études. »

« Dans l'âge adulte, les bains doivent être employés le plus souvent possible ; on peut admettre, comme termes convenables, en hiver, tous les quinze jours à peu près, et tous les huit jours dans les saisons intermédiaires. » (Docteur BECQUEREL, *Hygiène*.)

Dans l'hiver et les saisons intermédiaires, les bains ne sont guère employés que comme objet de propreté ; mais c'est surtout alors qu'on n'y est plus entraîné avec le même plaisir que l'hygiène doit plus fortement les recommander.

Tels sont les résultats qu'on obtient en habituant le corps aux bains froids. A ce triple point de vue, il convient de donner avec quelque étendue les notions les plus généralement admises sur cette partie, qui est des plus importantes, de l'hygiène des lycées.

L'élément le plus actif des bains c'est leur température ; aussi est-ce sous ce point de vue que nous allons les considérer pour déterminer l'usage qu'on doit en faire au point de vue de l'hygiène.

Division thermométrique des bains. — Rostan a proposé une division thermométrique des bains qui a été reproduite par tous les auteurs. En la présentant, il a soin de faire remarquer que l'impression individuelle de chaleur, de froid, etc., oscille entre les limites qu'il a déterminées et ne s'y rattache pas rigoureusement. Voici cette division, que nous adoptons :

Bains très-froids.............	0° à +	10° R.
— froids...................	10° à	15°
— frais...................	15° à	20°
— tempérés.............	20° à	25°
— chauds.................	25° à	30°
— très-chauds.............	30° à	35° ou 36°.

Nous allons dire quelques mots sur chacun d'eux.

1° Les bains *très-froids*, de 0° à + 10° Réaumur (0° à 13° centigrades), ne conviennent à personne.

2° Les bains *froids*, de 10° à 15° Réaumur (13° à 19° centigrades), ne doivent être pris que conseillés et dirigés par un médecin.

3° Le bain *frais*, de 15° à 20° Réaumur (19° à 25° centigrades), a pour « premier effet de refouler le sang dans les organes intérieurs, et d'enlever de la chaleur et de l'activité vitale à l'individu. Souvent il détermine du tremblement, de la raideur, de l'engourdissement, des douleurs même dans les membres, de la céphalalgie et une constriction douloureuse à la poitrine ; mais, à la sortie du bain, si l'individu est fort, si l'immersion n'a pas été trop prolongée, la peau rougit, la chaleur augmente, et une réaction très-salutaire s'opère dans l'économie. » (Docteur Soyet, *Hygiène*.)

Le bain frais ne convient pas aux individus offrant des éruptions ou un écoulement salutaire ; il serait également nuisible aux personnes faibles, trop jeunes ou trop avancées en âge, et surtout à celles qui sont disposées aux congestions sanguines, aux rhumatismes, aux crises nerveuses.

Les bains frais ne se prennent en général qu'en été.

4° Le bain *tiède* ou *tempéré*, de 20° à 25° Réaumur (25° à 31° centigrades), calme et délasse.

Le bain tiède a beaucoup moins d'inconvénients et convient à tous les individus qui ne sont pas dans les cas que nous venons de citer. Il rafraîchit, donne de l'appétit, et imprime à toutes nos fonctions une activité toute nouvelle. Jamais il ne doit être trop prolongé, et pour qu'il agisse comme tonique, il faut qu'il soit suivi d'une réaction qu'il est quelquefois nécessaire d'exciter par l'exercice, par des frictions ou par l'ingestion d'un léger stimulant.

Le bain tiède a pour effet d'assouplir, de gonfler, de dilater la peau. En même temps il ramollit et délaie toutes les malpropretés et toutes les impuretés qui sont à la surface du corps : il en facilite le nettoyage, de sorte qu'il constitue véritablement le *bain de propreté*.

« Mais l'usage trop fréquent de ces bains, lorsqu'ils ne sont pas indiqués par une maladie ou un état de prédisposition, aurait l'inconvénient d'affaiblir peu à peu, ou plutôt de rendre le jeune homme trop impressionnable, et contrarierait ainsi le but vers lequel on doit diriger tous les efforts. On peut même ajouter que les bains tièdes ne sont pas sans inconvénients dans notre climat, où la température est très-variable, et que nous ne devons pas adopter sans restriction les usages des habitants du Midi, qui se trouvent placés dans d'autres circonstances. Il faut donc généralement se borner à les employer comme moyens de propreté, et en faire prendre un tout au plus chaque mois. » (Docteur Simon, *Hygiène*.)

Dans les baignoires et dans les bassins artificiels dont l'étendue ne permet ni l'agitation de l'eau ni l'exercice de la natation, les bains ne peuvent se prendre hygiéniquement au-dessous de 30° et rarement y a-t-il utilité à élever la température au-dessus de celle du sang (35° à 40° centigrades).

5° On considère comme bains *chauds* les bains de 25° à 30° Réaumur (31° à 38° centigrades).

« Les bains chauds de 33° à 38° sont presque toujours nuisibles ; il en résulte un affaiblissement général d'autant plus intense que la durée du bain a été plus prolongée : ils ne conviennent guère que dans les cas où la peau et l'organisme ont besoin d'être stimulés, et il faut encore. dans ce cas, qu'ils soient peu prolongés. » Docteur Rossignol, *Hygiène.*

En temps d'épidémie, dans le nord de la France, les bains chauds peuvent avoir leurs dangers si ceux qui les prennent sont débilités. On sait que l'épiderme est affaibli par un bain chaud prolongé et qu'il cesse alors de protéger la peau ; il faut donc éviter cette débilité, parce que. on ne saurait trop le répéter, l'absorption des miasmes cholériques est toujours plus forte lorsque le corps est dans un état de débilité.

Ces observations ne peuvent s'appliquer au simple bain de propreté. puisque la propreté est au contraire un des préservatifs des épidémies.

6° Le bain *très-chaud*, de 30° à 35° Réaumur (38° à 44° centigrades), détermine l'accroissement de la chaleur du corps, une excitation de toute l'économie, une tendance des liquides à se porter à la périphérie. Il constitue un moyen thérapeutique, et ne doit être pris que sur l'indication du médecin.

Le bain très-chaud serait surtout dangereux pour les personnes pléthoriques disposées aux congestions et aux hémorrhagies.

Bains de rivière. — « Les chefs d'institution doivent s'empresser de procurer à leurs élèves les nombreux avantages que présentent les bains de rivière ; et ici il s'agit moins de l'entretien de la propreté que de l'excitation générale dépendante de celle que la peau reçoit directement. Ils doivent profiter de toute la durée de la belle saison, et faire conduire les élèves au bain au moins deux ou trois fois par semaine. » (Docteur Simon, *Hygiène.*)

Dans l'été, le bain frais soustrait au corps son calorique et épargne à l'économie le travail pénible qu'exige cette élimination ; il rend à la peau la tonicité qu'elle a perdue sous l'influence de transpirations abondantes et prolongées. Dans nos pays, la saison des bains de rivière est assez courte pour qu'on ne doive point négliger leur usage aussi tôt et aussi tard qu'il est possible,

C'est pendant la canicule, alors que la température atmosphérique est plus élevée, que les bains de rivière sont le plus agréables et le plus salutaires ; cependant un vieux préjugé les interdit à cette époque. Ceci mérite explication, et voici celle que donne le docteur Tessereau : « Lorsque le soleil, dans l'équinoxe d'été, échauffe le plus la terre, les sources se tarissent, l'eau baisse dans le lit des fleuves, des rivières, des étangs ; les limons du bord, les plantes et les débris d'animaux laissés à sec fermentent, se putréfient et exhalent des miasmes délétères qui peuvent engendrer des maladies et des fièvres intermittentes chez les personnes qui se baignent dans ces eaux. Mais quand les fleuves, les rivières ou les réservoirs d'eau ont un fond de sable ou de cailloux. quand il ne se fait ni sur les bords ni dans le voisinage aucun amas de vases putréfiables, quand l'eau s'y trouve suffisamment renouvelée, elle reste saine, et son action n'a rien de pernicieux ; cependant elle peut le devenir momentanément à la suite des orages ou des crues subites qui ont troublé la limpidité du courant........ On comprend l'importance de choisir pour bain l'eau la plus pure et la mieux renouvelée... . Celle des rivières à fond plat et sablonneux mérite la préférence. Celle des fontaines, des sources ou des torrents est en général trop froide. » (Docteur Tessereau, *Hygiène*.)

On devra préférer l'*eau courante* à l'*eau stagnante*, où s'amassent des débris de végétaux, en ayant soin néanmoins d'éviter les courants trop rapides qui peuvent faire naître des dangers et rendre la natation impossible.

On aura soin de choisir pour cela les jours les plus beaux et les plus chauds, et de ne pas laisser les enfants sans mouvement au delà de quelques minutes.

Les bains de rivière accompagnés de la natation peuvent être pris deux à trois fois par semaine, pourvu que leur durée ne soit pas trop longue et qu'ils soient suivis de la réaction dont il vient d'être parlé.

Les enfants dont la santé n'exige pas de ménagements peuvent user avantageusement des bains de rivière pendant l'été, dès l'âge de quatre à cinq ans.

Précautions à prendre pour les bains. — Il y a quelques précautions à prendre pour favoriser les bons effets des bains de rivière. Voici les principales :

1° « L'*heure* la plus convenable du bain est le *matin*, avant le déjeuner. lorsque le soleil n'a pas encore échauffé l'atmosphère, ou bien le *soir*, avant le goûter, lorsque les rayons du soleil, plus obliques que pendant le jour, rendent la température de l'air moins éloignée de celle de l'eau. Alors le corps n'est pas menacé des dangers d'une trop vive insolation, et le sang n'est point attiré vers la tête, qui est la seule partie du corps hors de l'eau. » (Docteur Simon, *Hygiène*.)

On ne doit jamais se baigner pendant que l'estomac est occupé à la digestion, parce que cette fonction serait troublée par la réaction que produit le bain. Il faut laisser quelques heures d'intervalle (trois ou quatre heures) entre le repas et le bain. Pour avoir manqué à ce précepte, on a vu souvent des indigestions mortelles.

Il faut être débarrassé de tout vêtement qui serait de nature à entraver les mouvements ou à gêner la respiration.

Il faut qu'un exercice modéré précède toujours un bain frais.

Il faut avant d'entrer dans l'eau avoir exposé pendant quelque temps la surface du corps à l'air, afin de tarir la sueur et de préparer la peau à l'impression qu'elle va recevoir.

Avant l'immersion, le corps doit être sec. « Il est convenable de ne se mettre au bain que longtemps après que la transpiration sensible a cessé, lorsque la sueur est rebue, évaporée, ou qu'on l'a soigneusement absorbée » (Docteur Bourdon, *Hygiène*.)

2° L'immersion doit avoir lieu d'un seul temps, au lieu de pratiquer des immersions partielles dont le résultat est de faire affluer le sang vers la tête. Il est prudent, du moins pour les premiers bains, de ne pas obliger les élèves, surtout les enfants, à se plonger brusquement dans l'eau, car cette immersion est extrêmement pénible pour ceux qui sont délicats et nerveux.

Si l'on se baigne en pleine rivière, on doit éviter avec soin les rayons d'un soleil ardent. Il faut se garder d'exposer la tête et les parties du corps qui restent à découvert aux ardeurs du soleil : les plus sérieux accidents pourraient en résulter ; les épaules, le cou, la tête peuvent être facilement affectés d'érésipèles, vulgairement appelés coups de soleil. Il faut se baigner dans un lieu abrité.

Pendant le bain froid on ne doit pas rester inactif dans l'eau, mais s'agiter et s'ébattre lorsqu'on ne nage pas. Il faut permettre aux élèves de sortir de l'eau, d'y rentrer et de folâtrer à leur aise, afin que le bain soit un jeu pour eux ; c'est même à ce but qu'il faut tendre, puisque par là non-seulement le physique, mais encore le moral en recevront une influence favorable.

3o Au sortir du bain il faut se frictionner fortement le corps et les membres, de manière à se faire rougir la peau.

« En sortant de l'eau il faut se couvrir d'un peignoir pour se garantir de l'action trop vive du soleil, ou se mettre à l'abri de l'impression d'un air trop frais. » (PAVET DE COURTEILLE, *Hygiène.*)

Après le bain il est bon de marcher un peu, à moins que la température ne soit très-élevée. La marche doit être d'autant plus rapide et plus prolongée que la température extérieure est plus basse.

« Le jour où l'on s'est baigné il faut, surtout si c'est en hiver, se vêtir d'habits plus chauds que de coutume ; il faut éviter l'humidité, qui s'opposerait à la transpiration, qui est alors considérable ; il faut faire de l'exercice à l'air, s'il n'est que froid, ou dans les salles, si le temps est brumeux.

« Le bain doit être suivi du déjeuner ou du souper, et d'une récréation d'une heure, pendant laquelle les jeunes gens se livreront aux exercices de corps les plus actifs. Le repas que l'on prend après le bain sert à ranimer la circulation et la chaleur animale, rétablit les forces, et ne laisse plus subsister qu'un bien-être général. » (Docteur SIMON, *Hygiène.*)

Durée des bains. — La durée des bains est variable suivant les circonstances ; mais dans toutes on doit éviter de prolonger le bain jusqu'au moment où le frisson se manifeste.

La durée des bains chauds est tout à fait relative. Il est des personnes chez lesquelles un bain ordinaire, prolongé *une demi-heure*, devient un bain débilitant. Dans ce cas le bain d'une demi-heure de durée équivaut à un bain d'*une heure* pour la généralité des individus.

La durée d'un bain froid doit être d'autant moins longue que la température de l'eau sera plus froide.

En général le bain ne doit pas durer plus d'une demi-heure.

Dans les circonstances les plus favorables pour les hommes jeunes et bien portants et pouvant se livrer à quelques exercices de gymnastique, tel que la natation pendant le bain, il n'y a point d'inconvénients à ce que la durée du bain soit d'une heure ; mais il est bon de le rendre moins long et d'y revenir plus souvent.

Prescriptions réglementaires sur les bains. — Un règlement du conseil académique de Paris du 10 juin 1823, relatif à l'envoi des élèves aux écoles de natation et bains publics, contient quelques prescriptions qui n'ont pas vieilli et qui sont encore forcément en vigueur. Nous en donnons l'extrait :

« Art. 1er. Aucun élève ne pourra être envoyé au bain sans une autorisation par écrit de ses parents ou de son tuteur ou correspondant.

« Art. 2. Les proviseurs ou censeurs, les directeurs de collège ou préfets d'étude, les chefs d'institutions et pensions, seront tenus de surveiller en personne les élèves pendant le temps du bain. Ils s'adjoindront au moins un maître et un domestique pour trente élèves.

« Art. 3. Des mesures seront prises pour que jamais deux élèves ne se trouvent en même temps dans le même cabinet.

« Art. 4. Toute faute commise contre le bon ordre à l'école de natation sera punie par l'exclusion des bains pendant toute la saison. » (*Règlement du 10 juin 1823.*)

« En temps d'épidémie, on suspendra d'une manière absolue les bains froids et la natation. On autorisera l'emploi facultatif des bains tièdes, d'après l'avis du médecin. » (*Circulaire du 17 juillet 1832.*)

Natation. — « L'art de la natation fera partie de l'éducation de la jeunesse dans les lycées et les écoles secondaires.

« Les leçons de natation seront données aux élèves par des maîtres-nageurs connus, sous les yeux des maîtres d'étude et des garçons de salle.

« Il sera choisi à cet effet, dans les rivières ou pièces d'eau qui paraîtront convenables, un emplacement dont le fond sera reconnu chaque année, et hors des limites duquel les élèves ne pourront s'écarter sous aucun prétexte.

« Les élèves, dans les exercices de natation, seront vêtus d'un caleçon de bain. » (*Arrêté du 19 juin 1804.*)

Propreté des vêtements. — « Les vêtements que l'on quitte sont imprégnés de matières excrémentielles et de substances du dehors dont il faut les débarrasser.

« Les tissus de lin, de chanvre et de coton s'en débarrassent parfaitement par le lavage, qui entraîne les matières qui les souillent, chasse et renouvelle l'air plus ou moins altéré qui séjourne dans leurs mailles ; mais il importe que la dernière eau de lavage soit pure et s'évapore sans résidu, que le séchage ait lieu à l'air libre et ventilé.

« Les vêtements épais de laine, les étoffes de soie, de velours, se prêtent peu à cette opération ; il faut au moins les battre et les aérer aussi souvent que possible.

« Les odeurs qui imprègnent les vêtements s'en dégagent par la simple exposition à l'air et comme par rayonnement ; parfois il y a lieu d'y joindre des lotions chlorurées, savonneuses, alcalines, ou des fumi-

Obligations des élèves relativement à la propreté.

— En général, dans nos établissements scolaires, les soins relatifs à la propreté de l'habillement sont mis à la charge des personnes qui peuvent le moins dans ce but, tandis que celles qui sont le plus directement intéressées à cette propreté, je veux dire les élèves, tandis que les maîtres qui sont constamment avec eux, ne paraissent pas toujours se douter des obligations qu'ils ont à remplir à cet égard. En effet, si, comme le dit excellemment l'instruction du 10 mai 1864, « rien de ce qui concerne les soins physiques ne doit être négligé, » si, de plus, continue la même instruction, « il importe de donner à l'enfant ces habitudes de propreté que l'homme conservera, et ce respect de la personne extérieure qui mène au respect de l'homme intérieur, » n'est-il pas évident que la plus grande partie de ces soins, la plus importante, revient d'abord aux élèves, qui sont appelés à en recueillir tous les fruits, puis aux maîtres, aux surveillants généraux (1), que leurs fonctions obligent à inculquer à leurs élèves ces habitudes d'ordre et de propreté. La vérité de ces considérations n'a point échappé à M. P. Henry, recteur d'Académie, qui, dans son *Manuel des maîtres d'étude*, s'exprime ainsi sur ce sujet :

« Il serait à désirer que les élèves fussent chargés eux-mêmes des soins de propreté qui les concernent ; on les habituerait de cette manière à se surveiller plus sévèrement et à mieux conserver ce qui leur appartient. Il y aurait aussi cet avantage qu'ils seraient toujours exclusivement responsables de leur bonne tenue, et qu'on n'aurait presque jamais à adresser des reproches aux domestiques à leur sujet. Ce système est pratiqué avec succès dans quelques colléges (2) ; il existe dans beaucoup d'écoles ecclésiastiques et au prytanée de la Flèche ; il est prescrit dans les écoles normales primaires.

« Dans ce système, les domestiques restent chargés sans doute de

---

(1) En 1865, dans une brochure sur les précautions à prendre en temps d'épidémie cholérique, nous faisions la remarque suivante, qui n'a rien perdu de sa justesse :

« Nous avons parlé ailleurs, au point de vue financier, de la surveillance des maîtres relativement à l'habillement. Il est peu de lycées où ne se soulève journellement cette éternelle discussion sur la tenue des élèves.

« *C'est la faute de l'économat*, dit le proviseur, *si l'habillement laisse à désirer pour la propreté.* »

« *C'est la faute de la surveillance disciplinaire*, répond l'économe, *si les élèves se salissent, se traînent dans la boue des cours, si la propreté qui doit faire partie de toute bonne éducation n'est point inspirée aux élèves.* »

« Et chacun de s'immobiliser dans ses retranchements, attendant que le mal se répare de lui-même, sans efforts de part et d'autre.

« Nous croyons qu'il y a quelque chose de mieux à faire que de rester aussi stoïquement dans une telle situation : c'est de rappeler les règlements sur ce sujet. »

Ces règlements, que nous citions, sont reproduits dans la suite de ce chapitre.

(2) En Angleterre il est un grand nombre d'écoles, de collèges, où ce système est heureusement mis en pratique.

l'entretien de la chaussure et des soins plus particuliers que, dans certaines circonstances, il faut donner aux vêtements: mais les devoirs imposés à l'élève sont tels qu'il est tenu de prévoir lui-même tous ses besoins, de demander qu'il y soit pourvu, s'il ne peut le faire directement, et il ne lui est jamais permis de rejeter sur le domestique des reproches qu'il s'est attirés. Une règle semblable, lorsqu'elle est sagement observée, contribue à établir parmi les élèves de bonnes habitudes d'ordre et d'économie, et elle exerce sur toute leur éducation une influence plus grande qu'on ne serait d'abord tenté de le croire. » (P. HENRY, *Manuel des maîtres répétiteurs.*)

Devoirs des maîtres relativement à la propreté. — « 1° Les *maîtres,* dit Pavet de Courteille, doivent assujettir les élèves à une extrême propreté sur leurs personnes. »

« Les maîtres, dit Rollin, doivent prendre soin que leur disciples n'aient rien dans l'extérieur de malpropre, de rebutant ni de grossier, qu'ils ne leur voient point les cheveux mal peignés, les mains sales. Mais ils ne doivent point souffrir que les jeunes gens affectent de porter des cheveux frisés avec trop de soin et trop d'art comme dans le monde.

« Les maîtres, continue Rollin, doivent prendre soin que leurs disciples ne fassent pas paraître dans leurs vêtements une négligence marquée, qu'on ne leur voie point les habits déchirés ; mais ils ne doivent point souffrir non plus que les jeunes gens donnent dans le faste et le luxe des habits. » *Traité des Études,* liv. VII, chap. 1er, art. 4.)

« Les élèves seront peignés tous les jours et même plus souvent s'il leur est ordonné. Ils ne porteront point d'habits déchirés; les maîtres, surtout ceux des basses classes, sont chargés d'y veiller attentivement. Les élèves laveront leurs mains au moins une fois chaque jour et changeront de linge une fois par semaine. (*Règlement du 18 janvier* 1769. *titre XII, art.* 11.)

Rien n'est plus sage que ce règlement de l'ancienne Université qui commande d'éviter des extrémités également vicieuses. La liberté qu'avaient autrefois les élèves de se vêtir à leur fantaisie, selon leurs goûts et leurs moyens, a pu introduire des habitudes de luxe qui ne sauraient exister aujourd'hui dans les lycées, grâce à l'uniforme que doivent porter les élèves.

Le docteur Guillaume, dans son *Hygiène scolaire,* croit nécessaire de recommander aux maîtres la propreté de leurs élèves :

« Il s'ensuit, dit-il, que les instituteurs devraient exiger de tous les élèves une grande propreté dans les vêtements, et ne pas se borner seulement à faire l'inspection de la tête et des mains. Il ne serait pas superflu que les commissions d'éducation fournissent à l'école une brosse, pour que les élèves malpropres puissent aller dans la cour, séance tenante, nettoyer leurs habits. »

« 2° Le *censeur* surveille la conduite, les mœurs, le travail, les progrès des élèves. et fait *au moins une fois par semaine une revue des élèves, pour s'assurer de leur propreté.* Il préside aux repas, au lever et au coucher des élèves, à l'entrée et à la sortie des classes, aux récréations et aux promenades. » (*Arrêtés des* 13 *juin* 1803, *art.* 13, 17 *et* 19; 28 *septembre* 1814, *art.* 7, *et* 4 *septembre* 1821, *art.* 16.)

« 3º C'est en s'inspirant de ces principes qu'un *proviseur*, dans un ordre du jour du 1ᵉʳ décembre 1830, indique ainsi les devoirs des maîtres-répétiteurs et des surveillants généraux sur le sujet qui nous occupe.

Ce document est trop précieux pour que nous ne le reproduisions pas en entier, en le complétant par les recommandations faites aux maîtres par M. P. Henry, que nous avons déjà cité ci-dessus, page 234.

Art. 1ᵉʳ. « Le proviseur recommande à MM. les maîtres d'étude de faire tous les matins, avec la plus grande exactitude, l'inspection du vêtement et de la chaussure, et de s'assurer de la bonne tenue des élèves, c'est un devoir prescrit par l'article 29 du règlement général nᵒ 110: ainsi conçu :

« L'inspection journalière du vêtement et de la chaussure des élèves « sera faite, tous les matins, par les maîtres d'étude, qui en rendront « compte au censeur.

« L'officier instructeur fera tous les huit jours, au moment où les « élèves seront assemblés pour faire l'exercice, une revue générale de « l'habillement. Ces deux inspections auront pour but de veiller à ce que « toutes les pièces de l'habillement soient entretenues et raccommodées « avec soin et sans retard. » (*Instruction générale du* 1ᵉʳ *novembre* 1812, *art.* 29.)

Art. 2. « Les maîtres exigeront d'abord des élèves une grande propreté sur leur personne, dans leurs vêtements, et dans tout leur mobilier de réfectoire, de dortoir, de classe et d'étude.

« Ils montreront la même exigence à l'égard des domestiques.

Art. 3. « Les maîtres s'assureront tous les soirs que le lendemain matin, au moment du lever, chaque élève aura les vêtements, le linge, et l'eau nécessaires à la toilette du jour.

Art. 4. « Les jours de congé, on voit trop souvent des élèves qui n'ont pas changé de chaussures: c'est une négligence que MM. les maîtres ne doivent pas tolérer.

« D'une autre part, ils doivent veiller soigneusement à ce que les élèves se lavent les mains, le cou et la figure, se peignent ou se laissent peigner tous les matins.

Art. 5. « Les maîtres ne permettront pas que les élèves répandent de l'eau en se lavant, et ils s'assureront que tous se tiennent très-propres. Ils ne craindront pas d'entrer à cet effet dans les détails même minutieux, surtout lorsqu'il s'agit des plus jeunes enfants.

La toilette se fait toujours en silence, chaque élève se tenant à la place qui lui est désignée, sans pouvoir communiquer sous aucun prétexte avec ses voisins.

Art. 6. « Les maîtres passeront leurs élèves en revue tous les matins après le lever, avant de sortir du dortoir, et toutes les fois qu'ils se mettront en rang pour les différents mouvements dans l'intérieur ou hors du collége.

Art. 7. « Dans les dortoirs à cellules, la surveillance de la toilette ne peut pas toujours se faire immédiatement ; les maîtres y suppléeront en passant dans la salle d'étude ou dans le corridor la revue de chaque élève. Cette revue a lieu également, dans les dortoirs communs, lorsque les élèves se mettent en rang pour partir, et les maîtres porteront leur attention sur toutes les parties de l'habillement de chaque élève.

« Il ne faut pas que cette inspection dégénère jamais en vaine formalité·

« Les parents se plaignent avec raison de la mauvaise tenue de leurs enfants. Le mal est arrivé à un tel point que les cinq minutes indiquées par le règlement intérieur sont loin d'être suffisantes pour cette inspection. MM. les maîtres y consacreront donc le temps destiné à la toilette, après la prière du matin, et au besoin celui de la récréation du déjeuner.

Art. 8. « Les observations auxquelles cette revue aura donné lieu seront consignées dans le rapport spécial que chaque maître d'étude aura soin d'envoyer par son garçon de service et avant la classe du matin au commis d'habillement.

« Cette revue journalière ne dispensera point de la revue du mois prescrite ci-après et également négligée depuis longtemps. A la sortie de la classe du matin, le commis fera appeler les élèves qui auront besoin de changer d'habits, de linge ou de chaussure.

Art. 9. « Tous les jours, au moment du souper, les maîtres remettront aux garçons de service de leurs compagnies respectives la liste nominative des élèves dont les effets d'habillement auront besoin d'être envoyés au vestiaire pour y être raccommodés.

« Ils veilleront à ce que les garçons remplacent ces effets après le coucher des élèves.

Art. 10. « Les élèves ne prendront jamais eux-mêmes dans les vestiaires les effets dont ils auront besoin.

« Les garçons seuls doivent placer sur les lits, la veille des jours de congé, les habits, les chapeaux (képis), ainsi que le linge dont les élèves ont besoin.

Art. 11. « Tous les mois une fois, les maîtres d'étude feront une inspection plus détaillée, qui comprendra non-seulement les habillements, mais les livres, etc. etc. Ce contrôle sera toujours fait par écrit et envoyé à l'économe.

Art. 12. « Enfin, la propreté et la bonne tenue des élèves réclament des soins constants et une surveillance très-active de la part de MM. les maîtres d'étude. »

Inspection générale. — Les inspecteurs généraux passeront les élèves en revue, et examineront si leurs *vêtements* sont propres, convenables, bien coupés et bien cousus, si la tenue est uniforme.

Ils examineront l'ordre et l'arrangement du *vestiaire* et de la *lingerie*.

Leur attention se portera également sur le service des *bains de pieds* et des *bains entiers*, qu'il est si désirable de voir organiser dans tous les lycées d'une manière régulière; ils rendront compte de l'état dans lequel ils l'auront trouvé. Si les élèves sont conduits aux bains de rivière, les inspecteurs généraux prendront les informations les plus détaillées sur les précautions en usage pour éviter les accidents.

Questionnaire de l'inspection générale. — La *tenue des élèves* est-elle convenable? – Est-elle uniforme pour tous les élèves. — Le drap employé est-il de bonne qualité? — Les différentes parties de l'habillement sont-elles bien cousues?

Les *renouvellements* se font-ils aux époques déterminées? — Ces époques paraissent-elles convenablement fixées?

Les élèves ont-ils un *vêtement d'intérieur?* — Ont-ils deux ou trois tuniques? — Portent-ils en été des pantalons d'étoffe légère?

L'usage des pardessus est-il général? — Sont-ils fournis par les familles ou par le lycée aux frais des familles? — Y a-t-il des mesures à prendre pour régulariser cette partie du service?

Les plus jeunes enfants ont-ils un vêtement autre que la tunique? — Quelles seraient les améliorations dont l'habillement paraîtrait encore susceptible?

Les trousseaux sont-ils convenablement composés?

Le linge est-il au complet, bien blanchi et bien entretenu? — Y a-t-il une buanderie? – Serait-il possible et avantageux d'en établir une?

La *chaussure* est-elle bien conditionnée et convenablement entretenue? — Le cuir que l'on emploie est-il souple et de bonne qualité? — Chaque élève a-t-il trois paires de souliers? — La forme des souliers est-elle convenable? — Les souliers sont-ils à élastiques ou à cordons?

La répartition du crédit pour le renouvellement de l'habillement est-elle faite dans des proportions convenables pour assurer les besoins de chacune des parties de ce service? (L'inspection générale voudra bien faire connaître quelles seraient, à son point de vue, les améliorations qui pourraient être introduites dans ce service, qui a donné lieu, dans la plupart des lycées, à de fréquentes réclamations.)

(Comparer pour le service du blanchissage avec le Questionnaire de M. Vernois, page 18.)

Les soins spéciaux de propreté que réclament les plus jeunes enfants sont-ils complètement assurés?

Y a-t-il une femme spécialement chargée de ce service et une salle particulière qui y soit affectée?

Le service des bains de pieds est-il régulièrement organisé?

Combien de fois les élèves en prennent-ils par mois?

Y a-t-il une salle de bains de pieds? — Les appareils fonctionnent-ils bien?

Le service des bains entiers est-il organisé?

Y a-t-il une salle de bains entiers? — Les appareils fonctionnent-ils bien?

Combien les élèves prennent-ils de bains entiers dans l'année? — Les prennent-ils au dehors ou dans l'établissement?

Conduit-on quelquefois les élèves aux bains de mer ou de rivière? — Y a-t-il un endroit convenable pour la natation?

(Comparer avec le Questionnaire de M. Vernois, page 16.)

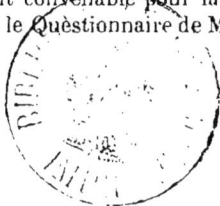

TABLE DES MATIÈRES.

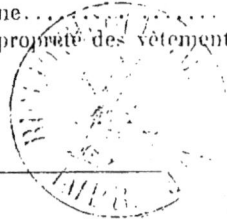